# Mulheres, muito além do salto alto

# Mulheres, muito além do salto alto

Tudo o que você deve saber sobre saúde, beleza e bem-estar

Fabiana Scaranzi

1ª reimpressão

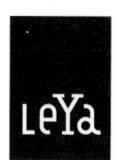

LeYa

Copyright © Fabiana Scaranzi
Todos os direitos reservados.

Diretor editorial: Pascoal Soto
Editora executiva: Tainã Bispo
Produção editorial: Equipe LeYa
Diretor de produção gráfica: Marcos Rocha
Gerente de produção gráfica: Fábio Menezes

Preparação de textos: Taís Gasparetti
Revisão de português: Iraci Miyuki Kishi
Ilustrações: Camila Gray
Projeto gráfico: Jordana Chaves
Diagramação: Deborah Takaishi
Capa: Mateus Valadares
Fotografia de capa e aberturas de capítulo: Luis Crispino
Assistente de fotografia: Fernando Bentes
Maquiagem e beauty: Lili Ferraz e Adal Oliveira
Produção de moda: Flamínio Vicentini
Body usado na abertura da parte "Saúde": Amir Slama
Tratamento de imagens: Tulik imagens e Wagner Fernandes
Fotos internas: arquivo pessoal da Fabiana
Foto página 91: Jacinto Sá Alvarez
Fotos páginas 279 e 281: Lan Rodrigues

Dados Internacionais de Catalogação na Publicação (CIP)
Angélica Ilacqua CRB-8/7057

Scaranzi, Fabiana

Mulheres, muito além do salto alto: tudo o que você deve saber sobre beleza, saúde e bem-estar / Fabiana Scaranzi. – São Paulo : LeYa, 2013.
288 p. : il., color.

Bibliografia
ISBN 978-85-8044-852-8

1. Mulheres 2. Saúde 3. Beleza 4. Bem-estar I. Título

13-0908                                CDD 646.70082

Índices para catálogo sistemático:
1. Beleza : Mulheres : Cuidados

2013
TEXTO EDITORES LTDA.
[Uma editora do Grupo LeYa]
Rua Desembargador Paulo Passaláqua, 86
01248-010 – Pacaembu – São Paulo – SP
www.leya.com.br

*Ao meu filho Felipe, minha inspiração para evoluir sempre, ao meu marido Alvaro pela parceria e paciência intermináveis e a minha família, por sempre apoiarem minhas escolhas. Vocês são o melhor de tudo!*

# Sumário

Sentir-se bem na própria pele .................................9

## Beleza
Maquiagem e beleza ....................................... 14
Postura e pescoço ........................................ 26
Sol....................................................... 30
Procedimentos estéticos................................... 41
Cabelos................................................... 50
Plástica.................................................. 67
Moda ..................................................... 77
Óculos................................................... 103

## Saúde
Grãos e água.............................................116
Açúcar .................................................. 124
Pesos e medidas ......................................... 139
Coração ................................................. 158
Menopausa ............................................... 169
Câncer de mama........................................... 183
Atividade física ........................................ 197

## BEM-ESTAR

Saber ficar só .................................... 214
Um momento de transformação ................ 222
Um projeto para o futuro ........................ 234
Filhos adolescentes .............................. 241
Separação ........................................ 255
Sexo .............................................. 262
Casamento depois dos 40 ........................ 271

AGRADECIMENTOS ................................ 280
REFERÊNCIAS .................................... 283

# Sentir-se bem na própria pele

Este livro surgiu da minha inquietação em saber o que realmente importa na vida de uma mulher madura. O que acontece com a nossa saúde, com o nosso coração, com a pele, com o corpo, com o nosso estado emocional, e, principalmente, como alcançar, por meio de muitas informações e depoimentos sobre esses temas, uma melhor qualidade de vida.

Nos capítulos 1 a 8, o assunto é beleza. Aquilo que atrapalha, mas adoramos: o sol, por exemplo; os procedimentos mais ou menos invasivos que permitem, entre outras coisas, retardar o envelhecimento do pescoço e pele – para quem está disposta a enfrentar a faca, ou seja, a cirurgia plástica –; e o que ajuda, como os truques de uma boa maquiagem, para qualquer situação, sobretudo as inesperadas.

Moda, claro, é parte importante do cardápio. Quero ajudar você a descobrir qual o seu estilo, ou qual estilo a fará sentir-se mais segura. Os óculos são outro tema importante. E cabelos! Os especialistas que ouvi analisam os cabelos de algumas atrizes e dizem o que fazer para deixar os cabelos saudáveis e como lidar com os fios brancos.

Nos capítulos 9 a 15, trato de saúde. Os problemas que ocorrem após os 40 anos e como lidar com eles. No tema coração, mostro a importância do *check-up*, assim como fazemos no ginecologista. As mulheres começam a ficar mais suscetíveis a infartos a partir da menopausa, tema de um capítulo especial. As mudanças mais marcantes no nosso organismo são tratadas em segmentos especiais – como o câncer de mama, por exemplo, uma das maiores preocupações de toda mulher, ou a importância do controle do peso sem exageros.

A dieta ideal é aquela que você pode fazer durante a vida toda. E discuto, nesse contexto do que é bom para o organismo, o papel da atividade física na nossa vida. Na minha sempre foi fundamental.

O mundo dos relacionamentos vai do capítulo 19 ao 22. As diferenças entre casar depois dos 40 e bem novinha. As mudanças que a maturidade traz para o sexo. As separações, grande parte das quais acontecem depois dos 40 anos. Os filhos já cresceram, muitas vezes já saíram de casa, e as mulheres começam a perceber que o casamento não vai bem. Nossos especilistas ajudam a saber se é a hora certa de se separar.

Há um capítulo dedicado apenas a como lidar com nossos filhos adolescentes, com a participação de especialistas respondendo a questões reais levantadas por mães.

Nos capítulos 16 e 17, meu assunto é estado emocional.

Hoje em dia a tristeza é vista como algo proibido. Será que precisamos estar sempre felizes? Virou quase uma obrigação.

No capítulo "Um projeto para o futuro" falamos da importância de nos planejarmos para a fase seguinte de nossas vidas. É agora que vamos definir uma vida que lá na frente terá mais tranquilidade e menos estresse.

Este livro é sobre as minhas experiências, minhas histórias, minhas aflições, meu aprendizado. Não sou médica, terapeuta, nem psicóloga. Sou uma jornalista curiosa que adora aprender. Então, como também entro em assuntos técnicos e científicos, fui buscar informações com especialistas renomados das áreas da saúde física e mental, da moda e da beleza, que entrevistei exclusivamente para este livro. Depois de meses de pesquisa e produção, consegui entrevistar esses profissionais que, com certeza, vão agregar muito à sua vida.

Na seção "Elas falam", entraram pessoas muito especiais de quem eu recebi cartas, e-mails, mensagens pelas redes sociais ou conheci pessoalmente nesses anos como repórter. Confesso que a curiosidade dessas mulheres em saber como eu me cuidava, como era minha alimentação e como eu lidava com alguns problemas foi o empurrãozinho que faltava e o que me motivou a escrever este livro. Serei eternamente grata a vocês, que dividiram suas experiências comigo e se tornaram minhas amigas.

Compartilho com vocês, com muito carinho e bom humor, o que aprendi e ainda estou aprendendo. Espero que, juntas, possamos caminhar daqui para frente com muita alegria, parceria e uma ótima qualidade de vida.

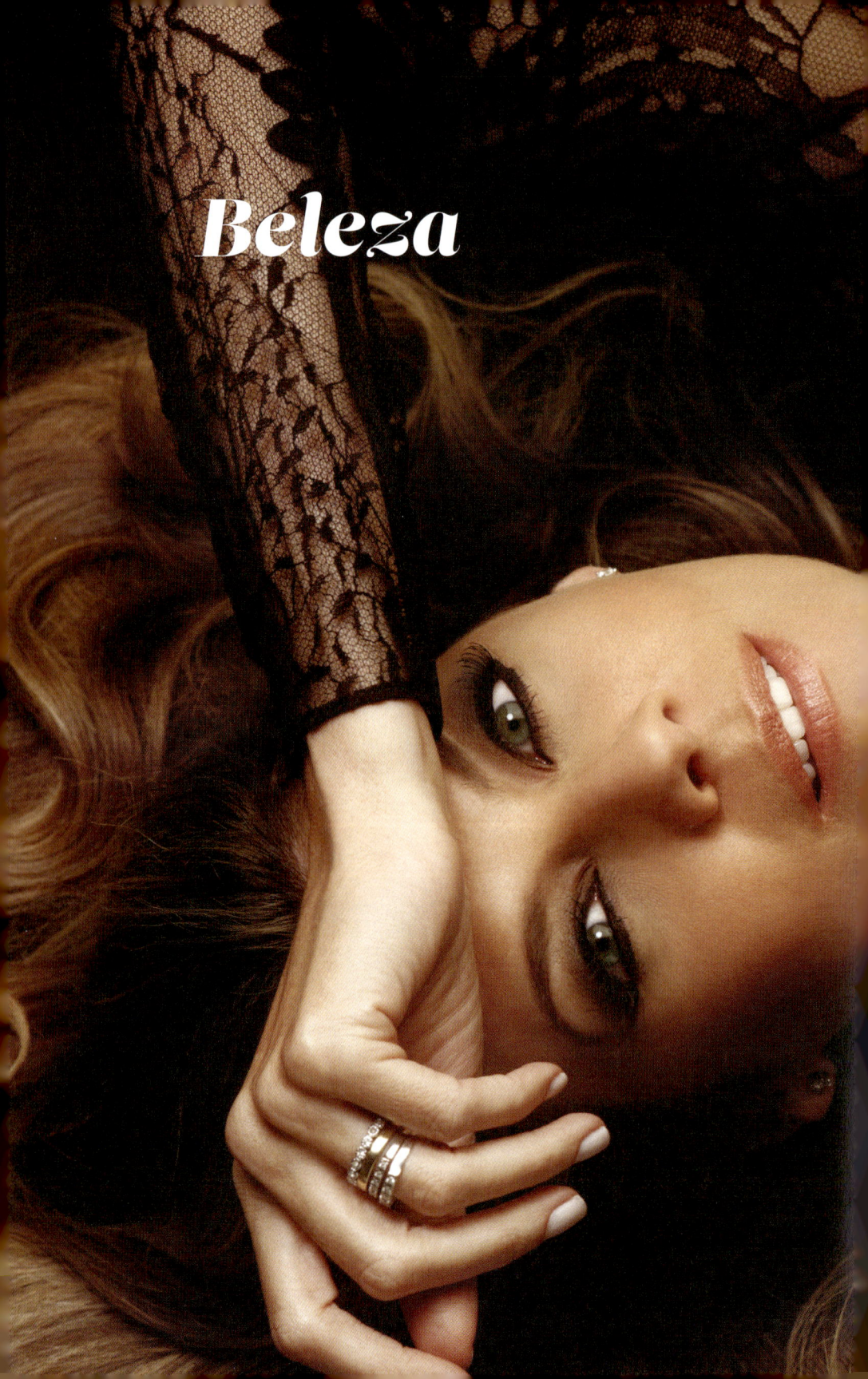

# Beleza

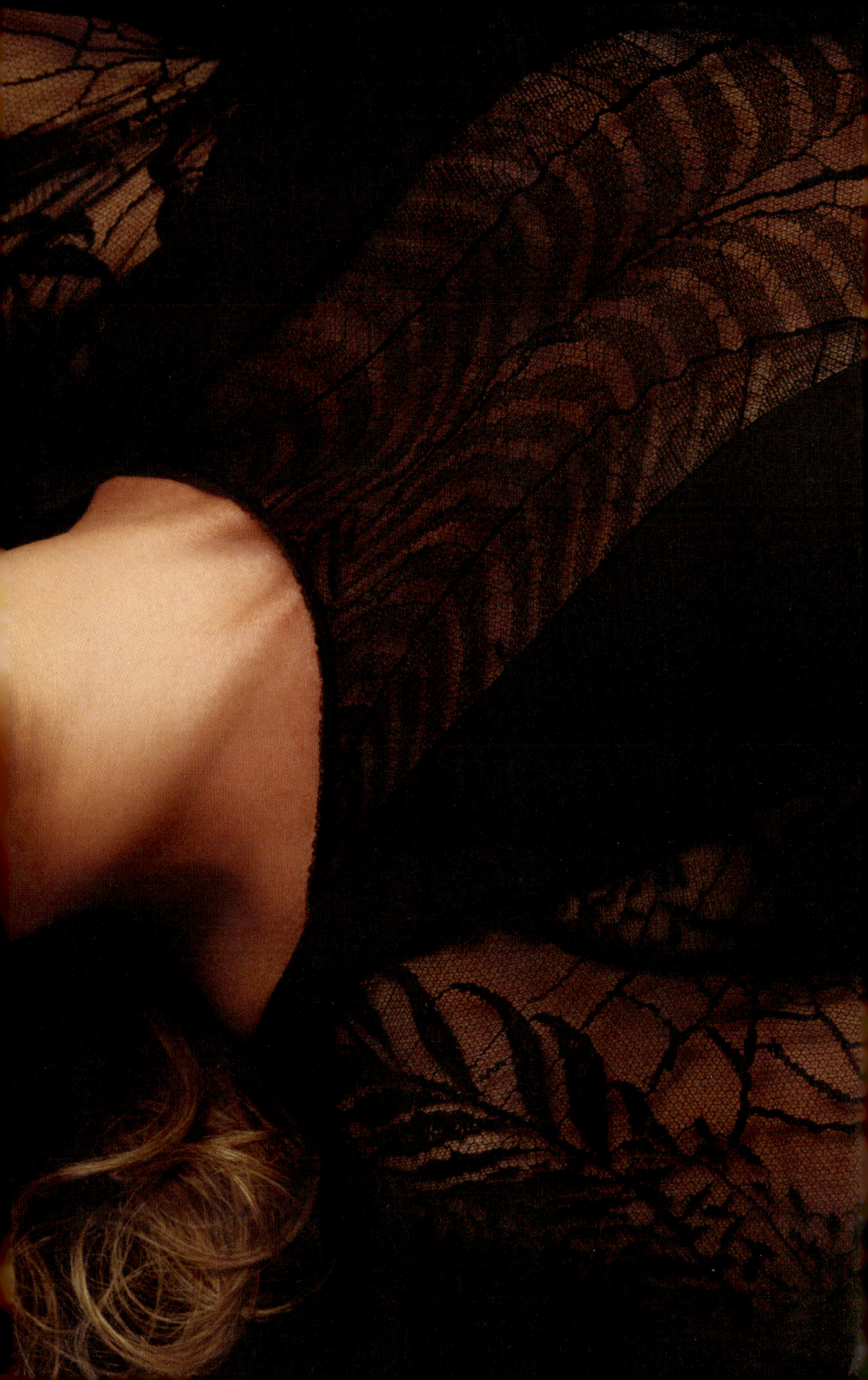

# Maquiagem e beleza

"Não existe mulher feia, apenas preguiçosa."

*Helena Rubinstein*

Gosto de maquiagem desde os meus tempos de bailarina. Como eu comecei a dançar muito nova, minha mãe me maquiava. Herdei dela o gosto pela maquiagem. Minha mãe, uma mulher linda, era muito vaidosa. Tinha os cabelos negros, os olhos azuis, mas ainda assim fazia questão de valorizar mais seus traços. Era deslumbrante. Ela se produzia sozinha. Foi assim que aprendi. Logo que cresci um pouquinho, já comecei a fazer meus primeiros experimentos com os pincéis. Ficava fascinada com a mistura de cores. Depois, como modelo, viajando o mundo todo, tive de aprender a me maquiar direito na marra. E nos quinze anos em que eu trabalho como jornalista na TV, não passei dificuldades, pelo contrário, já maquiei muita repórter nas matérias externas. Não é sempre que tem maquiador, então a gente tem que saber se virar. Se a pessoa não quer aprender a se maquiar, vai trabalhar na rádio, porque televisão também é imagem. O conteúdo é o mais importante, mas a forma também faz parte desse veículo de comunicação. E se tiver que fazer uma entrada ao vivo? Não tem frescura, não. Não dá para ficar esperando maquiador chegar. O negócio é se maquiar rapidamente e estar pronta para dar a notícia. Acho que a gente tem de ter o mínimo de conhecimento sobre o nosso rosto.

O segredo para que tudo dê certo na maquiagem? Você tem de valorizar o que gosta e disfarçar o que não gosta. Não me importo em gastar dinheiro com maquiagem se o produto for de boa qualidade. Os produtos estão em contato direto com a nossa pele todos os dias. Não dá para usar algo ruim e correr o risco de apresentar o programa na TV toda empipocada.

Neste capítulo, vou dar umas dicas para você poder se virar sozinha quando não quiser gastar dinheiro com maquiador ou não tiver tempo suficiente para ir até um profissional.

Vamos começar pela pele. Hoje existem os maravilhosos *primers*, os BB, CC ou DD *creams*. Eles preparam a pele para receber a base, disfarçam as ruguinhas, os poros abertos e as cicatrizes. Tem pra todos os bolsos.

Então, vamos fazer a pele. Calma! Isso só significa passar o corretivo e a base.

O que realmente faz diferença numa maquiagem são os pincéis corretos.

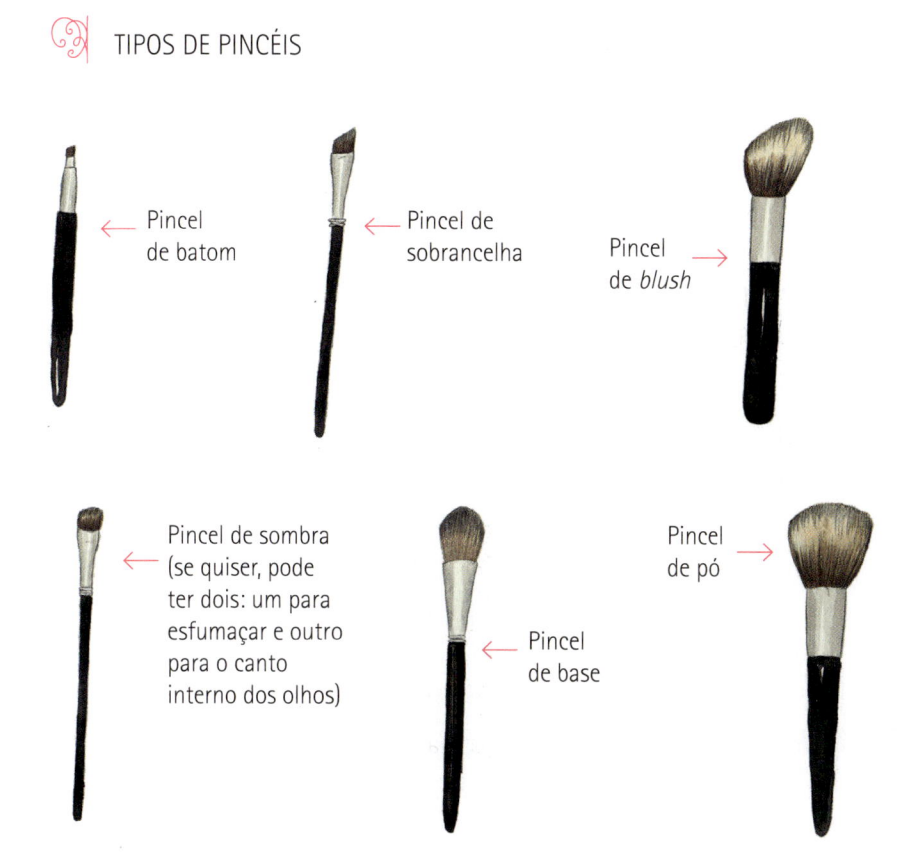

## TIPOS DE PINCÉIS

← Pincel de batom

← Pincel de sobrancelha

Pincel de *blush* →

Pincel de sombra (se quiser, pode ter dois: um para esfumaçar e outro para o canto interno dos olhos)

← Pincel de base

Pincel de pó →

É necessário ter, pelo menos, seis pincéis. Se seu dinheiro permitir, compre os de boa qualidade, senão pode parecer que você está passando lixa no rosto. Se forem bem cuidados, eles durarão bastante.

Como escolher a base certa para você? Primeiro é preciso descobrir se sua pele é oleosa, mista ou seca. Isso faz toda a diferença. Se usar a base errada, pode ficar brilhando como se tivesse saído de uma sauna ou com a aparência de quem acabou de ser talhada na madeira, de tão seca!

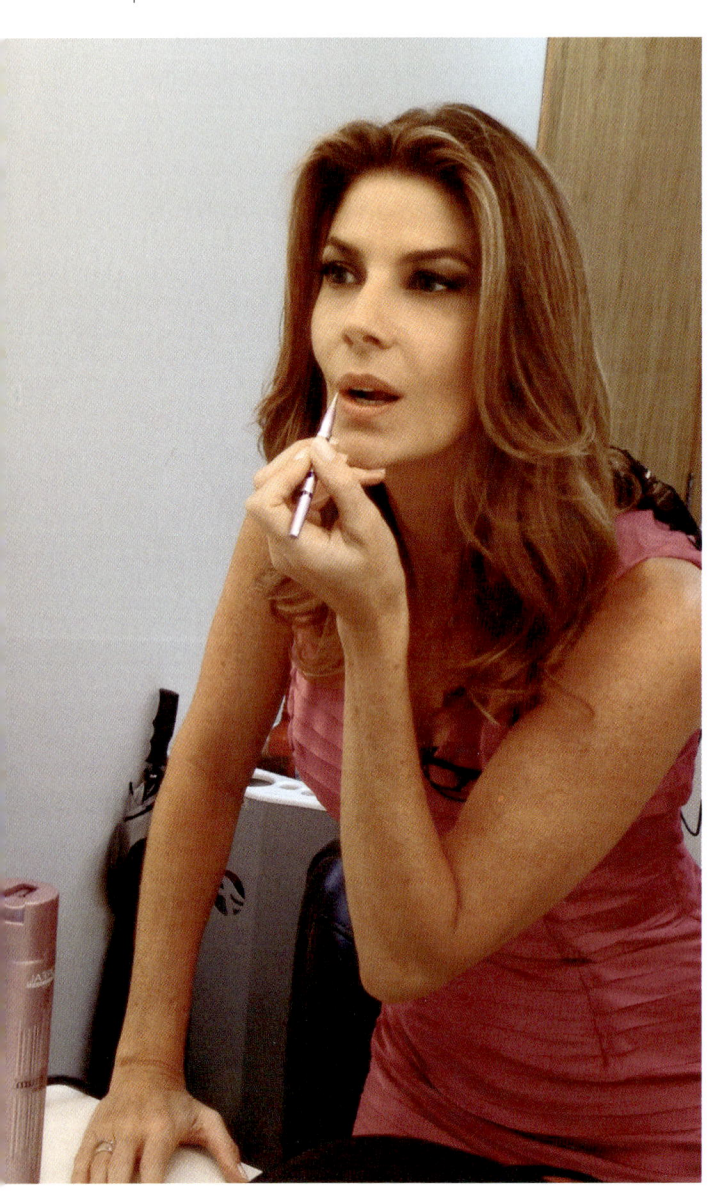

Uma dica para descobrir a cor ideal para a sua pele é testar na região do punho. Evite comprar bases muito mais escuras ou mais claras que a sua pele. Se quer um efeito mais bronzeado, faça depois o acabamento com um pó bronze. Não se esqueça também de aplicar a base no pescoço para não parecer que você está com uma máscara.

Outra dica: use base com filtro solar.

A área dos olhos não pode estar ressecada, então, hidrate bem essa área, senão o corretivo vai craquelar.

## CORRETIVO

Gosto de uma paleta de corretivos que vem com cinco cores. Em princípio, parece esquisito. Há tantas cores diferentes do tom da sua pele que você vai achar que estou louca, mas calma, não é nada disso, cada cor tem a sua função.

Passe primeiro a cor que você precisa e, por cima, passe o corretivo bege de acordo com a tonalidade da sua pele.

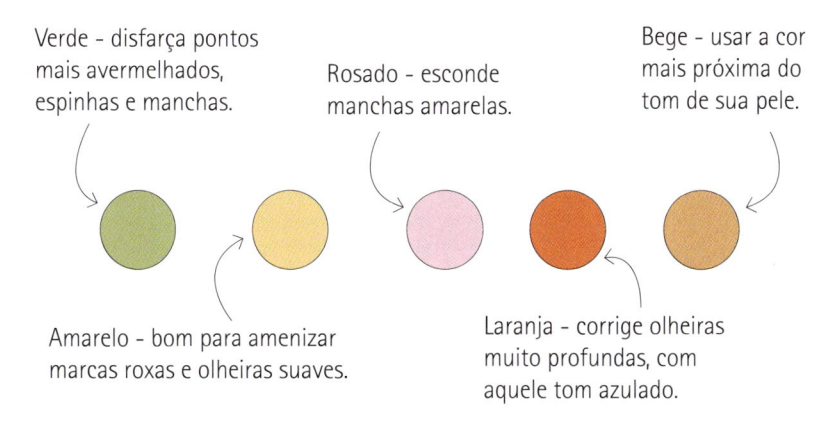

Verde - disfarça pontos mais avermelhados, espinhas e manchas.

Rosado - esconde manchas amarelas.

Bege - usar a cor mais próxima do tom de sua pele.

Amarelo - bom para amenizar marcas roxas e olheiras suaves.

Laranja - corrige olheiras muito profundas, com aquele tom azulado.

Comprar um pó *high definition* (HD) para fazer o acabamento depois da base é interessante. É um pó branco superfino que dá um efeito de "Photoshop" ao vivo. Suas microesferas difundem a luz a fim de minimizar a aparência de poros e linhas finas de expressão. É muito usado pelas atrizes no *red carpet*. Mas cuidado, porque usado em excesso pode deixar a pele com uma mancha branca.

### URSO PANDA, NÃO!

Outra coisa que pode traí-la nas fotos é o corretivo para amenizar as olheiras. Dá para entender que a gente não pode sair com aqueles olhos roxos parecendo que tomou uma joelhada do Anderson Silva numa luta de MMA... Mas muito cuidado na hora de escolher a cor do corretivo. Assim como o excesso de pó HD, o corretivo muito claro pode ser perigoso principalmente se o lugar em que você for estiver cheio de fotógrafos. Isso já me aconteceu... Saí correndo para ir a um evento e não prestei atenção no corretivo que estava claro demais. Resultado: quando bateu o *flash*, apareceu uma linha branca embaixo dos olhos...

## SOMBRA

O básico é: sombra preto-fosca, marrom-fosca e uma mais clara com um pouco de brilho. Os pigmentos também são lindos. Existem de muitas cores. Gosto dos de cor esmeralda, dos dourados, do cobre, mas esses serão usados em pouca quantidade e só no canto interno da pálpebra.

Claro que quanto mais cores você tiver, mais vai poder mudar o estilo da maquiagem, mas, sinceramente, eu acho que com essas três cores dá para se maquiar para o café da manhã, o almoço e o jantar.

O *beauty artist* André Andrade, muito requisitado na área de publicidade e de televisão, ensina como fazer uma maquiagem para o dia e outra para a noite. Oba!!!

### OLHOS PARA O DIA

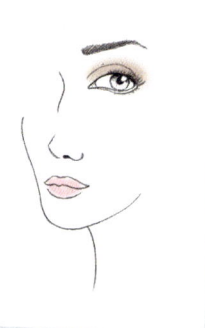

1. Aplique sombra marrom ou bege na pálpebra somente até o côncavo, nunca chegue com essas cores até a sobrancelha; isso derruba o olhar.

2. Para diminuir o inchaço dos olhos, você deve evitar sombras brilhantes.

3. Faça um traço preto na raiz dos cílios superiores e esfumace.

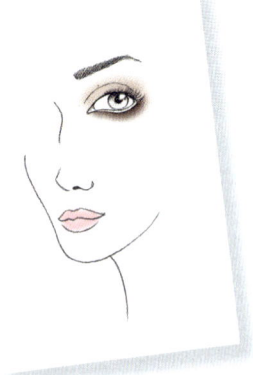

4. Faça outro na raiz dos cílios inferiores e esfumace.

5. Passar o lápis dentro ou fora dos olhos também é uma opção: passando fora, você aumenta os olhos; passando dentro, você os diminui.

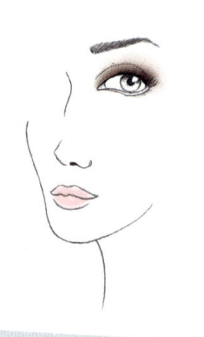

## OLHOS PARA A NOITE

1. Aplique sombra marrom ou bege na pálpebra somente até o côncavo.

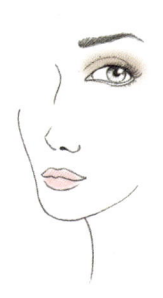

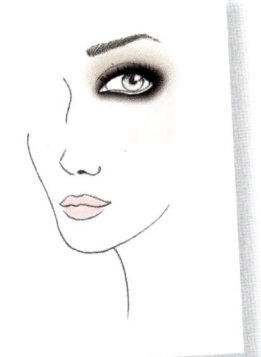

2. Aplique sombra preta no canto externo do olho esfumando só até a altura do côncavo.

3. Outra opção é fazer a sombra preta até o côncavo, sempre evitando chegar à sobrancelha.

4. O olhar fica bem marcante se você passar o lápis dentro dos olhos.

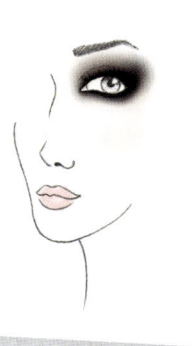

Lembrando que, para as mulheres com mais de 40 anos, a maquiagem pode ser mais elaborada, a fim de corrigir linhas, diminuir o inchaço e as olheiras. Isso não significa colocar muita maquiagem, significa disfarçar o que não lhe agrada.

As mais jovens podem ousar mais no sentido de batons que estejam na moda. O ideal para as mulheres mais maduras é optar pela maquiagem tradicional forte ou fraca, dependendo do seu gosto e estilo. Mas mais importante do que a maquiagem fraca ou forte é a mulher se sentir bem e acreditar naquilo que está usando. Quando se sentir segura com a maquiagem, vai poder usar o que quiser.

Não se intimide, encare-se no espelho para conhecer seu rosto e, na dúvida, peça a opinião de um bom profissional da área de maquiagem.

## RÍMEL

Muitas camadas, por favor!
Existem muitos tipos de escovinhas de rímel:

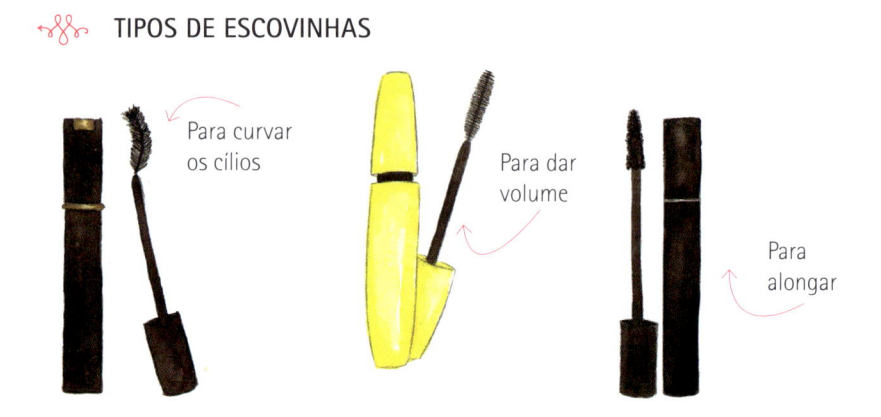

### TIPOS DE ESCOVINHAS

Para curvar os cílios

Para dar volume

Para alongar

Se você não herdou aqueles cílios cheios e longos ou se os seus já começaram a cair, não se estresse, senão vão cair ainda mais. Os cílios postiços podem ser uma ótima alternativa.

Os tufinhos são bem naturais. Se você não tem prática, coloque com a ajuda de uma pinça. Coloque um pingo de cola nas costas da mão, vá molhando a ponta dos cílios na cola e cole-os próximo da raiz dos seus cílios, do canto externo para o interno. Eles vão se misturar e vai ficar muito natural. Eu tenho mais prática em colocar esses. Acho mais fácil.

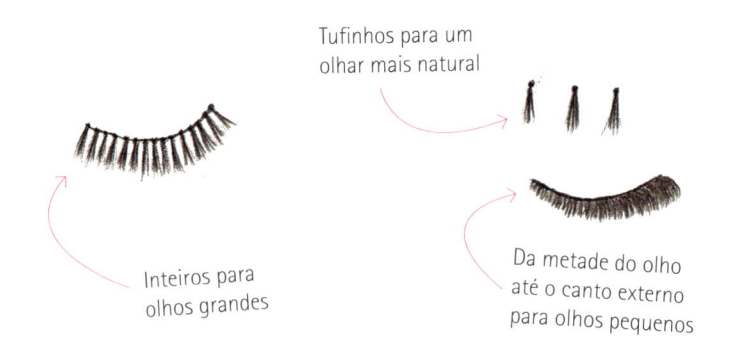

Tufinhos para um olhar mais natural

Inteiros para olhos grandes

Da metade do olho até o canto externo para olhos pequenos

Coloque com cola incolor e de preferência antialérgica, principalmente se nunca usou. Para não correr o risco de parecer que seus olhos foram picados por uma vespa de tão vermelhos ou inchados.

Também é bom experimentar um dia antes do seu compromisso ou do seu casamento. Senão, pode parecer que você está piscando para o bonitão que, no caso, pode não ser o seu noivo. E aí é confusão na certa! É que no começo a sensação é de que a piscada está mais pesada, mas logo você se acostuma.

Depois de colocá-los, use curvex. Aliás, eu uso antes e depois.

Para usar mais de uma vez os cílios inteiros, lave-os com xampu para bebês.

## SOBRANCELHAS

Se suas sobrancelhas precisam ser domadas, faça isso com uma escovinha. Mas elas vão obedecer melhor se você tirar os pelos indesejados com um bom profissional. Depois, é só acompanhar o desenho com o pincel de sobrancelha e corrigir alguma falha. A sombra dá um efeito mais natural do que o lápis de olho. A cor da sombra deve ser bem próxima ao tom do seu cabelo ou, para as loiras, ficam bem os tons de grafite ou acinzentados.

## BATOM

Adoro batom cor de boca, mas não pálido a ponto de parecer que a gente está a um minuto de um desmaio.

Faça o contorno com um lápis da mesma cor do batom e, depois, aplique--o com um pincel. Mas esfumace, não deixe aquela linha marcada.

Se quiser aumentar os lábios, aproveite na hora de fazer o contorno. Outra dica é passar um pouco de *gloss* com o dedo na hora de finalizar o batom.

Se estiver muito animada e segura, use um batom vermelho. Quando aposto na boca, prefiro fazer um olho bem suave, com uma sombrinha bem fraca, delineador e muito rímel. Não gosto de olho forte e boca forte. Escolho um ou outro.

*BLUSH*

Não se esqueça de que ele serve para dar um ar de saúde. Não abuse dele para não pesar na maquiagem.

Gosto dos que puxam para o rosa. Mas é bom verificar qual combina melhor com o seu tom de pele:

- ✓ Pele branco-amarelada (oriental ou mestiça). Abuse dos tons discretos e fechados de rosa e as variações de marrom-claro.
- ✓ Pele negra. Aposte em um tom mais escuro, como terracota, nas variações de vinho e marrom.
- ✓ Pele branco-rosada. Quem é branquinha, deve abusar dos tons pêssego e rosa.
- ✓ Pele morena. Os tons marrom-rosados são ideais.
- ✓ Quem prefere um ar de verão, pode optar por variações dos tons bronzeados, os marrons mais claros.

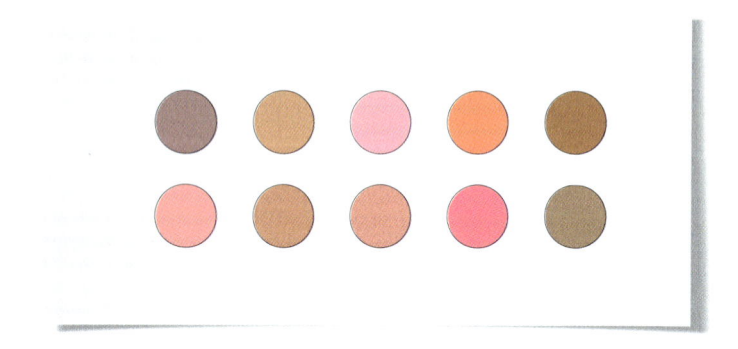

Esta é a paleta de *blush* que eu uso e indico para mulheres de todos os tons de pele. Ela é prática e tem cores que podem ser usadas em maquiagens de diversas situações.

# *Elas falam*

> ❝ Acho que a primeira vez em que realmente fiquei linda com uma maquiagem foi em meu casamento. Lembro-me que depois dessa época eu havia emagrecido um pouco e minha autoestima de certa forma mudou. Desde então, passei a me maquiar frequentemente. Hoje uso maquiagem todos os dias, nem que seja corretivo, rímel e batom. Isso já faz toda a diferença. Virou um vício! Mas do que eu gosto mesmo é de me maquiar para sair. Consigo mesclar os itens básicos com o *primer*, as sombras esfumadas, o pó, o delineador e o iluminador. E, claro, batom e lápis, que são indispensáveis para um retoque."
>
> *Sheila Dystyler, 37 anos, autônoma.*

> ❝ Depois de aplicar rímel, separo meus cílios com um alfinete. Quando minha maquiadora me vê fazendo, não aguenta. Sempre me pede para não fazer isso."
>
> *Julia Roberts, 46 anos, atriz.*

> ❝ Em casa eu uso *jeans* e camiseta. Não uso maquiagem. Se eu estiver toda produzida, meu marido fica 'Oh, meu Deus, você é a Gwyneth Paltrow!'. Porque ele está acostumado a me ver usando bermuda larga e cabelo desgrenhado."
>
> *Gwyneth Paltrow, 41 anos, atriz.*

## DICAS USADAS NA TV QUE PODEM SER APROVEITADAS NO SEU DIA A DIA

✓ Em vez de tomar sol que nem louca e estragar a pele, passe autobronzeador nas pernas e nos braços. Isso pode salvá-la naquela festa de última hora.

✓ Na falta do autobronzeador, compre um *spray* maquiagem para as pernas um tom mais escuro que a sua pele. Mas, cuidado, apenas "um tom a mais". Ele deixa a cor uniforme, some com pintas e manchas. Depois é só tirar no banho.

✓ O cabelo está sujo e não vai dar tempo de lavá-lo todo antes de um compromisso? Separe a parte da frente, da franja, com um pente e lave-a numa pia. Isso mesmo. Coragem! Seque e coloque um bobe. Depois, misture com o resto do cabelo, e pronto! Vai parecer que passou horas no cabeleireiro. Ou compre um *xampu spray* que lava o cabelo a seco e deixe em casa para essas ocasiões de emergência.

✓ Se não deu tempo de pintar a raiz do cabelo, passe um rímel da cor mais próxima ao seu tom nos malditos fios. Nas farmácias, você encontra rímeis próprios para o cabelo, mas, na falta deles, use o rímel de cílios mesmo. Usar de vez em quando não vai fazer seu cabelo cair e você ainda se livra de ser chamada de desleixada! Há também *sprays* que tingem temporariamente, mas cuidado com os dias de muito calor. Já imaginou aquela tinta escorrendo pelo seu rosto?

✓ Nunca se esqueça de que o pescoço deve ser maquiado com a mesma base que você passou no rosto. Desça a base ou, pelo menos, passe um pó da mesma cor. Muita gente se esquece de fazer isso e parece estar usando uma máscara de carnaval.

✓ Se seus sapatos estiverem grandes, compre um silicone de gel em casas especializadas e cole no calcanhar. Muito melhor que palmilhas, que vão apertar seus pés, principalmente se os sapatos forem de bico fino.

- ✓ Alfinetes de segurança não podem faltar em casa ou na bolsa de uma mulher. Aqueles pratedos, sabe? Eu fecho decotes, aperto cintos de tecido, cinturas de calças, prendo colarinho de camisas. Já me salvaram de tantas situações!
- ✓ Unha descascada não dá! Se você tem um almoço ou jantar e não teve tempo de ir à manicure, passe um removedor de esmaltes, dê uma lixada e passe uma base meio branquinha. Dê uma limpada nos cantos com algodão e acetona e está pronta! No dia seguinte, corra para a manicure!
- ✓ Meia-calça modeladora, sem pé, pode te salvar num dia em que você estiver mais inchada ou se você não estiver com as medidas ideais para se enfiar dentro de um vestido incrível. Ela não marca na roupa e faz você diminuir um número. Aquelas que começam logo abaixo do busto são ótimas. Claro que não dá para usar no dia a dia, porque não é a sensação mais confortável do mundo, mas de vez em quando dá para encarar. Ótima aquisição!
- ✓ Você emagreceu e justo o anel que você quer usar naquela noite está dançando no seu dedo? Dê voltas com um durex, sim, o antigo e bom durex, na parte de baixo. É transparente e vai te dar uma segurança. Claro que não dá para se despedir com aquele clássico tchau de miss. Prefira dois beijinhos e boa-noite.

# Postura e pescoço

"A postura corporal afeta sua confiança em seus próprios pensamentos"

*Jeff Grabmeier*

**N**osso pescoço começa a mudar depois dos 40 anos. A explicação é simples e cruel: flacidez causada pela falta de produção de colágeno e elastina. E quanto mais magra ficamos, mais camada de gordura perdemos.

É incrível como as coisas mudam. Fiz *ballet* clássico durante quinze anos da minha vida. Comecei aos 5 anos de idade e só pensava em ser uma grande bailarina. Saía do colégio e atravessava a cidade para ir à Escola de Bailado do Municipal. Pegava ônibus, metrô e andava bastante para chegar à escola, que ficava embaixo do Vale do Anhangabaú, no centro da cidade de São Paulo, onde havia muitos gatos e um cheiro horrível de xixi.

Tinha aula de História da Música, com o professor Luis Ellmerich – com quem aprendi a solfejar e depois a tocar piano –, de História da Dança e *Ballet* – que me fazia ficar completamente dolorida, mas eu não queria outra coisa na vida. Fazíamos exercícios de frente para o espelho com aquela postura linda, inclusive por causa do pescoço longilíneo. Mas eu nem dava bola para essa parte do meu corpo. Se eu soubesse o que iria acontecer anos mais tarde, teria curtido mais o meu pescoço. Mas também nem teria dado tempo, porque as aulas eram bem puxadas. Quando chegávamos à sala, tínhamos de tirar a sapatilha de ponta para mostrar ao professor que estávamos sem protetor nos dedos, ou seja, nada além da meia-calça de helanca. Conforme dançávamos, o atrito com o gesso da sapatilha deixava nossos dedos em carne viva... E o pior:

a meia colava no sangue das bolhas! Aí, para descolar a meia era um sufoco! Era prender a respiração e puxar com força. Eles diziam que era melhor não protegermos os dedos, pois, com eles calejados, não sentiríamos mais dor. Aham... Só que eu saía de lá e ia para a academia da Dona Aracy Evans, onde eu fazia mais aulas para prestar os exames da Royal Academy of London. Consegui os diplomas dessa que é uma das escolas de *ballet* mais conceituadas do mundo. Só que, com essa vida de atleta, minhas bolhas não cicatrizavam nunca. E dá-lhe mais bolhas. Voltava para casa com o corpo completamente dolorido, mas eu era tão apaixonada pelo que fazia que não via a hora de fazer tudo de novo no dia seguinte.

Hoje recebo muitos e-mails e cartas elogiando minha postura na hora de apresentar os programas na TV. Pois bem, minha postura vem daí. De anos e anos fortalecendo minhas pernas, alongando o corpo, encolhendo a barriga e suavizando os braços. Meninas, nada vem de graça!

E fico contente em ter investido tantos anos em atividade física. E ainda encontrar nisso um prazer. É o que me mantém bem até hoje.

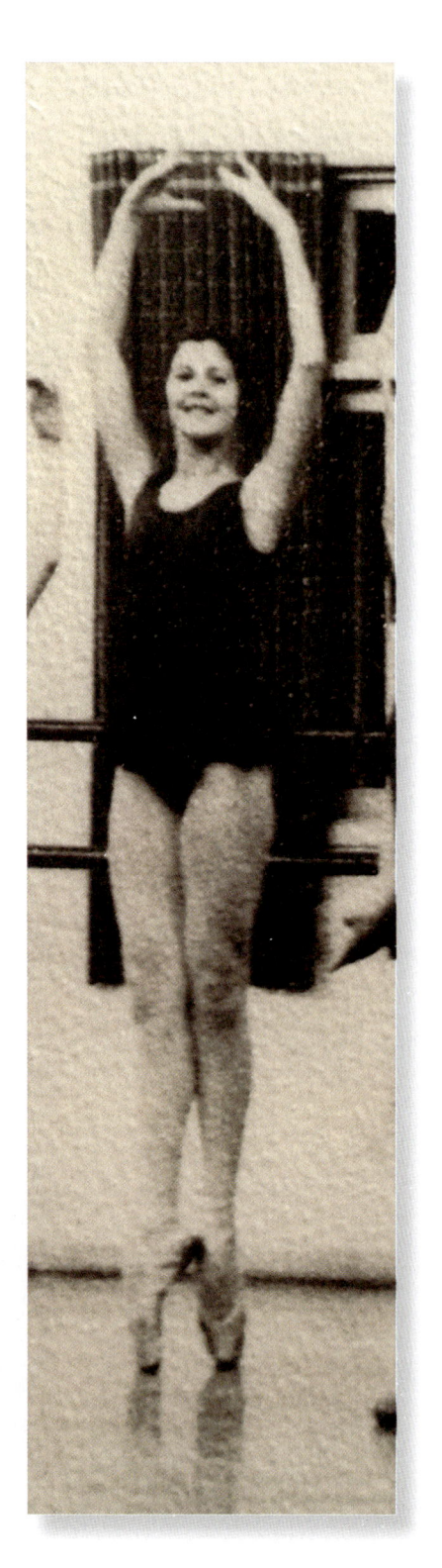

Mas o que é difícil de manter mesmo é o tal pescoço. Meu pescoço longilíneo, que era valorizado no *ballet*, agora me incomoda. Primeiro porque ganhei duas protrusões na coluna cervical – para quem não sabe, as protrusões são um estágio antes da hérnia de disco –, e isso dói um pouco; depois, porque dá a impressão de que ele envelhece mais rápido que o resto do corpo.

Em várias situações, a gente repara no tal pescoço. Quando entra no elevador do *shopping*, ou do seu prédio, dá de cara com o quê? Com um espelho! Aí é impossível não encarar o pescoço de frente.

Aliás, a iluminação dos elevadores deveria ser feita pelos profissionais que fazem as luzes para televisão. Iríamos nos sentir muito melhor. Tenho uma amiga repórter que só faz matérias com o marido, que é um ótimo iluminador. Resultado: já passou dos 55 anos, mas, na TV, parece que tem 30! Tenho outra amiga que está até pensando em casar com um iluminador.

E no retrovisor do carro? E quando você vê seu reflexo na vitrine de uma loja? Parece que está tudo certo, mas o pescoço...

Ainda não cheguei ao ponto de querer esconder o meu, mas que incomoda, incomoda.

Nunca achei que fosse sentir saudades do meu antigo pescoço. E me arrependo de não ter começado a cuidar dele antes. Meninas de 30: hidratem e passem filtro solar!

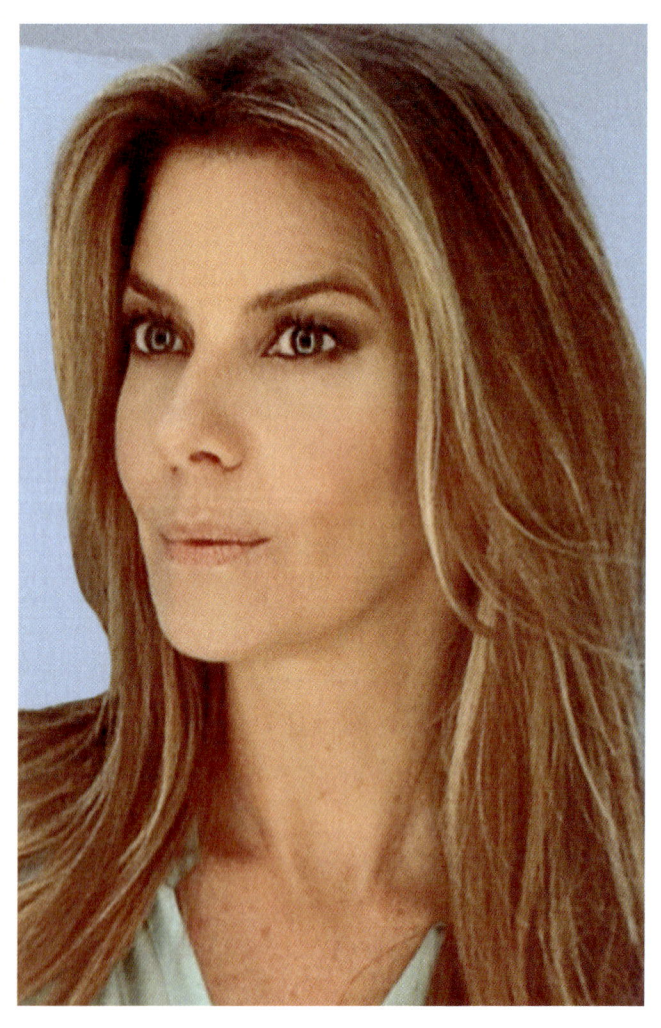

Mas chega de nostalgia! Vamos em frente porque muita coisa pode ser feita! A começar pelo seu jeito de se vestir.

Echarpes nunca saem de moda e são muito charmosas. Eu adoro!

Se não estiver um baita calor, use uma blusa de gola alta. São clássicas. Adoro usá-las com uma saia lápis ou uma calça de cintura alta.

Os colares ou maxicolares também funcionam. Para o dia, pode abusar da turquesa e dos metais. Para a noite, imagine-se num de pérolas com várias voltas. Uau!

No capítulo *Procedimentos estéticos*, darei dicas sobre tratamentos não tão invasivos para o pescoço, mas que funcionam. E para as mais corajosas, no capítulo *Plástica*, vou falar com um especialista sobre a cirurgia plástica de pescoço (que medo!).

# *Elas falam*

> " Há dois anos, arrumei um namorado 16 anos mais novo do que eu e comecei a me importar mais com a minha aparência. Sempre fui vaidosa, mas comecei a cuidar mais de minhas mãos e, principalmente, do pescoço, regiões que denunciam a idade. Hoje, com 53 anos, evito tomar sol nessas regiões do corpo. Meu dermatologista me receitou uma fórmula manipulada e um hidratante para essas áreas que não deixo de usar."
>
> *Sônia Ayres Carneiro, 53 anos, advogada.*

> " Quando a gente sorri, parece que tem 16 anos, e eu gosto disso. Mas aí olho para o meu pescoço. Por enquanto, não faço nada além de usar maquiagem. Talvez chegue uma hora em que vou me sentir esquisita porque serei a única. O que vou fazer? Usar gola alta o ano todo."
>
> *Christy Turlington, 44 anos,* super model.

# *Sol*

*"Chegou a hora dessa gente bronzeada mostrar seu valor."*

*"Brasil Pandeiro", Os Novos Baianos*

Todo verão é a mesma coisa. Pipocam na TV e nas revistas especializadas reportagens sobre os riscos de se expor de forma excessiva aos raios de sol. Mas as fotos e imagens só exibem praias lotadas. Alguém já flagrou Ipanema ou Porto de Galinhas – só para citar dois destinos badalados – às moscas entre 10h00 e 15h00, período em que os médicos indicam como de maior risco para a pele? Está bem, muita gente fica embaixo do guarda-sol, usa chapéu, óculos, camisetas... E o crescimento das vendas de protetor solar – 40% em 2011, segundo a Associação Brasileira da Indústria de Higiene Pessoal e Cosméticos – indica que o brasileiro, de certa forma, está assimilando a mensagem que essas reportagens passam: mesmo tendo nascido num país tropical, abençoado por Deus, o sol pode fazer estragos em nossa pele.

Os dados do Instituto Nacional do Câncer (Inca) estão aí para ninguém duvidar: o câncer de pele é responsável por 25% do total de tumores malignos diagnosticados no país. E a maior incidência é justamente entre quem passou dos 40.

A exposição ao sol faz bem para os ossos, fortalece o sistema imunológico, regula a pressão arterial, dizem que até pode prevenir o diabetes tipo 2 e que tem uma ação antidepressiva. Resumindo, o sol é um aliado da boa saúde, promove a produção de vitamina D, enfim, tudo de bom. Mas, para os especialistas, basta expor as pernas ou os braços ao sol durante 10 minutos, duas vezes por semana, que já é suficiente para se predispor ao câncer.

Lógico que quando eu era adolescente não sabia de nada disso. Ficava jogada no sol como um lagarto. Queria ficar muito bronzeada, preta. Aí, fazia loucuras – na verdade, hoje sei que são loucuras, mas na época não tinha a menor consciência. Acho que nem existia filtro solar naquela época. Ninguém falava sobre os estragos na pele causados pelo sol. E havia quem falasse exatamente o contrário: os anunciantes. Uma das propagandas que fazia o maior sucesso era a do Coppertone® – um bronzeador sem protetor solar. Um cachorrinho puxava com a boca a calcinha de uma menina na praia e a marca do biquíni dela aparecia. Era muito legal. Eu tenho até vergonha de falar, mas passava óleo de urucum com coca-cola para me queimar! Hoje, só de ouvir falar já me arrepio. Agora, que mistura esquisita, né? Um absurdo! Minha mãe, coitada, corria atrás de mim e do meu irmão o tempo todo na praia para passar Hipoglós® no nosso nariz. Era o nosso protetor na época. Um concentrado diferente dos filtros de hoje, que desaparecem quando a gente passa. A pomada formava uma camada grossa e branca. E ficávamos parecendo filhos de índios no meio da praia.

Hoje sou mais cautelosa, passo filtro solar no corpo e no rosto, além de usar chapéu. Mas tomo um pouco de sol nos horários recomendados.

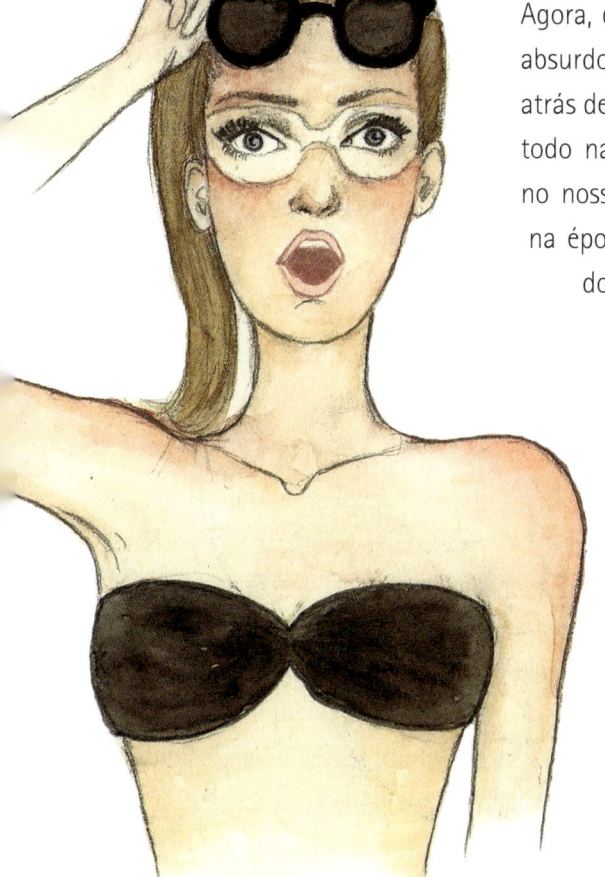

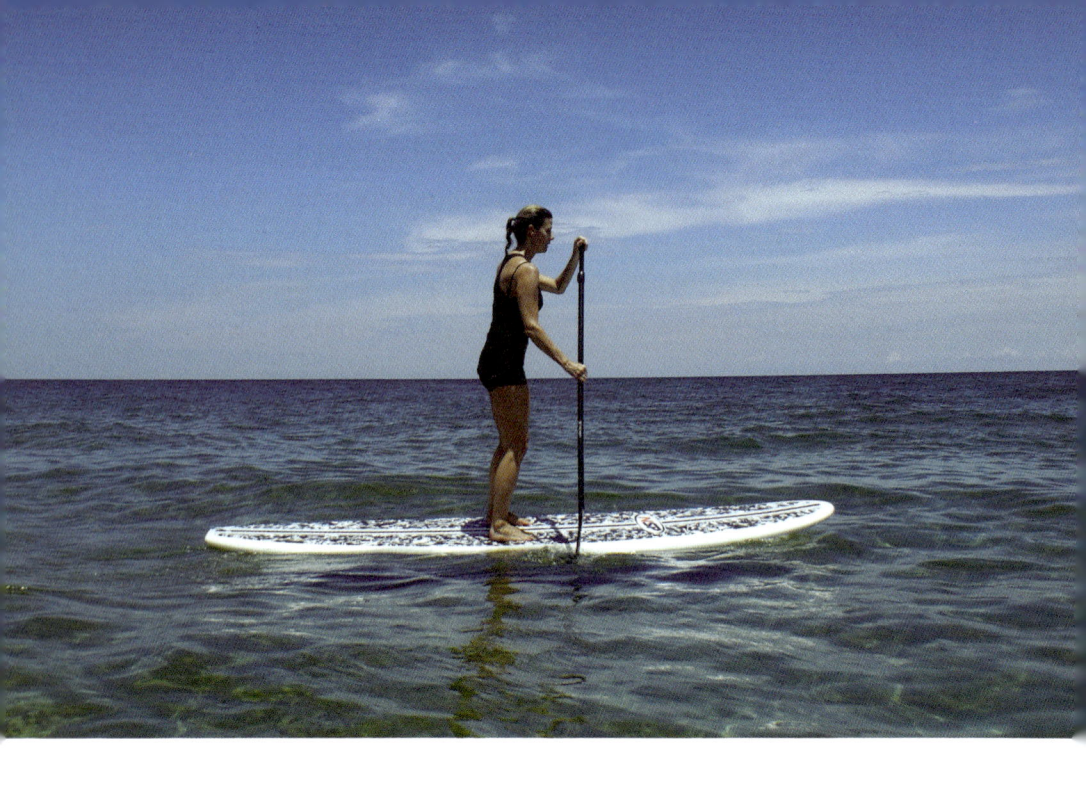

Gosto daquele ventinho batendo no rosto num dia de calor. Principalmente quando faço *stand up paddle*. Aí capricho na proteção porque fico um bom tempo remando em pé na prancha.

Vamos ser bem sinceras, é bonito ver alguém bronzeado, vai! Colocar um vestido com pernas e braços brancos não é a mesma coisa, principalmente para nós que vivemos num país tropical, com calor na maior parte do ano e na maior parte das regiões. Um rosto corado passa uma aparência saudável. Mas hoje, com tanta informação sobre os danos causados pelos raios ultravioletas a gente fica com receio. E tem de ficar mesmo.

No dia em que eu me preparava para entregar este livro para a editora, em junho deste ano, li no *The New York Times* que pesquisadores australianos conseguiram provar o que a gente já desconfiava: o uso de protetor solar ajuda a não ter rugas e retarda o envelhecimento da pele. É o primeiro estudo que mostra o verdadeiro efeito do sol na aparência da pele. E tem mais, foi na Austrália, onde algumas condições climáticas são muito semelhantes às do Brasil.

O estudo envolveu 900 pessoas brancas com idade entre 25 e 55 anos. Os pesquisadores queriam descobrir o que aconteceria com a pele se as pessoas usassem o filtro solar o tempo todo ao longo de quatro anos e meio. Metade dos participantes do estudo foram orientados a continuar suas práticas habituais, e a outra metade a aplicar filtro solar de amplo espectro diariamente.

O resultado, relataram os pesquisadores no *The Annals of Internal Medicine*, é que aqueles que usaram o protetor solar todos os dias tiveram a pele visivelmente mais suave do que os que continuaram a se proteger de vez em quando.

O Dr. David R. Bickers, professor de Dermatologia na Universidade de Columbia, que não esteve envolvido na pesquisa, disse que o estudo deixa claro que o uso extensivo e consistente de protetor solar pode alterar um padrão do que seria uma progressão inevitável do fotoênvelhecimento.

O protetor solar usado por aqueles designados para aplicações diárias tiveram um fator de proteção solar, ou FPS, de 15, que filtra 92% dos raios do sol. O que uma pessoa normalmente se queimaria em 10 minutos agora iria levar 150 minutos com FPS 15.

Os participantes concordaram em deixar os investigadores fazerem moldes de silicone de sua pele no início e no fim do estudo para avaliar como sua pele tinha envelhecido.

Assessores, que não sabiam quais pacientes estavam usando protetor solar, examinaram as linhas nos moldes de silicone, classificando-os de 0 a 6.

A pontuação 0 significa que não há fotoenvelhecimento nenhum. "É como a pele de um bebê, resistente", disse a principal pesquisadora do estudo, Adele C. Green, cientista sênior do Instituto de Pesquisa Médica de Queensland.

Uma pessoa com pontuação 6 tem pele severamente envelhecida, sem elasticidade e com linhas profundas. Cada ponto na escala representa enrugamento da pele mais grossa e aumento do envelhecimento na mão, no rosto ou onde a pele está sendo avaliada. Na face, cada ponto é também associado com um maior número de pequenos vasos sanguíneos visíveis.

No início do estudo, a média em ambos os grupos foi de 4, o que significa que tinham um fotoenvelhecimento moderado. No final, os que usaram protetor solar diariamente ainda tiveram uma pontuação média de 4, mas aqueles que estavam no grupo de controle tiveram uma média de 5.

A essa altura, já sei a pergunta que passa pela sua cabeça: afinal, dá para ser bonita e saudável? Eu mesma acho que a pessoa bronzeada fica com uma cara mais saudável, e vem esses pesquisadores e mostram o que a gente estava torcendo para não ser verdade. Mas não dá para brigar com as pesquisas. E a resposta é: dá sim para ficar bonita e saudável. Há algumas maneiras de ficar bronzeada sem estragar a pele.

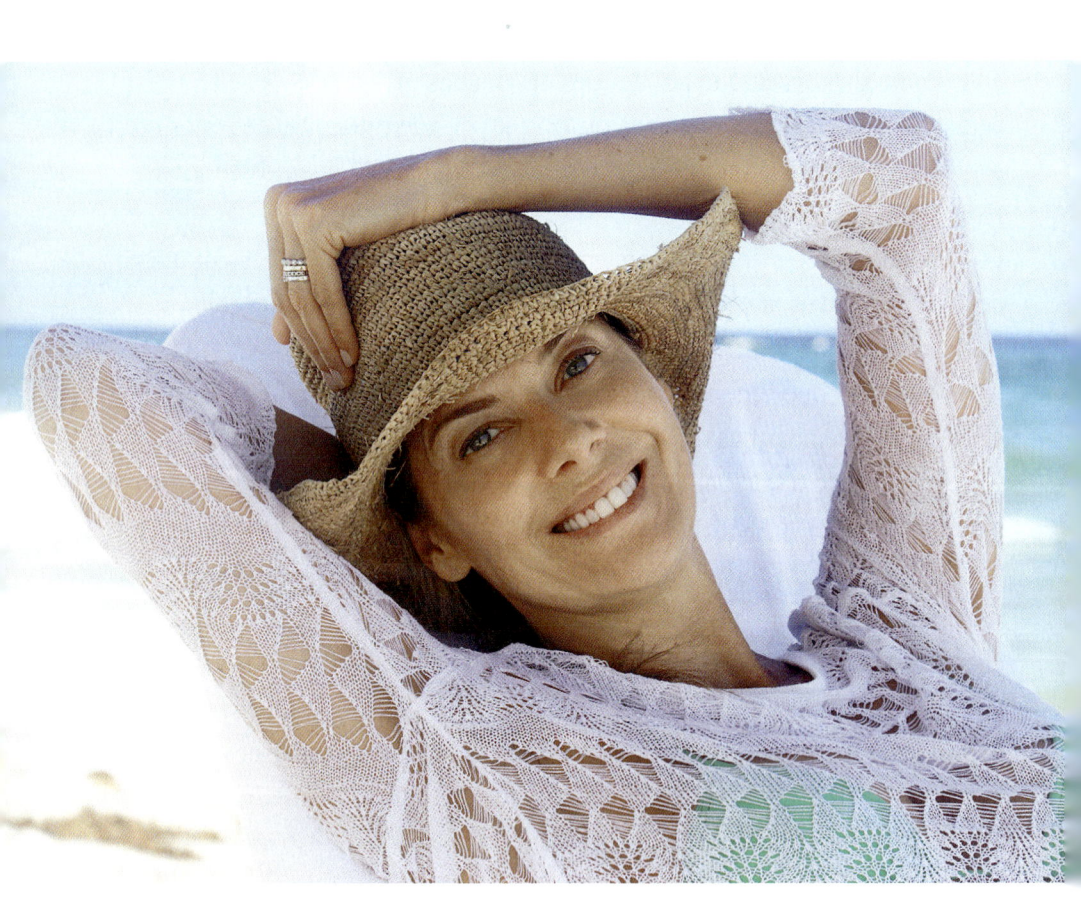

A mais segura é usar autobronzeador. Eu uso há muitos anos. Só é preciso ter cuidado para não errar na cor na hora de ficar bronzeada! Ao falar nisso, fico pensando se a Donatella Versace, por exemplo, não tem uma amiga, uma só, que diga que ela tem de maneirar no bronzeamento artificial porque está cor de laranja, aliás, de abóbora! Além do que, essas camas de bronzeamento artificial não são seguras. Podem realmente queimar e fazer mal para o organismo. Tente evitar.

Ah! Dizem também que a pessoa que ficou muito exposta ao sol aparenta ser mais velha do que ela é. Provavelmente é o que acontece comigo, tá? Sou bem mais nova do que aparento ser!

## NÃO DÁ PARA BOBEAR!

Segundo a Sociedade Brasileira de Dermatologia, proteger a pele da agressão solar contínua é um grande desafio. Devemos evitar a exposição entre as 10h00 e 15h00 e utilizar um filtro solar à prova d'água, com fator de proteção contra raios ultravioleta A e B de numeração igual ou superior a 30, com aplicação 20 minutos antes da exposição solar. O filtro deve ser reaplicado a cada duas horas, principalmente nas áreas de maior exposição. É bom lembrar que mesmo na sombra é necessário o uso de protetor solar, pois superfícies como areia, concreto, água e principalmente a neve, refletem raios solares.

E já que agora temos a prova científica de que realmente os raios UVA e UVB fazem mal para a pele, insistam para que seus filhos, sobrinhos, netos, enfim, para que os mais jovens passem protetor solar!

## TRATAMENTO DE CHOQUE

Além de ter corrido o risco de desenvolver câncer de pele com tanto sol, adquiri indesejáveis manchas escuras na pele.

Minha dermatologista me propôs um *laser* para remover as malditas manchas. Ok. Eu disse que não precisava de anestesia porque tenho um limiar alto para dor, alto mesmo. Para você ter uma ideia, não tomo anestesia no dentista nem para fazer tratamento de canal! Sei que você deve estar fazendo uma careta neste momento, achando um absurdo, porque é o que os meus amigos fazem também, mas é verdade. Bom, deitei-me corajosamente numa maca com uma musiquinha lenta ao fundo, sabe? Aquelas músicas com barulhinho de água, de passarinho cantando, de ondas... Aí, ela começou a dar uns tirinhos (como eles dizem) com um aparelho que, no início, dá uma leve sensação de calor. Só no início, porque minutos depois a sensação era que minha cara pegava fogo! Quando a sessão terminou, olhei-me no espelho e parecia um camarão! Nem dava para disfarçar com óculos escuros. Eram oito horas da noite. E eu ainda podia tropeçar, cair e quebrar o pé! Bem, teria o lado bom, pelo menos, eu ia esquecer por algumas horas que meu rosto estava em chamas! No carro, indo para casa, liguei o ar-condicionado tão forte que mais parecia um ciclone extratropical. Virei todas as saídas de ar para o meu rosto e nada de aliviar. Chegando em casa, perguntei ao meu marido como estava meu rosto. Ele, que já acha que somos insanas de passar por esses sofrimentos desnecessários (coisa de homem, né?), olhou para mim com uma cara péssima e, com toda a sinceridade masculina, disse: "Como está? Roxo, seu rosto está roxo!". Eu saí andando rapidinho e fui fazer uma compressa com água gelada. No dia seguinte, quando achei que o pior tivesse passado, as crostas começaram a aparecer. Era como se tivessem esfregado minha cara no asfalto de um lado, virado e esfregado do outro! Depois, mais sete dias para as casquinhas caírem e, ufa, finalmente minha pele ficou linda, sedosa e com viço. E vocês, mulheres, vão me entender: eu sofreria tudo de novo para tentar me livrar das manchas de anos de sol que eu tomei sem ter noção do quanto era prejudicial.

### Você sabia?

A pele é o maior órgão do corpo humano e corresponde a 16% do nosso peso. Além de proteger, ela tem outras funções: regulação térmica, controle do fluxo sanguíneo e sensorial.

## Eu faço, eu indico

**1.** Se você ainda não cometeu loucuras – ou se cometeu, mas não quer piorar a situação da sua pele –, não se esqueça do filtro solar. Passo filtro solar 100, que uma amiga trouxe de Israel, todos os dias antes de me maquiar. Quando não uso maquiagem, passo um filtro com cor. Ele dá uma leve cobertura na pele como se fosse uma base. Para quem tem pele oleosa, prefira um filtro com consistência de musse, que não é tão oleoso. Outra opção é o filtro solar em cápsulas. Ah! E não se esqueça do pescoço, do colo e das mãos!

Tenho mais ou menos os mesmos cuidados com a pele de manhã e à noite. Começo com uma limpeza. Ou lavo-a com sabonete para o meu tipo de pele ou faço uma máscara com um creme de limpeza sem enxágue e tiro-a com um produto à base de óleo, para não machucar nem arrancar meus cílios. O importante aqui é não esfregar. Tem dias em que limpo a pele com uns lencinhos umedecidos americanos que fazem uma leve esfoliação. Depois, lavo com água bem fria. Antes de perder a coragem, pense que sua pele vai ficar com muito mais viço! Depois, é hora de hidratar. Para a pele absorver melhor o hidratante, passo um sérum antes. Em seguida, creme ao redor dos olhos com vitamina C, uso um que trata as olheiras também. E, por fim, um hidratante para o meu tipo de pele. Aí vem uma parte importante: dormir bem. Anos atrás apresentei um programa, durante uma temporada, que ia ao ar às 6h15 da manhã! Eu acordava sempre umas 3h30. Aliás, não acordava, tomava um susto, né? Hoje dou muito valor a uma noite inteira de sono!

**2.** Existem *sprays* que tingem a pele, dando um efeito bronzeado. O segredo é espalhar bem para não manchar e esperar secar para colocar a roupa. Eles secam rápido. É como maquiagem, quando você lava, sai. Para ir a uma festa de última hora, eles funcionam bem. Só que, cuidado, não fique encostando a perna no marido ou namorado que esteja com uma roupa branca, porque ele vai ficar literalmente bege!

**3.** Adoro máscaras hidratantes. Compro várias quando vou viajar. Passo no rosto e aproveito para relaxar uns quinze minutos. Claro que, para elas funcionarem, sua pele tem de estar bem limpa. Uma limpeza de pele mais profunda a cada dois meses ajuda.

E mesmo que você esteja com muita preguiça, não durma de maquiagem! Pense que se quiser ter uma pele boa precisa cuidar dela com carinho.

Nunca fui de ter acne, mas algumas poucas malditas me apareceram no queixo no ano passado. Foi quando comecei a usar uma linha da Clinique que eu amo, porque, além de serem produtos desenvolvidos por dermatologistas, são 100% testados contra alergia, tratam e previnem a acne. São três passos. Sabonete, tônico e hidratante. Recuperei minha pele bem rápido e, quando percebo que algumas bolinhas estão aparecendo, já as ataco com os produtos.

# *Elas falam*

> " Como estou acostumada com o sol, procuro usar o FPS 15 nos primeiros dias de exposição. Depois, diminuo a proteção e intercalo FPS 8 e FPS 15. Uso hidratante para pele ressecada em doses generosas depois do banho."
>
> *Adriane Galisteu, 40 anos, modelo e apresentadora.*

> " Eu fiz uma coisa tipo um *peeling*. É extremamente intenso. Você fica parecendo uma vítima de incêndio durante uma semana."
>
> *Jennifer Aniston, 44 anos, atriz.*

> " Uso produtos *oil free* e hidratante. Antes de dormir, retiro a maquiagem e aplico um hidratante com ácido para evitar manchas."
>
> *Fernanda Lima, 36 anos, modelo e apresentadora.*

## BATE-PAPO COM O ESPECIALISTA

**Dra. Marina Odo** é dermatologista pela Sociedade Brasileira de Dermatologia.

### O SOL É O MAIOR CAUSADOR DO CÂNCER DE PELE?

Apesar de haver inúmeras causas para desencadear um câncer de pele, o sol é um fator universal e o maior causador. A cor da pele adaptada ao grau de exposição solar não tem problema. Como os negros na África. Mas uma pessoa com pele claríssima, olhos azuis e cabelos loiros morando na África ou América do Sul, por exemplo, pode ter problemas se não se proteger. O tempo de exposição é somatório, isto é, quanto maior o número de horas expostas, maior a probabilidade de desencadear degeneração da pele e câncer.

### QUAIS OS SINTOMAS DO CÂNCER DE PELE?

Uma lesão antes inexistente que cresce e não regride, que fica avermelhada ou ulcerada e surge sem grandes sintomas de dor ou febre deve ser pesquisada. Pode ser um início de câncer de pele, principalmente em adultos de pele muito branca e que tomaram muito sol.

### POR QUE TOMAR MUITO SOL ENVELHECE?

O sol rompe as fibras colágenas, não servindo mais para dar elasticidade à pele. As rugas ficam sulcadas. As células ficam envelhecidas para reprodução e renovação e não produzem novas fibras. Os pigmentos solares acumulam e produzem as manchas. A pele que tomou sol e não conseguiu se proteger o suficiente com a própria melanina vai se degenerar e endurecer, formando descamação, crostas e câncer de pele. Não é proibido tomar sol. Aquele solzinho brando, até 10h00 da manhã, é saudável.

### POR QUE APARECEM MANCHAS ESCURAS COM A IDADE?

As manchas pigmentares aparecem com a idade porque a causa é o acúmulo de pigmentos com exposição prolongada e repetitiva ao sol. As manchas da mão são o exemplo típico das regiões do corpo expostas ao sol. É impossível usar luvas o ano todo. Atualmente, como muitas pessoas já usam diariamente o protetor solar ou trabalham em casa, a incidência de manchas escuras na pele diminuiu. Os problemas ficaram para as férias na praia, no campo, nas montanhas, sem proteção solar.

## E O CIGARRO FAZ MAL PARA A PELE?

O cigarro é conhecido como produtor de câncer de pulmão e outros males divulgados na mídia. Para a pele, produz uma diminuição de vascularização e consequente diminuição de aporte sanguíneo com seus nutrientes. O caso mais conhecido é a necrose (morte) de pele atrás da orelha quando uma fumante faz um *lifting* (plástica de rugas). Portanto, diminuindo a vascularização, não há proliferação celular, agilizando o envelhecimento.

### Compras para a pele

Antes de fazer as compras, esteja certa de que você vai encher sua geladeira com comidinhas boas para sua cútis. Quer ter uma pele bonita? Preste mais atenção na próxima ida ao supermercado.

Todos os alimentos essenciais para outros órgãos do corpo são importantes para a pele, mas em especial os ricos em:

- ✓ Vitamina A: também conhecida como retinol, é responsável pela integridade da pele. Pode ser encontrada nos seguintes alimentos: melão, damasco, papaia, manga, cenoura, brócolis, batata-doce, espinafre, abóbora, ervilha, beterraba, laranja e ostra.
- ✓ Vitamina B: importante para a renovação da pele. Consuma: iogurte, salmão, espinafre, nozes e abacate.
- ✓ Vitamina C: necessária para a produção do colágeno, ajuda a clarear a pele. Pode ser encontrada nos seguintes alimentos: acerola, kiwi, pimentão, brócolis, mirtilo e todas as frutas cítricas.
- ✓ Vitamina D: é produzida quando tomamos sol. Quando há baixa exposição, podemos incrementar a dieta com: salmão, sardinha, cavalinha, atum, ovos e cogumelos.
- ✓ Vitamina E: tem efeito antioxidante, que combate o envelhecimento. Encontra-se em: nozes, amendoim, gérmen de trigo, semente de girassol e amêndoa.

# Procedimentos estéticos

"Quem possui a faculdade de ver a beleza, não envelhece."

*Franz Kafka*

Não adianta querer ser outra pessoa. A gente pode admirar outra mulher, é claro, mas fazer de tudo para se parecer com a outra pessoa é perda de tempo. Ela é mais alta, mais magra, tem cabelos volumosos, uma cinturinha... Mas não é você. A gente tem que aprender a se conhecer, a saber das nossas limitações, aceitar as próprias imperfeições, a reconhecer tudo o que temos de bom e bonito e, o mais importante, a se gostar! E muito!

Uma vez, numa entrevista a uma revista, perguntaram-me se eu queria ter a boca da Angelina Jolie. Eu disse que não. A repórter ficou admirada: não?! Aliás, a chamada da matéria ficou: "Fabiana Scaranzi não quer ter a boca da Angelina Jolie". Como se eu estivesse desprezando aquela boca linda, grande, carnuda. Aliás, aquilo é mais que uma boca. Parece ter vida própria! Eu acho a Angelina Jolie maravilhosa, mas o que adianta "aquela" boca no meu rosto? Fica bem nela, naquele rosto, naquelas proporções. Mas no meu rosto ia ficar horrível, ia parecer uma couve-flor empanada.

E o que eu não consigo entender são as bochechas que a mulherada está colocando para ficar com as maçãs do rosto mais salientes? Para quê? Desculpe, se alguém descobrir, diga-me, por favor. Fica todo mundo parecendo irmão gêmeo. Tudo com a mesma cara. Como se tivessem saído de uma linha de produção. Tem gente exagerando. A mulher não consegue ficar mais jovem e ainda se torna outra pessoa (bom, se a intenção for essa...). Daqui a pouco se olha no espelho e não se reconhece mais. Isso deve levar a consequências psicológicas desastrosas. É sério.

O fato é que estamos envelhecendo desde que nascemos. Mas, a partir dos 40 anos, a gente começa a perder elasticidade e com isso as rugas e linhas de expressão ficam mais evidentes. As olheiras podem ficar com aspecto de bolsa e os sulcos entre o nariz e os lábios se aprofundam. Socorro! Mas muita calma nessa hora. Claro que, se você não está feliz, e acha que tem de fazer alguma coisa para segurar a onda do envelhecimento, tudo bem. Não há nada de errado em querer diminuir as marcas da idade, e a medicina está a nosso favor! Mas, pense bem, pergunte ao seu dermatologista o que fazer, como aquilo vai ficar, se vai mudar sua fisionomia, peça fotos para ver o resultado do procedimento em quem já o fez. Algumas intervenções dermatológicas ficam piores do que muitas plásticas. Já vi muita aberração feita por dermatologistas. E não coloque nada que seja definitivo. Se você se arrepender, não vai ter o que fazer.

Eu não condeno nada por princípio.

Vou tratar agora de um assunto que, como com qualquer questão subjetiva, desperta mais que discussões. O uso extensivo do botox, e dos preenchimentos, aliás hoje não só feito por mulheres. Eu posso entender porque até a entrega do livro eu não havia decidido se um dia faria aplicação de botox ou não. Não é uma discussão cuja resposta é sim ou não, porque o uso localizado, feito por um bom profissional, pode suavizar bem a expressão. Não sou contra, desde que seja com bom senso. Mas definir bom senso é difícil. Onde estão os limites, na minha opinião, aceitáveis? Uma pessoa que fica com a aparência descansada, tira algumas marcas e alguns vincos, tudo bem, mas não vale paralisar todos os músculos do rosto, senão a cara vai ser a mesma quando você disser: "ganhei na loteria" ou "acabei de prender meu dedo na porta". E nossa expressão nos diferencia das outras pessoas.

Durante parte da minha vida, fui modelo profissional. Fiz mais de 100 capas de revistas, portanto dependia da minha aparência física. E, de certa forma, continuei dependendo nesses quinze anos trabalhando como jornalista, na televisão. Sempre vivi da minha imagem. Fica difícil dar um veredito sobre a aparência das pessoas. Eu não sei se colocaria, mas, se decidir aplicar, sei qual será o meu limite.

O botox, a toxina botulínica, é uma proteína de origem biológica que, quando aplicada diretamente no músculo responsável pela formação da ruga ou da linha de expressão, tem efeito durante 4 a 6 meses e deixa uma aparência rejuvenescida.

Que me desculpe Marilyn Monroe – que cantava num musical "Diamonds are a girl's best friend" (diamantes são os melhores amigos de uma mulher) –, mas bom senso e um bom espelho são os verdadeiros melhores amigos de uma mulher.

Eu me vejo envelhecendo com algumas rugas, uma pele bem tratada e sem manchas. Parece digno para mim. Mas, sem dúvida, é porque tenho passado por um processo que vai além da esfera estética: a aceitação.

E vamos lembrar que o miolo dura mais que a casca. Cuidar da aparência sim, mas é preciso cuidar ainda mais do que tem dentro dela.

> **Você sabia?**
>
> A deficiência de estrógeno, que acontece por volta dos 45 anos, provoca uma diminuição dos fibroblastos, células responsáveis pela produção do colágeno e da elastina, que compõem a trama de sustentação da pele. Por isso a pele fica flácida.

# Elas falam

" Não fiz, não faço e jamais farei uso do botox."
*Diane von Furstenberg, 66 anos, estilista.*

" Coloquei botox e fiquei a cara do Jader Barbalho."
*Fafá de Belém, 57 anos, cantora.*

" Os médicos colocam sanguessugas na barriga. É possível sentir as picadas. Depois, você relaxa e assiste elas ficarem gordas com seu sangue. Eu fui à Áustria fazer uma limpeza, e parte do tratamento era terapia com sanguessugas. Não são aquelas sanguessugas normais de pântano, mas sim sanguessugas medicinais altamente treinadas. São sanguessugas de alto nível. Elas têm uma enzima que liberam em seu sangue enquanto mordem, geralmente você sangra bastante e sua saúde é melhorada. Elas desintoxicam seu sangue."
*Demi Moore, 50 anos, atriz.*

" Para evitar o uso de botox, faço um tratamento à base de veneno de abelha. Essa máscara estimula a produção de colágeno."
*Michelle Pfeiffer, 55 anos, atriz.*

" Eu pensava: minha vida seria melhor se eu tivesse lábios maiores. Depois de ter feito pensei: que diabos? Minha boca parece uma truta."
*Sharon Stone, 55 anos, atriz.* Revista IstoÉ Gente.

## BATE-PAPO COM O ESPECIALISTA

**Shirlei Borelli** é dermatologista pela Sociedade Brasileira e Americana de Dermatologia e pesquisadora do Centro de Estudos do Envelhecimentos pela Unifesp.

### O QUE HÁ DE MENOS INVASIVO QUE DÁ UMA SENSAÇÃO DE CARA DESCANSADA?

Limpeza de pele, revitalização, *peeling* de cristal, luz pulsada, massagem facial, além do botox. A toxina botulínica é o procedimento estético mais realizado no Brasil, sendo um procedimento seguro, altamente eficaz e que pode ser repetido várias vezes na vida.

### E DE MAIS INVASIVO? PEELINGS? QUAL É O MAIS PODEROSO?

De mais invasivo: *laser* ablativo.

### E OS PREENCHIMENTOS FUNCIONAM? O ÁCIDO HIALURÔNICO É USADO EM QUE REGIÕES DO ROSTO?

Preenchimentos, quando bem indicados e realizados, funcionam muito bem. O ácido hialurônico pode ser usado em todo o rosto, dependendo do local, com diferentes concentrações.

### SUBSTÂNCIAS DEFINITIVAS DEVEM SER USADAS?

Atualmente não se utilizam substâncias definitivas, porque as complicações, se houver, serão definitivas também.

### POR QUE A GENTE VÊ NO ROSTO DE ALGUMAS PESSOAS UNS CAROCINHOS GRANULADOS?

Eventualmente quando o processo de flacidez se instala e existem preenchedores, podem-se ver, de acordo com as sombras, algumas granulações.

## PODE APARECER ACNE NA MULHER MADURA? QUAIS OS TRATAMENTOS?

Sim, a mulher adulta pode ter acne. Uma das causas mais frequentes de acne na mulher adulta é o uso de cosméticos oleosos. Nesses casos, deve-se tratar com medicações orais e locais para o tratamento da acne convencional.

## QUAIS OS MELHORES TRATAMENTOS PARA DIMINUIR A FLACIDEZ NO ROSTO?

A flacidez do rosto hoje em dia é tratada com radiofrequência e ultrassom fracionado.

## E PARA UM EFEITO *LIFTING*?

O efeito *lifting* pode ser obtido com as técnicas anteriores e com preenchedores, volumizadores e toxina botulínica.

## JÁ QUE PERDEMOS COLÁGENO A PARTIR DOS 35 ANOS DE IDADE, COMO RECUPERÁ-LO?

Uma boa parte do colágeno pode ser obtida com luz pulsada, radiofrequência, ultrassom e, especialmente, *laser* fracionado e *laser* ablativo.

## O QUE FAZER COM A PELE DO PESCOÇO QUE COMEÇA A SOBRAR E FICAR FLÁCIDA? TEM SOLUÇÃO ANTES DA TÃO TEMIDA PLÁSTICA?

Todas as técnicas anteriores podem ser usadas com excelentes resultados.

## E PARA O CORPO, O QUE HÁ DE MAIS MODERNO PARA CELULITE?

Para o tratamento da celulite, podem-se utilizar infravermelho, ultrassom, *laser* de iodo, drenagem linfática manual e tratamento com outros aparelhos.

## E PARA PERDER MEDIDAS?

Para perder medidas, podem-se utilizar a criolipólise, a *laser* lipólise, a lipoaspiração, o *laser* de diodo, entre outros.

## Tradução dos tratamentos

**Peeling de cristal**: o aparelho trabalha com um vácuo, sugando a pele, ao mesmo tempo que libera microcristais de óxido de alumínio, produzindo uma esfoliação sobre a pele. Usado para renovar superficialmente a pele e melhorar cicatrizes e estrias.

**Luz pulsada**: luz com características especiais: emite raios em várias direções, não é coerente, nem colimada, como é a luz do *laser*. Utiliza filtros específicos sobre a lente, podendo ser utilizada para tratar vasinhos da pele, manchas e estimular a produção de colágeno.

***Laser* ablativo**: produz necessariamente uma ablação (dano tecidual) sobre a pele, superficial ou profundamente, dependendo da quantidade de energia utilizada. Há o laser de $CO_2$ e o laser de *erbium*.

**Ácido hialurônico**: produzido sinteticamente em laboratório, utilizado para substituir o nosso próprio ácido hialurônico quando há flacidez, rugas ou cicatrizes. Dependendo da densidade desse ácido, pode ser usado para preencher grandes volumes, como, por exemplo, as nádegas.

***Laser* fracionado**: com o intuito de diminuir as complicações que os *lasers* causavam no passado – como pigmentação, cicatrizes, dentre outras –, passou-se a fracionar os *lasers* com a emissão de micropontos, que estimulam a produção de colágeno, renovando a pele sem efeitos colaterais.

**Ultrassom fracionado**: o ultrassom é muito utilizado na medicina para pesquisa de imagens. Hoje, fracionando seus pontos de aplicação sobre a pele, é usado para produzir microzonas de coagulação profunda ou superficial, melhorando a flacidez em diversos níveis.

**Radiofrequência**: tipo de energia elétrica que pode atingir a derme profundamente, estimulando a produção de colágeno, com melhora da flacidez.

**Preenchedores e volumizadores**: vários produtos podem ser utilizados para esse fim, incluindo o ácido hialurônico, citado anteriormente. Dependendo de sua densidade, podem ser usados para preencher áreas com muita flacidez ou para aumentar seu volume.

**Toxina botulínica**: substância produzida por técnicas diversas de acordo com cada laboratório com a finalidade de relaxar as rugas de movimento.

**Criolipólise**: procedimento que utiliza um aparelho cujas placas colocadas em áreas onde se deseja diminuir a gordura atingem temperaturas entre 4 °C e 0 °C. A gordura é mais sensível a baixas temperaturas que a pele; então, após um tempo predeterminado, ocorre a morte da célula gordurosa com fagocitose, esta feita pelos macrófagos (células que comem células mortas). Haverá então diminuição de medidas, com redução da gordura na área tratada. Os resultados são muito bons para determinados pacientes.

**Laser lipólise**: técnica que utiliza um aparelho com fibra óptica que tem em sua extremidade um *laser* que destrói a gordura e, ao mesmo tempo, produz melhora da flacidez. Utiliza-se anestesia com soro fisiológico (uma mistura), e posteriormente a fibra óptica é colocada internamente na gordura, destruindo-a.

## BATE-PAPO COM O ESPECIALISTA

Na contramão dos procedimentos em clínicas, a esteticista **Roseli Siqueira** segue uma linha bem natural e há trinta anos usa métodos contrários aos que levam produtos químicos.

### QUAL O TRATAMENTO QUE DÁ UMA SENSAÇÃO DE ROSTO DESCANSADO?

A máscara corretamente aplicada, principalmente depois de uma massagem, deixa a pele descansada.

### VOCÊ FAZ *PEELINGS*? À BASE DE QUÊ?

Sim, à base de algas naturais. A pele não descama, só fica vermelha. Sou contra os *peelings* agressivos.

### QUAL O MELHOR TRATAMENTO PARA DIMINUIR A FLACIDEZ DO ROSTO E DO PESCOÇO?

O melhor tratamento para isso é a fotoindução biológica (FIB). Por meio de um realinhamento harmônico, que vai reorganizando os músculos faciais. Para o pescoço, alongamentos para aliviar a tensão da cervical, que reorganizam a parte frontal; e cosméticos, agindo para tencionar a pele e estimular a produção de colágeno, potencializando os aminoácidos na pele.

### O QUE AMENIZA AQUELE SULCO AO LADO DA BOCA OU BIGODE CHINÊS?

O que ameniza o sulco nasogeniano ou o bigode chinês é trabalhar os músculos que dão a sustentação do sorriso.

### PARA UM EFEITO *LIFTING*?

Para o efeito *lifting*, o segredo é trabalhar linhas de meridianos do rosto, para refletir alívio da expressão, tonificação da musculatura e pele revigorada.

## JÁ QUE PERDEMOS COLÁGENO NESSA IDADE, TEMOS COMO RECUPERÁ-LO?

Para promover a produção do colágeno é muito simples, a pele precisa ser desintoxicada e depois estimulada com massagens e com uma sequência de aminoácidos, que estimularão fibroblastos, os quais darão maior sustentação à pele e ela ficará iluminada. Não importa a idade, o colágeno sempre dará aquele viço para a pele bem tratada.

## VOCÊ USA UM APARELHO NO CONSULTÓRIO QUE NÃO É ULTRASSOM. O QUE É E COMO AGE ESSE APARELHO?

Sim. Utilizo aparelhos com magnetismo que ajudam as células a se reorganizarem e a terem um direcionamento. Magnetizadas, elas melhoram a oxigenação interna e aliviam os pontos de tensão. Por meio do alívio e do bem-estar, vemos reagir o ventre do músculo e o desbloqueio das aponeuroses do corpo. Desta forma, liberamos linfa, que circulará por todo o corpo.

## VOCÊ ACREDITA QUE DEVEMOS FAZER GINÁSTICA PARA O ROSTO, ASSIM COMO FAZEMOS PARA O CORPO? FUNCIONA MESMO?

Sim, devemos, e que sucesso! O rosto tem músculos voluntários e involuntários. Os involuntários atuam quando aliviamos a tensão do rosto por meio de massagens; e os voluntários, quando trabalhamos toda a extensão da musculatura. Isso ajuda a trabalhar a circulação e resplandecer o ventre do músculo.

Os músculos vão assimilando a ginástica facial e, com o tempo, sentimos os registros deixados. É só fazer alguns minutos que conseguimos tirar aquela expressão travada de escritório e nos sentimos belas e energizadas novamente.

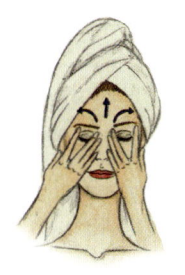

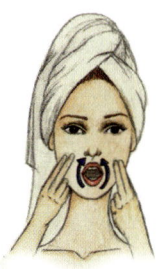

área dos olhos     bigode chinês     testa

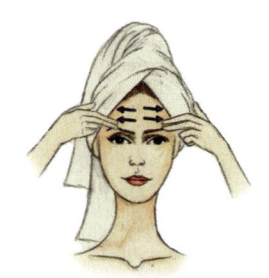

# *Cabelos*

"Debaixo dos caracóis dos seus cabelos
Uma história pra contar"

*Caetano Veloso*

A gente nasce com aquele cabelo fininho de bebê. Quando somos crianças, ele se espalha sobre a cabeça, vai adquirindo forma e enfeitando o rosto.

E sempre tem uma mãe, uma babá, uma tia para ajeitar, virar, remexer, pentear para lá e para cá, escovar, pôr uma fivelinha...

De vez em quando, é chato, mas é um carinho gostoso. Tudo de bom...

A idade vai avançando, 8, 10 anos, e o cabelo vai crescendo. É ele o primeiro a refletir seriamente nossa vaidade no espelho.

E era uma vez uma criança despreocupada com os cabelos. As idas ao salão – inicialmente como acompanhante de uma "adulta" – nos trazem as primeiras reflexões sobre o assunto. O meu é crespo, mas quero liso. E vice-versa. Está curto e quero longo. Ou o contrário.

Não adianta, é um drama feminino que vai nos acompanhar para o resto da vida. E, nesse drama, há verdades que não mudam.

Cabelo é genético, ele tem a raiz dentro da gente e uma semente que brotou "trocentos" anos atrás, lá do tatatataravô... Imagine você o que não sofriam nossos antepassados, sem tanto avanço da indústria cosmética!

E cá entre nós, essa conversa tem a valiosa contribuição da ciência. E é graças a essas descobertas que podemos recorrer a muito mais que uma tesoura para retocar aqueles fiozinhos que nasceram com a gente.

E, já que vai dar trabalho mesmo, que tal melhorar o visual para ganhar contornos que nos valorizem e reforcem nossa autoestima?

É o que eu fui tentar fazer no meu cabeleireiro. Perguntei ao meu colorista a partir de que idade as mulheres costumam pintar os cabelos brancos no sa-

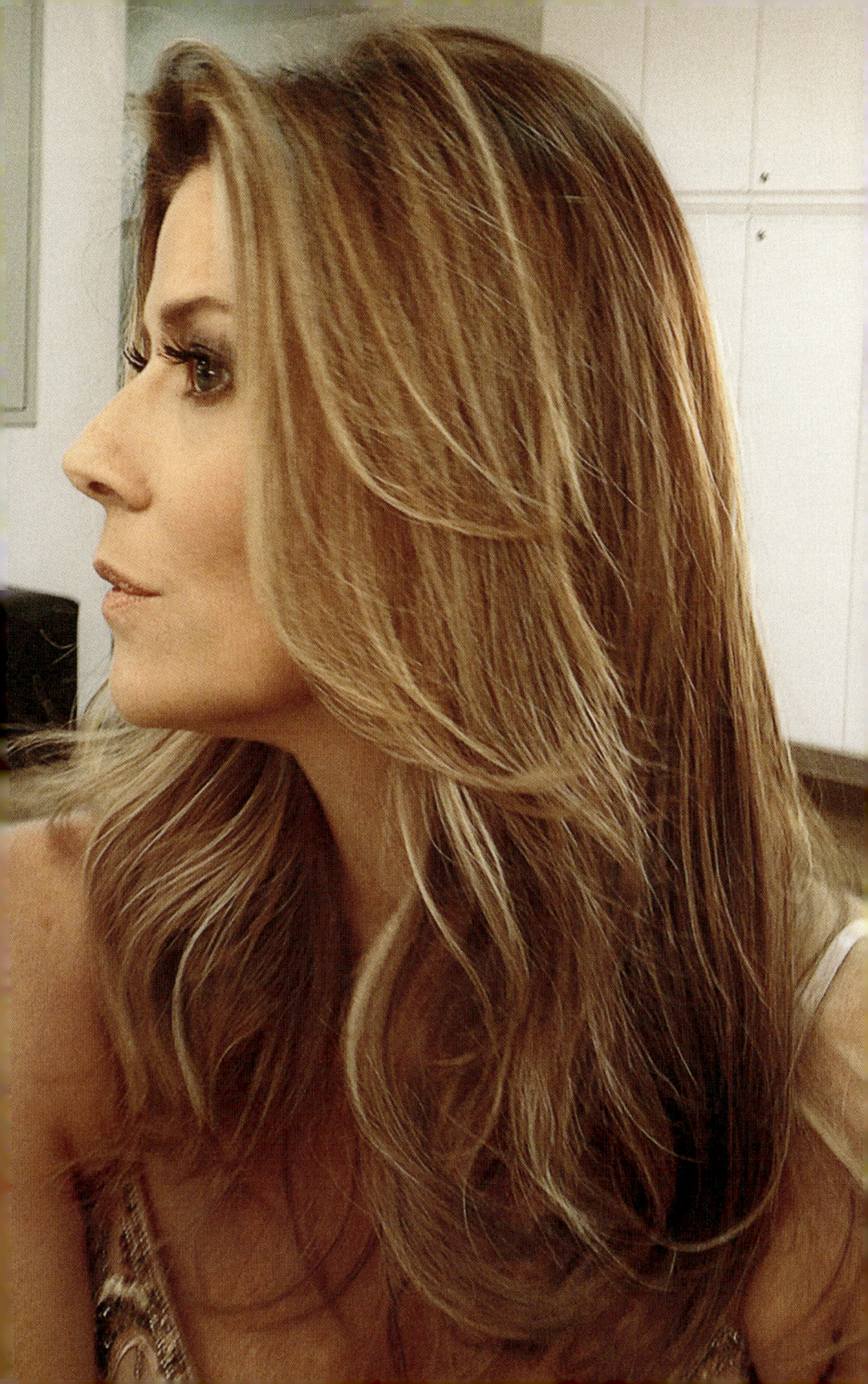

lão. Ele disse que estava estarrecido, mas que cada vez mais jovens com idade entre 18 e 25 anos estavam com cabelos brancos. Disse que estresse, distúrbios de tireoide e ingestão de hormônio do crescimento (IGH, para ficarem mais marombadas) poderiam estar contribuindo para o aparecimento precoce dos indesejáveis fios. Então, cuidado, meninas! Fiquem mais calmas e malhem sem preguiça se quiserem ficar definidas. Quanto a nós, que já passamos (um pouco) dessa idade, o jeito é ir a cada dois meses pintá-los (tenho amigas que vão a cada quinze dias, coitadas). E haja distração para passar o tempo no salão. Meu maior consumo de revistas de fofocas acontece no cabeleireiro, em segundo lugar, no ginecologista e, depois, no cardiologista. Haja paciência! Mas, como o consumo dessa leitura acaba rápido, eu levo livro, computador (com o qual escrevi para vocês) e o telefone, que cisma em tocar sempre que o cara acabou de colocar tinta na raiz do cabelo. E, claro, a gente se distrai, esquece e quando encosta o aparelho no ouvido, é tarde demais. O celular fica uma meleca. Ainda bem que o meu telefone tem aquela película de proteção. Já tive de trocar várias vezes. E o que a cabeça coça enquanto a gente espera o efeito do milagre de transformar cabelos brancos em cabelos pretos, ruivos ou castanhos?! Quando eu ainda não tingia o cabelo, ficava observando as mulheres mais velhas no salão e me perguntava: por que as mulheres mais velhas vão ficando sempre mais loiras? Achava que era um desejo, uma vontade de chamar mais atenção.

Mas não. É porque o loiro disfarça melhor os fios brancos. Ou seja, você demora mais para retocar a raiz. Mas, mesmo assim, não escapa de ir lá todo mês. E a gente leva hoooooras para fazer isso! Fica parecendo um peixe embrulhado no papel-alumínio pronto para ir ao forno. Um horror! Só que leva muito mais tempo que o peixe para ficarmos prontas.

Eu não tenho muitos cabelos brancos perto do rosto (graças a Deus!), mas, de qualquer maneira, se eu deixar muito tempo para retocar, parece que derrubaram *chantilly* no topo da minha cabeça. E, depois de pintar a raiz, ainda tenho que fazer os reflexos. E quando dá errado o tom do reflexo e tem que refazer e esperar agir tudo de novo? A gente quer esganar o colorista. Mais uma hora.

Outro dia eu encontrei uma amiga e, quando nos demos conta, estávamos com os cabelos para cima, cheios de papel prateado, comendo um sanduíche e fazendo uma reunião de negócios. Comentamos que os homens não seriam capazes de fazer tudo isso ao mesmo tempo. Tenho certeza!

Mas é até divertido ficar no salão, porque acontece cada uma! Tem mulher que leva o cachorro! Aí o cachorro fica te cheirando, lambendo seus pés (que você acabou de fazer e pintar). E quando você não sorri para o cachorro ou não fala com ele? A pessoa ainda fica brava. E tem gente que quer carregar o cachorro no colo e fazer unha ao mesmo tempo. As manicures enlouquecem... Uma delas me contou que tem uma pessoa bem conhecida que chega ao salão com dois cachorros no carrinho de bebê! Fala com eles como se fossem crianças e ainda faz o profissional levá-los para fazer xixi. Fala sério! Gente, acho esquisito. Eu adooooro cachorros, mas será que um salão de cabeleireiro é o melhor lugar para eles?

E as mulheres que ficam de óculos escuros o tempo todo dentro do salão. Para quê? Dá um trabalho... Vai lavar o cabelo, tira os óculos, vai secar, coloca os óculos... Eu sempre acho que a pessoa só pode estar com conjuntivite, porque não é possível que esteja preocupada em ser reconhecida de roupão, com tinta no cabelo, papel-alumínio na cabeça e com os pés numa bacia! É muita síndrome de celebridade!

Mas já conheci muitas mulheres interessantes no cabeleireiro. A Cida foi uma delas. Ela nunca tinha entrado num salão, e seu sonho era ter cabelo liso. A patroa da Cida, então, resolveu pagar o tal procedimento. Enquanto eu fazia as unhas, observava a carinha dela, de assustada e fascinada ao mesmo tempo. Trocamos olhares, e ela, muito timidamente, disse que me assistia na TV e que eu era mais bonita pessoalmente (amei!). Contou que o cabelo dela, depois de lavado, armava como uma cabana, e que, por isso, ela se sentia muito feia. Achava que não firmava namoro com nenhum homem por causa do cabelo. Eu tentei tirar isso da cabeça dela, mas ela estava irredutível. Disse que sabia que depois daquele dia a vida dela ia mudar. Enquanto falávamos das nossas vidas, o assistente foi aplicando o produto no cabelo dela. Depois de passar, lavar, enxugar, lavar de novo, finalmente chegou a hora de secar e ver o resultado. O nervosismo foi tomando conta da Cida, que descascava as unhas que acabara de pintar. Mas que unha que nada! Ela queria era ver o resultado do cabelo. Não se mexia, não tirava os olhos do espelho, e não via a hora que acabasse, como se alguma coisa pudesse atrapalhar a realização do seu sonho. Conforme o cabeleireiro secava as mechas, as lágrimas escorriam por aquele rosto sofrido, mas cheio de esperanças. A essa altura, chorávamos eu, o cabeleireiro, a manicure e os assistentes. Aquilo era realmente importante para ela. Podia ser uma coisa simples para muita gente, mas para ela era um sonho. Na cabeça dela, era a oportunidade de uma vida nova. E se para ela esse sentimento era tão profundo, tinha que ser respeitado. Quando finalmente ela se viu pronta, sorria como uma criança linda, pura, feliz. Fomos contagiados por uma emoção enorme, com beijos e abraços cheios de felicidade.

É, dependendo do olhar que nós temos, até um salão de cabeleireiro pode nos surpreender e, podemos, sim, compartilhar momentos profundos de extrema felicidade.

Ah! Falei com a Cida há pouco tempo. Ela me contou que estava grávida e me convidou para o casamento. Claro que antes disso vamos nos encontrar no cabeleireiro, cada uma lidando com as suas insatisfações femininas e tentando enganar a natureza. Ela alisando o que naturalmente é crespo, e eu pintando de preto o que agora é naturalmente branco.

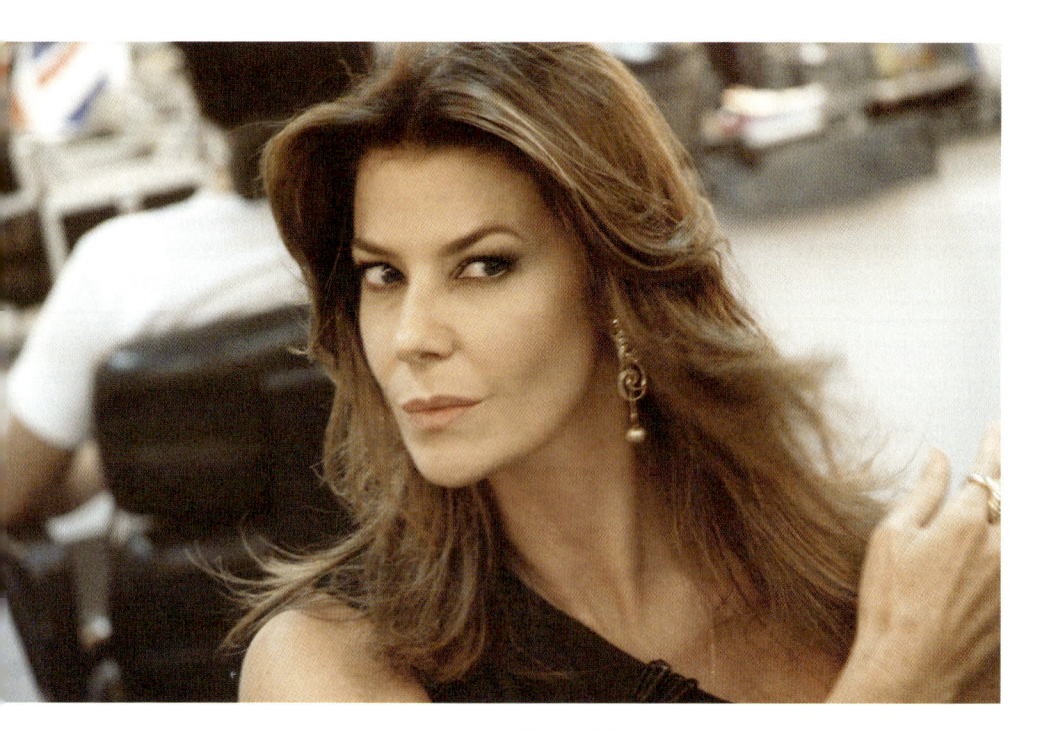

## UMA VAIDADE ANTIGA

Sabe a imagem que a gente tem da mulher das cavernas sendo puxada pelos cabelos para... bem, essa é outra história.

Pois é, mesmo naquela época o pessoal se preocupava com a cabeleira. Arqueólogos descobriram pentes e navalhas usados pelos homens das cavernas.

O apogeu dos penteados foi no Egito, há cerca de cinco mil anos. Os faraós usavam perucas sofisticadas – elas eram uma forma de distinção social. Quem não podia se dar a esse luxo, usava "hena", uma planta utilizada até hoje para deixar os cabelos mais brilhantes.

Bem, a exceção era para os sacerdotes egípcios – que raspavam os cabelos para demonstrar desapego material e inibir a ação de piolhos.

Mas parece que esses insetos repugnantes não preocupavam Cleópatra, a rainha do Egito. Dizem que ela era ruiva, tinha cabelos curtos e não usava joias. Será?

Há controvérsias – alguns historiadores garantem que Cleópatra preferia os fios assimétricos e angulares – um chanel com franja. Era uma mulher de fibra, determinada, inteligente e bem-humorada. E com esse charme todo encantou o conquistador Alexandre, o Grande.

Mas foi a rara beleza de Elizabeth Taylor, no filme de 1963, de Joseph Mankiewicz, que ficou na memória de todos. Os fios negros impecáveis emolduravam os olhos cor de violeta e, sem dúvida, enfeitiçaram o ator com quem ela contracenava – nada menos do que seu futuro marido, duas vezes –, Richard Burton.

Bem, o tempo foi passando. No Império greco-romano, gregos e gregas faziam os cabelos de romanos e romanas. E eram nesses salões que se discutiam as novidades. E, claro, fazia-se muita fofoca. Isso não mudou muito...

Na Idade Média, só as prostitutas saíam às ruas com os cabelos ao vento. As senhoras de família cobriam a cabeça com touca.

Até hoje as mulheres judias ortodoxas casadas escondem os cabelos com peruca. A tradição, além de servir para afastar os olhares de outros homens – que não sejam os maridos –, lembra que ela é uma pessoa comprometida e está guardando algo valioso para alguém especial.

Voltando aos velhos tempos, já no Renascimento, as damas passavam horas ao sol, com os cabelos empapados em água oxigenada para descolori-los. Elas queriam fios loiros!

É, parece que muita coisa não mudou. Hoje, passamos horas no cabeleireiro para fazer coisas parecidas.

## MINHAS DICAS

Faço hidratação uma vez por semana. Se não tenho tempo de ir ao salão, faço durante o banho. Minha teoria é: melhor cinco minutos do que nada! A outra opção são os hidratantes noturnos, que não deixam o cabelo melecado e têm um cheiro ótimo (muuuito importante). A minha última ducha do banho é sempre gelada. Respiro fundo e abro a torneira sem dó. Os especialistas dizem que faz bem para a pele, que dá brilho aos cabelos e ainda faz bem para a circulação. Muitos benefícios, meninas, por isso, coragem!

Tenho o cabelo muito fino, então lavo praticamente todos os dias. Principalmente depois do pilates e do tênis. Uso xampus variados, mas todos são xampus que tratam o cabelo. Acho incrível essa tecnologia. Dão brilho, hidratam, protegem a cor. Tenho luzes, que faço a cada três ou quatro meses, o que também contribui para o ressecamento das pontas. Como estou com o cabelo mais comprido, acho que tem de estar bonito, viçoso, saudável. Não adianta ter cabelo comprido com as pontas parecendo uma palha. Corto a cada dois meses, sem dó, para ele ficar mais saudável. Cabelo cresce!

### *Você sabia?*

Pesquisas indicam que a primeira impressão que uma pessoa tem da outra se baseia 55% em sua aparência e em suas ações; 38% no seu tom de voz e 7% na propriedade intelectual. Ou seja, a imagem é importante.

Há três anos, fiz um corte chanel, acima do ombro. Adorei! Às vezes, olho as fotos e me dá uma vontade de cortar de novo... A gente fica sempre arrumada, o cabelo não briga com as golas das roupas, tudo o que você veste fica elegante. Mas como hoje em dia apresento um programa onde apareço de corpo inteiro, acho que o cabelo um pouco mais comprido compõe melhor. Mas sou uma pessoa clássica, não faria um corte radical só porque está na moda. Eu tenho que me sentir bem, estar feliz.

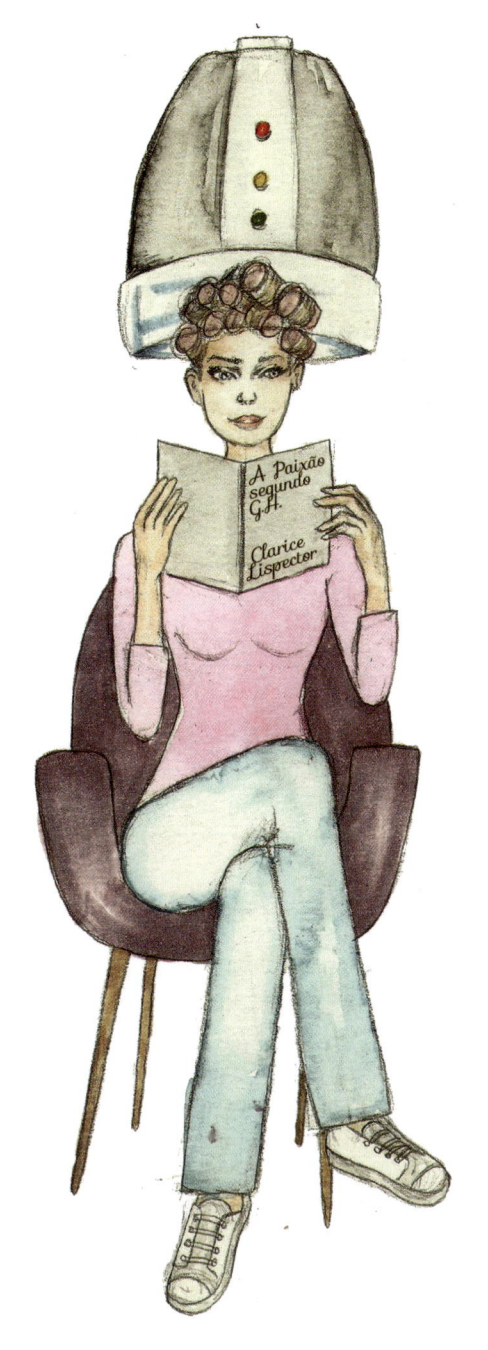

Uma coisa que aprendi desde muito cedo com a minha mãe é que colocar bobes nos cabelos dá um brilho incrível. Quando eu tinha uns 14 anos, minha mãe enrolava meus cabelos, que eram compridos, sempre que eu lavava. E me colocava embaixo daquele secador de pé – lembra? – por uns 40 minutos. Como eu já gostava muito de ler, ficava lá com meus livros e, quando ia ver, já tinha passado o tempo. Quando soltava o cabelo, estava sedoso, macio e com brilho. Ainda faço isso quando quero um efeito mais natural no cabelo. É só soltar e escovar. Fica bem bonito.

# *Elas falam*

" Desde muito pequena, ouvia que meus cabelos eram fininhos como de bebê. Minha mãe, na tentativa de engrossá-los, cortava-os tão curtinhos, que eu mais parecia um molequinho! Fui crescendo e fazendo qualquer coisa que desse volume: bigudinho, permanente (na época era moda! Que horror!). Com os primeiros e quase imperceptíveis cabelos brancos, estava eu lá, fazendo tintura, decapagens, balaiagens, luzes e... *Voilà*! Cabelos estragados, sensibilizados, quebrados e, o pior, caindo! Despencando seria a palavra. Fiz tudo o que estava ao meu alcance: massagens, tratamentos desintoxicantes, *laser*, aplicações de vitaminas no couro cabeludo, além de tratamento via oral. Hoje, aprendi que não adianta querer mudar minha genética. Terei sempre cabelos finos e ralos. Mas consigo dar um jeitinho, usando bons produtos, como xampus que dão corpo e volume, tomando vitaminas que fortalecem o bulbo capilar e hidratando com mais frequência. Penso que não tem muito segredo, além daquilo que já sabemos: 'prevenir é melhor que remediar'. Quanto menos química, menor o dano. Afinal, não podemos deixar a peteca cair, ou melhor, o cabelo!"

*Roberta Ferrari, 45 anos, publicitária*

" Eu não pinto meu cabelo, mas tenho alguns fios brancos que arranco."

*Demi Moore, 51 anos, atriz.*

## BATE-PAPO COM O ESPECIALISTA

**Marcos Proença** é *hair stylist*.

### POR QUE O CABELO MEXE TANTO COM A AUTOESTIMA DA MULHER?

Existem várias pesquisas que mostram que a primeira coisa que a mulher pensa no dia dela é o filho; a segunda, a imagem, principalmente o cabelo, quando ela se olha no espelho; a terceira é a profissão; e a quarta, o marido.

Outro fator é que a pessoa, para ser inserida num grupo social, precisa de um passaporte, de alguns códigos.

Ter um cabelo bonito, bem-cortado, te posiciona imediatamente a fazer parte de um grupo social.

Quando a mulher é muito loira, ela faz parte de um grupo social. Quando uma mulher tem luzes no cabelo, as raízes escuras, ela é moderna, está com o cabelo da moda e faz parte de outro grupo social.

E isso mexe com a autoestima, ela fala melhor, se posiciona melhor.

### A MULHER FICA MAIS SEGURA?

Exatamente. Quando uma mulher está segura, ela anda com a coluna ereta, ela é simpática. É o "*self confidence*". Você se olha no espelho e fala: "Ok, *eu sou essa mulher*. Eu vou trabalhar e vou vencer, vou conseguir as coisas que quero.

### COMO É A COMPOSIÇÃO DE UMA PERSONAGEM DE NOVELA, POR EXEMPLO, QUE DEPOIS TODO MUNDO QUER FICAR IGUAL?

Quando eu sou convidado para fazer o cabelo de alguma atriz de novela, a gente faz um estudo da personagem. Se ela é rica, se é pobre, feliz, triste, boa, má. Ah, ela é má? Como que seria uma má? Ela é uma má que se faz de boazinha? Por exemplo, a Carminha (papel de Adriana Esteves na novela *Avenida Brasil*, da TV Globo) era uma má que se disfarçava de boa, ela usava tudo leve, tons claros, tons de roupa "*nude*", maquiagem leve, então ela se fazia de boazinha, mas ela não era bozinha...

## QUANDO UMA MULHER IDENTIFICA SEU TIPO DE CABELO E SUA PROFISSÃO, FICA MAIS FÁCIL CHEGAR A UM CABELO ORGÂNICO COM ELA – UM CABELO QUE FUNCIONE PARA ELA?

Eu aprendi com você, por exemplo, Fabi Scaranzi, alguns anos atrás, quando você falou: "Se meu cabelo estiver muito hidratado, muito macio, ele fica baixinho no vídeo, e eu preciso de um cabelo que dá um contorno no rosto".

Quando a Fabiana Scaranzi, jornalista, para passar uma informação, entra na TV com cabelo com mais volume, ela sente que está fazendo parte da história toda daquilo.

Então a mulher tem que descobrir o que é que a deixa segura, feliz.

As modelos, por exemplo, lavam o cabelo um dia antes, porque o cabelo lavado fica muito bonzinho, mole.

Então uma dica, a mulher pode lavar o cabelo um dia antes da festa. Ele vai ficar mais encorpado, com aquela oleosidade natural do couro cabeludo.

Agora, quando a mulher é médica, dentista, advogada, juíza, ela precisa passar seriedade com o visual, ela pode preferir linhas retas, cortes com fios inteiros, cores mais harmoniosas.

Já quando uma mulher é uma artista, pode ter cabelo repicado, desfiado, com pontas, porque aquilo "conversa" com o dia a dia dela.

## É PRECISO TER MUITO DINHEIRO PARA TER UM CABELO BONITO E BEM TRATADO?

Não, absolutamente. A beleza e estar com o cabelo certo não tem nada a ver com dinheiro. Eu comecei numa garagem. Eu errava, mas fazia belos cortes. E as clientes ficavam felizes e se sentiam bem, e o corte custava cinco, dez reais.

Quer dizer que o valor investido não significa sucesso no resultado. Você pode ir a um cabeleireiro caríssimo, mas que tenha mau gosto.

## O QUE REJUVENESCE A MULHER?

Se você quer ficar mais jovem, faça um pouco menos. Porque, quando a mulher começa a ficar mais velha, ela começa a errar no excesso. Eu vejo que as mulheres começam a usar tons de cabelo que parecem menos com criança: muito loiro, vermelho, laranja, menos natural.

Uma dica para a mulher é ela olhar uma foto de quando ela era criança: um cabelo mais natural, mais despenteadinho, sem muito excesso. O excesso faz a gente pensar que uma mulher tem mais idade. Às vezes uma mulher de 25 parece que tem 40 – de tanta coisa que ela faz!

### E QUANDO CHEGA AOS 40 ANOS, TEM QUE MUDAR O ESTILO DO CORTE?

O cabelo está entre as poucas coisas que a mulher pode mudar, porque ele cresce. Imagine que uma mulher de 40 anos começa: "Será que vou envelhecer, vou ficar com a pele flácida?". E aí, além de tudo, ela tem que administrar alguém que falou que ela tem de ficar com o cabelo menor. Isso é um horror! Uma tortura!

Eu gosto da ideia de que uma mulher precisa se sentir bem. Eu vejo mulheres de 50 anos com cabelos longos, elegantes e felizes. Elas têm o cabelo cinco dedos, um palmo abaixo do ombro, e estão felizes. O cabelo é saudável, é bonito. Se a mulher usou a vida toda cabelo longo, ela gosta, mas envelheceu, é obrigada a cortar o cabelo?

Agora, aqui no Brasil existe um novo longo, um palmo abaixo do ombro. Mais que isso, é um pouco perigoso.

O cabelo e a maquiagem não salvam vidas, mas se puder melhorar o seu dia a dia, ficar mais feliz, dar um *up*, por que não cortar o cabelo?

Agora, se você fizer uma grande mudança num dia em que você não está tão bem, corre um risco maior de ficar infeliz depois.

Mas se você está com desejo de mudar de marido, de namorado, de emprego, a mudança está acontecendo dentro de você. E aí ela vai para fora. Ela vai para o cabelo.

### AS FAMOSAS TÊM A MESMA INSEGURANÇA COM OS CABELOS QUE AS ANÔNIMAS?

Eu acho que posso trocar a palavra insegurança por uma atenção maior. Uma mulher que trabalha com imagem precisa dar uma atenção maior aos cabelos. Imagina uma atriz, uma jornalista, uma pessoa que trabalha com TV. A primeira coisa que conta é a imagem.

### O QUE VOCÊ ACHA DOS CABELOS DAS ATRIZES INTERNACIONAIS?

A Nicole Kidman, na década de 1980, 1990, tinha o cabelo bem crespo. E hoje o cabelo dela é mais curto, ela faz campanha da Chanel. Tem um cabelo escovado, que pertence a um grupo social. Ela é rica, quer um visual mais chique.

Agora, por exemplo, as cantoras Beyoncé e Rihanna são negras e têm o cabelo claro. As negras ficam bem loiras.

Angelina Jolie é tão linda, com aquele cabelo, aqueles olhos. Até errando dá certo. Mas veja que ela prefere os cabelos com os fios inteiros, um corte com fio longo mostra que tem bastante cabelo. Ela já é muito bonita. Agora, se você não se acha tão bonita assim, mas quer valorizar os seus traços, você pode fazer brincadeiras, assim... de cores e cortes. Você pode chamar a atenção para os cabelos.

A Gisele Bündchen tem o mesmo cabelo há anos. É maravilhoso, mas por que você acha que ela não muda?

Uma pessoa, quando fica muito famosa com uma imagem, tem uma identificação imediata com o público. A Gisele Bündchen vai ser daqui a 20 anos uma mulher com aquele cabelo: gata, toma banho de sol, sensual, gostosa, ela vai lembrar a Gisele.

A Cindy Crawford vai ser eternamente uma mulher com os padrões dos anos 1990. Aquele volume é da Cindy Crawford.

Uma vez fui fazer o cabelo da Gal Costa e, quando terminou, ela falou assim, com aquele sotaque baiano: "Proença, esse não é o cabelo de Gal Costa. O meu cabelo é a Gal, bote aí o cabelo de Gal. A Gal é aquele cabelo preto, volumoso".

A mulher do Obama é uma manifestação de uma mulher negra que pode ter o cabelo superelegante, chique, e tem o cabelo escovado, liso, com volume, e ela tem um cabelo que é correto.

Uma mulher quer usar franja toda descabelada, tem 60 anos, é bronzeada, e tem cabelo ondulado, cacheado com tererê do lado, usa decote. É correto? Às vezes para mim é correto, é isso que eu quero passar. Não importa a sua idade, se você está feliz!

Eu tenho essa cliente que é toda descabelada, loira, é artista plástica. Ela é feliz, tem um namorado apaixonado por ela.

O correto para o outro pode não ser o correto para você, e isso só você pode descobrir!

### Dicas para quem tem pouca grana e quer investir num bom visual

Conversei com o Marcos Proença, um dos cabeleireiros preferidos das celebridades. Além de muito talentoso, ele é de uma generosidade incrível. Ele faz *network* entre as mulheres, compartilha contatos, faz a gente rir e também cuida dos cabelos, claro!

O xampus, a máscara e o condicionador são muito importantes, mas primeiro você tem que descobrir qual o seu tipo de cabelo: oleoso? Fino? Grosso? Volumoso?

Se é fino, precisa de produtos que encorpem o cabelo.

Pode usar um *lifting* que dê volume, pode usar um xampu que dê volume, um xampu que não deixa o cabelo pesado.

Uma mulher que tem cabelos crespos tem que procurar um xampu "anti-frizz", que vai diminuir o volume do cabelo, aqueles fios indisciplinados – que ficam virando para todo lado.

Agora, se o cabelo for crespo, cacheado, melhor não escovar, a não ser que você tenha muita habilidade.

A gente vê muito mais mulheres com "*babylizz*" do que com cabelo crespo, cacheado. E há tantas atrizes lindas, negras, como a Taís Araújo, que parecem felizes com seu cabelo cacheado. Fica lindo. Mas, se você descobriu que não fica feliz de cabelo crespo, então você tem que se submeter a um processo químico.

Outra dica é evitar trocar de cabeleireiro. Porque quando um cabeleireiro usa um processo químico no seu cabelo, ele passa uma composição. E quando você vai a outro, ele usa outra composição. Isso pode dar uma reação química, uma incompatibilidade química, e o cabelo quebra. Se você vai a um médico e ele não acerta o remédio, você volta e fala: esse não deu certo. Vamos mudar? Você não precisa trocar toda vez de profissional.

Você também pode levar ao cabeleireiro uma imagem, uma foto e dizer: "Isso me atrai". Vai ficar mais fácil chegar ao resultado que você gosta. Mas é claro que isso tem de ter o mínimo a ver com você, porque às vezes uma mulher quer um cabelo loiro, gigante, até a cintura, e o dela é fininho, ele não cresce, é curtinho, não passa do ombro. Então é surreal!

Você tem que identificar o que está mais próximo da sua realidade. Uma vez, Fabiana, você me falou que, na sua profissão de jornalista, não dava para ter o cabelo ideal, porque usa secador, sai na chuva, no vento e não tem muito tempo para cuidar, mas que você teria o cabelo que fosse possível. É isso. Fazer o máximo que pode dentro do que é a sua vida.

## BATE-PAPO COM O ESPECIALISTA

**Cris Dios** é cosmetóloga e especialista em cabelos.

### TER UM CABELO BONITO E VOLUMOSO É HEREDITÁRIO?

Ter um cabelo volumoso e bonito tem parte de seu resultado reflexo da sua carga genética (hereditariedade). A outra parte é resultado de como você vive e cuida de seu corpo e cabelo.

Alimentação, hormônios, cigarro, bebida alcoólica, estresse, uso de progressivas, reflexos muito claros, secador. Tudo influencia os cabelos.

### A QUÍMICA DAS TINTAS TAMBÉM QUEBRA OS CABELOS?

A química da tintura tem que dilatar o cabelo para ter sua ação e com isso também promove um ressecamento e a porosidade do cabelo, que fica com as pontas quebradas.

### QUAL A OPÇÃO?

A opção é fazer tudo com mais consciência e sem exagero. Toda vez que mudamos a cor e a forma dos cabelos, atuamos na estrutura interna dele.

Assim, sempre que processos químicos forem feitos no cabelo, ele deve ser preparado e nutrido intensivamente antes e depois do processo.

Secador também quebra os fios. Uma dica é manter uma distância de 10 cm entre o secador e o cabelo, e sempre tirar bem a umidade antes de começar a escovar. Usar o secador no morno também é uma boa medida.

### O CABELO TAMBÉM ENVELHECE? A PARTIR DE QUE IDADE ISSO COMEÇA? QUANDO APARECEM OS FIOS BRANCOS? O QUE PODE SER FEITO?

A partir dos 35 anos, os cabelos começam a necessitar de um pouco mais de cuidado. Todo nosso organismo funciona mais lentamente, os hormônios estimulam menos o nosso metabolismo e com isso os cabelos se tornam mais frágeis, finos e menos volumosos.

Prevenção é o melhor remédio, faça tratamentos à base de queratina, vitaminas e minerais. Cuide do couro cabeludo, mantendo-o bem estimulado com bastantes nutrientes.

A partir dos 50, com a chegada da menopausa, as mudanças hormonais provocam queda dos fios, que se tornam mais fracos e finos. Nessa fase, com cabelos brancos em grande quantidade, também a incidência de processos de tinturas vai aumentando e, com isso, o cabelo vai ficando mais seco e quebradiço.

## QUAL A FREQUÊNCIA COM QUE SE DEVE CORTAR O CABELO PARA ELE ESTAR SEMPRE SAUDÁVEL?

O cabelo deve ser cortado de dois em dois meses. Mesmo quem quer deixar crescer deve cortar. O cabelo cresce de 0,05 a 0,3 mm por dia, ou seja, até cerca de 1 cm por mês. Então, se cortar pouco, sempre vai ter um bom resultado de crescimento sem deixar as pontas danificadas.

## O MODO DE LAVAR O CABELO INFLUENCIA NA SAÚDE DOS FIOS?

Sim, e a lavagem deve ser feita da seguinte maneira:
1. Molhe o cabelo.
2. Dilua o xampu em um recipiente com água e aplique no couro cabeludo e depois em todo o cabelo.
3. O condicionador deve ser passado até quatro dedos de distância do couro cabeludo.
4. Enxague bem, aplique o último enxague com água mineral fria (proporciona brilho e deixa o cabelo muito soltinho, por ser uma água mais pura e que não tem agentes químicos).

## VOCÊ FAZ UM TRATAMENTO QUE SE CHAMA ENCANTO DA LUA CHEIA. TEM MESMO EFEITO NO CRESCIMENTO DOS FIOS? POR QUÊ?

A Lua é um símbolo feminino e, assim como as mulheres, tem ciclos de 28 dias (tempo que a Lua leva para dar uma volta completa em torno da Terra).

A Lua movimenta todos os líquidos do planeta, inclusive o nosso sangue, que fica mais estimulado na lua cheia, por exemplo.

No primeiro dia da lua cheia, quando a circulação está mais ativada, o cabelo cresce 80% a mais do que em dias normais.

Comprovamos esse fato com uma "marquinha" (reflexo) perto da orelha, para podermos medir dali a 28 dias.

### O ESTRESSE PODE FAZER O CABELO CAIR? POR QUÊ?

Sim, pois o estresse aumenta o nível de um hormônio chamado cortisol, ligado ao sistema emocional. Recentes pesquisas mostram que os folículos pilosos/capilares respondem ao cortisol, reduzindo sua taxa de proliferação celular na raiz do cabelo, ou seja, os cabelos crescem menos e podem até parar de crescer sob a ação do cortisol.

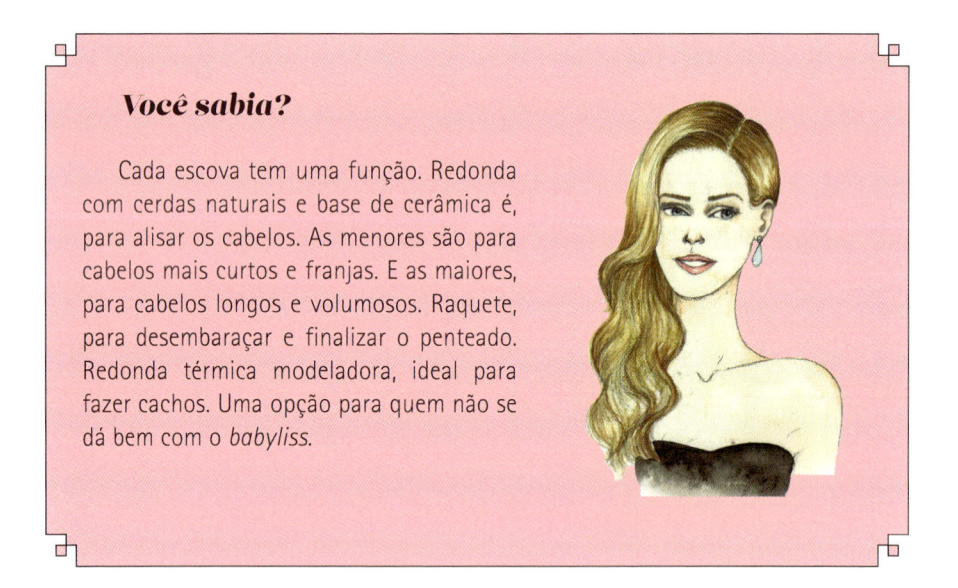

### *Você sabia?*

Cada escova tem uma função. Redonda com cerdas naturais e base de cerâmica é, para alisar os cabelos. As menores são para cabelos mais curtos e franjas. E as maiores, para cabelos longos e volumosos. Raquete, para desembaraçar e finalizar o penteado. Redonda térmica modeladora, ideal para fazer cachos. Uma opção para quem não se dá bem com o *babyliss*.

# *Plástica*

"Qualquer idiota jovem consegue ser jovem.
É preciso muito talento para envelhecer."

*Millôr Fernandes*

Outro dia estávamos numa mesa de almoço falando sobre o medo de envelhecer. Tudo de bom e de ruim que isso nos trazia. Quando surgiu o assunto cirurgia plástica, uma avalanche de dúvidas tomou conta da conversa. Éramos cinco amigas. Todas tinham vontade de fazer alguma coisa: levantar a pálpebra (ninguém quer ficar com os olhos caídos como os de um cão *basset*), fazer uma lipoescultura para tirar aquela pochete que se instala depois do primeiro filho e não sai nunca mais, esticar o pescoço, mas, até então, nenhuma havia tido coragem para isso. O receio de todas era que ficasse pior do que era antes.

Tem gente que faz plástica e depois não consegue mais fechar os olhos para dormir! O marido olha para o lado e toma um baita susto com a mulher roncando com os olhos abertos. Dá medo de mudar a fisionomia também. Porque não é que você entra feia na cirurgia e sai uma Michelle Pfeiffer. Fora o medo de uma operação, o que é normal, afinal você não vai ali na esquina tomar um suco de tangerina. Vai ficar internada no hospital, comer aquela comida totalmente sem gosto, sem sal e sem graça, tomar anestesia geral, depender de alguém para ir ao banheiro, tomar um monte de remédios...

E depois ainda tem a recuperação. Ficar sem pentear o cabelo, dormir de barriga para cima. Conheço um médico que escolhe as pacientes. Isso mesmo. E a gente achava que escolhia os médicos, hein? Paciente que não vai ter paciência no pós-operatório, que vai fumar, que vai tomar café e comer chocolate nos trinta dias que sucedem a cirurgia, ele não opera. Segundo ele, são fatores que prejudicam a cicatrização. E diz que o sucesso da cirurgia não é só de responsabilidade do médico, é da paciente também. A secretária diz que na sala de espera as mulheres ficam trocando endereços de lugares que vendem aqueles cigarros elétricos, sabe? Para aguentar a secura durante a recuperação.

Bem, no meio do nosso almoço, chegou uma amiga muito animada que tinha sido operada havia três meses. Ela é linda! Sempre foi. Eu não achei que precisasse fazer absolutamente nada. Eu e ninguém que estava nos três quarteirões mais próximos dali. Incrível como as pessoas têm uma imagem de si completamente diferente da visão que os outros têm. Muitas vezes distorcida – e para pior. Enfim, ela entrou na nossa conversa e começou a contar que "quase" tudo deu certo na cirurgia dela. Como assim, quase tudo?

Disse: "Troquei minha prótese" – apertando um peito e mostrando que estava molinho, bem natural. Realmente estava lindo.

– Mas... e o outro peito? - perguntei.

– Pois é, tive um problema no outro. Minha prótese virou, ou seja, a parte de baixo foi parar na parte de cima. Acho que foi porque fiz ginástica depois de uma semana.

(Acha???)

– É, mas agora é só trocar.

(Só???)

– Fiz também uma lipoescultura. O lado esquerdo ficou ótimo, olha que cinturinha!

– Mas e o lado direito? – perguntei.

– O direito ficou com uns granulados.

(Parecia um sagu, sabe?)

– Mas o médico disse que isso é fácil de consertar. E no braço, eu...

(O braço também???)

Ficamos pasmas com a animação dela de fazer tudo isso! Ela passou por funilaria e pintura! Praticamente estacionou na oficina para uma revisão dos 45. Ela nos contou que agora está na moda uma lipo que deixa os braços marcados, como se a pessoa malhasse sete horas por dia sete dias por semana. Sabe aquele braço definido? Pois é. Não é malhação e, sim, lipoaspiração!

Uma vez um treinador físico me disse que os homens definem os músculos com mais facilidade por causa da testosterona. As mulheres têm que malhar muito para definir os músculos depois dos 40 e, mesmo se matando de puxar ferro, têm que ter genética para isso. Está bem, tem gente que toma anabolizante e fica com aquelas pernas que parecem duas toras, o pescoço largo e aquela voz grossa, que dá até medo. Uma vez, num *show*, eu me sentei do lado de uma moça que tinha isso tudo. Confesso que fiquei pensando que os homens devem ter medo dessas mulheres. Se tomarem um soco na cara, perdem o rumo para o resto da vida. Mas e o mal que isso faz para o organismo?! Tantos efeitos colaterais!

Tudo depende de como a pessoa se vê e em que fase da vida ela está. Minha amiga magra, linda e bem-sucedida que havia ido para a oficina voltou para manutenção. Mas estava feliz. As outras e eu, um pouco mais inseguras, ficamos com a certeza de que ainda não estávamos prontas para a revisão. Vamos rodar mais uns quilômetros e talvez só encostemos a carroceria quando ela der problema.

# *Elas falam*

> " Durante a guerra, minha mãe comia metade do ovo e passava a outra metade no rosto para ficar com a pele bonita. Preferia passar fome, mas ficar bela. Aprendi que o importante era ser bonita, e como me sentia feia, fiz anos de terapia para me aceitar como eu era. Hoje consigo olhar para dentro de mim e ver tantas qualidades."
>
> *Dorothy, 57 anos, empresária.*

> " Eu não vou dizer, não, para a cirurgia plástica. Mas isso me assusta. Se a mudança no meu rosto der errado, não tem como tê-lo de volta."
>
> *Cindy Crawford, 47 anos, modelo.*

> " Terminado o efeito da anestesia, a sensação era a de ter passado por um moedor de cana. Só dormi no terceiro dia – e ainda assim em uma cadeira. Operei o glúteo, as laterais, o abdômen, o peito, o pescoço. Vai encontrar posição nesse estado!
> Plástica não foi feita para gerar autoestima, mas para celebrar a autoestima que já existe dentro de nós. Quem não se gosta continuará não se gostando, não importa o quanto se corte ou se estique."
>
> *Lucilia Diniz, 56 anos, empresária.*

## BATE-PAPO COM O ESPECIALISTA

**Prof. Dr. João Carlos Sampaio Góes** é cirurgião plástico, mastologista e diretor do Instituto Brasileiro de Controle do Câncer (IBCC).

### QUAIS OS CUIDADOS QUE SE DEVEM TER ANTES E DEPOIS DE FAZER UMA CIRURGIA PLÁSTICA?

A cirurgia plástica tem que ser vista pelo paciente com toda a responsabilidade que um procedimento desse porte exige. Ela não pode ser encarada como um simples recurso estético. Para isso, a escolha do profissional adequado torna-se o fator mais importante para o sucesso desse procedimento. Sua formação acadêmica, assim como o título de especialista em Cirurgia Plástica são preponderantes para a segurança do paciente. Essas informações podem ser encontradas na página da internet da Sociedade Brasileira de Cirurgia Plástica (www2.cirurgiaplastica.org.br/).

Vale lembrar que, para obter o título de cirurgião plástico, o médico deve cursar dois anos de Cirurgia Geral e três anos de Cirurgia Plástica em um serviço credenciado.

Outro ponto a ser destacado é o valor da cirurgia. Os orçamentos menores podem representar um sério risco à vida do paciente. Além disso, as cirurgias devem ser feitas em locais capacitados, como hospitais, e não em clínicas médicas que não oferecem condições para a realização de tais procedimentos. O paciente deve visitar previamente o local onde será feita a cirurgia, para conhecer sua infraestrutura e certificar-se de que possui credenciamentos nacionais, internacionais e também são reconhecidos pela Secretaria de Saúde do Estado.

Lembramos que a plástica é uma cirurgia que envolve riscos, como qualquer procedimento desse porte e, caso ocorra alguma intercorrência, o hospital está mais preparado para socorrer o paciente. As clínicas, por sua vez, não oferecem os mesmos recursos, e uma complicação poderá ser fatal para o paciente.

A anestesia é outro ponto a ser observado e questionado pelo paciente com seu médico. Apesar de ser extremamente segura, ela só pode ser aplicada por um profissional devidamente capacitado e licenciado. Infelizmente, muitas vezes o próprio cirurgião aplica a anestesia e não tem alguém capacitado para controlá-la. É uma economia que dá margem a complicações que raramente ocorrem em grandes hospitais.

## HÁ OUTROS RISCOS NA PLÁSTICA?

Existem pequenos detalhes que ajudam a obter uma melhor condição na cirurgia plástica. Um deles é o cigarro, principal inimigo de uma cirurgia plástica. O paciente fumante deve parar de fumar quinze dias antes da cirurgia e não deve fumar no pós-operatório em período semelhante. Também é bom interromper o consumo de cafeína e medicamentos que possam diminuir a coagulação, como aspirina, anti-inflamatórios ou medicamentos que aumentam a coagulação, como hormônios, esteroides e arnica. O paciente deve ainda informar ao médico todos os medicamentos que ingere. É importante também cuidar da microcirculação dos tecidos da área cirúrgica, o que resultará em uma boa cicatrização e em um índice menor de infecção, já que o procedimento cirúrgico interfere na circulação local. Por isso a relevância da avaliação clínica e vascular no pré-operatório, além de se evitar drogas e bebida alcoólica. Em resumo, o paciente deve se preparar para a cirurgia e colaborar com ela.

## E AS CIRURGIAS NA FACE? ALGUMAS PODEM MUDAR A FISIONOMIA DA PESSOA, NÃO É?

A desinformação e o medo de um mau resultado fazem com que muitas pessoas desistam de fazer a cirurgia facial, mas a questão é que a cirurgia plástica bem-feita passa despercebida, enquanto aquela exagerada, com resultados ruins, chama a atenção. Além disso, as pessoas que fizeram muitas cirurgias e com exagero ficam caricatas, e isso chama a atenção. Os bons resultados não ficam tão aparentes para o leigo e então pode haver o estigma dos maus resultados como padrão para as cirurgias faciais.

Também há questões culturais e comportamentais que influenciam na percepção do feio e do bonito nas cirurgias faciais. Nos Estados Unidos, por exemplo, são usadas técnicas que dão um padrão um pouco artificial na face; já no

Brasil, buscamos um resultado mais natural. Isso porque o americano gosta do resultado artificial e o brasileiro já prefere que a cirurgia seja imperceptível. Com isso, subliminarmente, o paciente brasileiro pode achar que esse é o padrão geral.

E isso também acontece nas cirurgias das mamas. Nos Estados Unidos, percebe-se que elas ficaram como duas bolas, e as americanas gostam disso, mas as brasileiras preferem mamas mais naturais, mesmo com silicone.

A cirurgia plástica existe para corrigir o que incomoda o paciente e, muitas vezes, chega a prejudicar sua autoestima e até mesmo sua saúde. Ela não deve ser percebida, mas sutilmente incorporada ao visual, como um retoque sutil que ajuda a embelezar sem tirar a naturalidade. É como uma obra de arte cujos detalhes são extremamente delicados, fazendo com que o conjunto se torne belo e único. É com esse sentimento que opero meus pacientes: como se estivesse esculpindo, sempre, minha obra-prima.

### E A DOR?

A dor cirúrgica está associada à forma como a cirurgia é realizada, se o cirurgião opera com delicadeza e sem traumatizar os tecidos, além do necessário para os cortes, o pós-operatório é muito menos doloroso. O que causa dor é o inchaço ou edema, a infiltração de sangue e a inflamação. O pós-operatório em que o cirurgião usa um dreno, que permite reduzir o inchaço, e faz um curativo com compressão adequada, traumatiza pouco os tecidos durante a cirurgia; tratando-os com delicadeza, a dor é bem minimizada.

### COMO A PESSOA SABE SE ESTÁ PRONTA PARA FAZER A CIRURGIA?

É o próprio paciente quem tem que estar disposto a procurar um profissional e se informar se haverá ou não benefício e qual será esse benefício. E é o próprio paciente também quem vai decidir se vale a pena ou não realizar a cirurgia plástica em questão.

Envelhecer não é fácil...

O paciente muitas vezes não escuta o médico. Ele fantasia uma intenção com a cirurgia plástica e, consequentemente, o resultado da cirurgia. Quando ele vai procurar o médico, não pode ter uma fantasia preestabelecida.

Também não se deve comparar resultados de um paciente com outro. Cada um tem um corpo diferente, tecidos diferentes, enfim, é uma pessoa diferente. Muitos pacientes não compreendem essas diferenças anatômicas, chegam ao consultório com a fotografia de um artista, querendo ficar igual a ele. As coisas não são assim.

Por isso, a conversa entre médico e paciente deve ser franca e muito honesta antes do planejamento cirúrgico. Sem receio de falar e sem melindre sobre o que poderá ouvir, pois o médico competente é a pessoa certa para orientar o paciente.

## QUAIS AS CIRURGIAS PLÁSTICAS MAIS FEITAS NO BRASIL E NO MUNDO?

Em todo o mundo, incluindo o Brasil, são a lipoaspiração e a prótese de mama.

## HOJE AS CIRURGIAS SÃO MENOS INVASIVAS?

Sim, menos invasivas, com cicatrizes menores e recuperação mais rápida para os pacientes.

## QUAIS OS CASOS MAIS INDICADOS PARA PLÁSTICA NO SEIO?

Em todas as cirurgias estéticas, a iniciativa parte do paciente. Não é uma indicação médica.

A não ser em casos de uma má-formação congênita, como a falta de uma mama, ou quando uma das mamas começa a cair muito e ferir a pele, por exemplo.

Fora isso, vem da vontade do paciente. O que mais ocorre, em linhas gerais, é quando a mama esvazia após a gestação. Ela aumenta seu volume durante a gravidez e, com a amamentação, ela murcha, ou seja, ocorre uma atrofia mamária, reduzindo o volume interno da mama, ocorrendo, então, uma sobra de pele. Nesse caso, a cirurgia com uma prótese preenche novamente o excesso de pele da mama.

Também há casos em mamas maiores que após a pele ser esticada, durante a gestação, elas ficam flácidas e caídas. Nesse caso, é necessário levantar as mamas e ainda preencher o seu volume. Se a mama tiver volume glandular suficiente, pode ser remontada com o próprio tecido mamário; ou, se for preciso, pode-se usar uma prótese associada a esse levantamento com objetivo de aumento do volume e com finalidade de se obter melhor projeção anterior das mamas.

Hoje em dia, as próteses mamárias de silicone têm sido associadas à mastopexia, assim como a redução da mama muito flácida, para dar estrutura, sustentação e projeção anterior à mama.

A prótese tem sido usada não só para aumento mas para preencher a mama, fazer correções e também em casos de mamas flácidas após grande emagrecimento depois de cirurgia bariátrica.

## QUAIS SÃO AS NOVIDADES EM PRÓTESES MAMÁRIAS?

As próteses de silicone estão na quinta geração de tipo de produto. São próteses bastante seguras, de silicone coesivo – se houver ruptura da prótese, o silicone não extravasa. O interior é quase como um "miolo de pão" – o material interno não infiltra nos tecidos adjacentes, quer dizer, ele é seguro, e pode-se trocar essa prótese com facilidade. Antigamente, as próteses eram de silicone mais líquido e soltavam moléculas que podiam infiltrar nos tecidos vizinhos. Hoje, isso já não acontece mais. Mesmo assim, as próteses com dez, doze anos devem ser trocadas porque o material sofre um certo desgaste, perde forma e passa a estar numa situação inadequada em relação ao organismo. Quem faz cirurgia de prótese mamária deve estar sempre ciente de que não é uma cirurgia definitiva.

Hoje em dia, até nos Estados Unidos os fabricantes de próteses são obrigados a colocar na bula que o uso é para até dez anos.

## ALGUM MATERIAL SUBSTITUI A PRÓTESE?

Hoje em dia empregamos o enxerto de gordura, que aumenta o volume mamário. O enxerto com gordura da própria pessoa consegue dar volume, mas não dá a consistência adequada.

Enxerto de gordura é uma excelente opção, mas você vê que é uma mama mais mole. Não tem a mesma projeção que a prótese teria. A prótese faz uma mama mais "pontudinha". Se for somente para ganhar volume, a mama fica bem, porém se quisermos induzir forma, a prótese de silicone anatômica é necessária. A técnica mais moderna é associar uma prótese menor com enxerto de gordura, técnica que dá os melhores resultados.

A prótese não tem grandes problemas. A desvantagem é o fato de a pessoa ter um material inerte no corpo e ter que trocá-lo a cada dez, doze anos e, se sofrer algum acidente que venha a romper a prótese, ou uma mastite, ser obrigada a trocá-la antes mesmo do período previsto.

## E HÁ RISCO EM RELAÇÃO AO CÂNCER?

Não há absolutamente nenhuma relação entre a prótese de silicone e câncer de mama ou qualquer outro tipo de câncer. As cirurgias de reconstrução mamária pós-mastectomia, inclusive, utilizam a prótese de silicone. E também não há problemas para o diagnóstico do câncer, cujo principal exame é a ressonância magnética para quem tem prótese. É importante que a mulher visite o cirurgião plástico uma vez por ano, verifique as condições da prótese, independentemente da ida ao mastologista para checar a saúde da mama como um todo.

Vale lembrar que essa é uma cirurgia segura e pode ser feita desde jovem, desde que já tenha atingido o físico adulto. A prótese não interfere na amamentação, pois é colocada por trás da glândula mamária, preservando a estrutura mamária.

## E O PESCOÇO?

O pescoço é parte da cirurgia da face. O *lifting* facial inclui a mandíbula e o pescoço, com objetivos de corrigir o excesso de pele e a flacidez da musculatura sob a pele. Quando há excesso de flacidez da musculatura, a pele também fica flácida, e a correção deve ser realizada nos dois planos anatômicos.

Há pessoas que possuem "rugas", em decorrência da mímica facial. Nesses casos, pode ser aplicado botox no local, pois quando se faz a contração facial, essa parte do músculo não contrai.

O interessante seria aprender a controlar a mímica facial, o que ajuda a evitar as rugas. Temos alguns hábitos que podem ajudar a desenvolver rugas, como fazer bicos, contrair a testa e a boca, fazer caretas. Existem massagens para tirar a tensão do rosto e técnicas aplicadas por fonoaudiologia, como o *biofeedback*, que é usado para educar a mímica facial. Exige paciência, mas funciona muito bem.

Tratamento a *laser* é também uma técnica que traz grande benefício não somente para a qualidade da pele como também para a eliminação das rugas e a melhora da flacidez cutânea.

É preciso criar novos hábitos e eliminar alguns já adquiridos. Isso vai ajudar bastante a manter um rosto bonito e com boa aparência.

### Fique atenta!

A plástica virou uma cirurgia comum no Brasil e caiu na boca do povo, às vezes com alguma irresponsabilidade.

O país é um dos campeões no mundo em proporção de cirurgias plásticas por pessoas. Estima-se que, em 2011, foram feitas mais de 900 mil operações no país.

Com as praias, o litoral gigantesco e a nossa cultura, o corpo é muito valorizado, e o culto às cirurgias vem no mesmo balaio.

A economia do país também ajudou a popularizar a plástica. Clínicas oferecem facilidades no pagamento, prestações a perder de vista e, muitas vezes, para conquistar mais clientes o baixo preço vem acompanhado de um altíssimo risco à saúde e à própria vida do paciente.

É preciso tomar cuidado, ter boas referências do cirurgião, do local onde é feito o procedimento, da equipe que trabalha com ele.

O mastologista e cirurgião plástico Prof. Dr. João Carlos Sampaio Góes adverte que não se pode fazer uma cirurgia como se vai a um salão de beleza. E são públicos os casos de cirurgias, feitas em clínicas sem estrutura, por profissionais despreparados, que tiveram fins trágicos, erros irreparáveis e levaram até a morte das pacientes. É bom sonhar com um corpo bonito, com a correção de um defeito ou a correção de algo que a incomoda, mas é preciso tomar cuidado.

Não podemos deixar a falta de autoestima nos levar a um erro de avaliação que pode ter consequências imprevisíveis.

# Moda

"Nada torna uma mulher mais bonita do que a própria crença de ser bonita."

*Sophia Loren*

Em questão de estilo, o importante é como você se sente. Não adianta qualquer pessoa dizer que você está bem, que está tudo certo, se você não acha que está. Você tem que se sentir bem na própria pele, bonita, elegante, segura. E qual é o segredo para se sentir assim? Autoconfiança.

E para ter autoconfiança é preciso se conhecer e se gostar.

Conhecer seu corpo vai fazer com que você veja o que admira e gostaria de valorizar. Então, vamos lá: primeiro, se olhe no espelho e, sem palpites, veja do que você gosta. Digo sem palpites porque às vezes as pessoas, principalmente nossas amigas, dizem que está tudo certo só para nos agradar, mas nesse momento a gente não quer elogio, a gente quer se conhecer melhor. Então, vale uma relação a dois: entre você e seu espelho.

Depois, veja o que não te agrada e, portanto, quer esconder ou disfarçar. É isso mesmo, vai ser um jogo de mostra e esconde. Quando você conhece seu corpo e sabe o que quer, não tem como dar errado.

Comece a experimentar vários *looks* e veja do que mais gosta. Prove calças *jeans*, calças de alfaiataria, camisas, roupas mais justas, mais largas. De frente, de costas, de lado, ande, imagine-se nos lugares onde frequenta. Depois de experimentar várias roupas, você vai descobrir qual é o seu estilo.

Se você descobrir que tem um estilo chamativo, ousado, se é essa a imagem que quer passar, tudo bem. Assuma isso e pronto. Eu tenho uma amiga que se veste por temas. Isso mesmo. Em vez de vestir uma peça de oncinha para dar uma quebrada no visual, ela se empolga e coloca as calças, a camisa e até a capinha do celular. E anda como se estivesse vestindo um tubinho preto. Ela diz que se olha no espelho e se acha o máximo. Ela acredita no seu estilo e vai em frente.

Tudo bem, você não precisa ser assim, mas o que quero dizer é que se for, OK, assuma isso e pronto. Isso vem com a maturidade. A gente faz mais o que quer e liga cada vez menos para o que os outros acham que a gente deveria fazer.

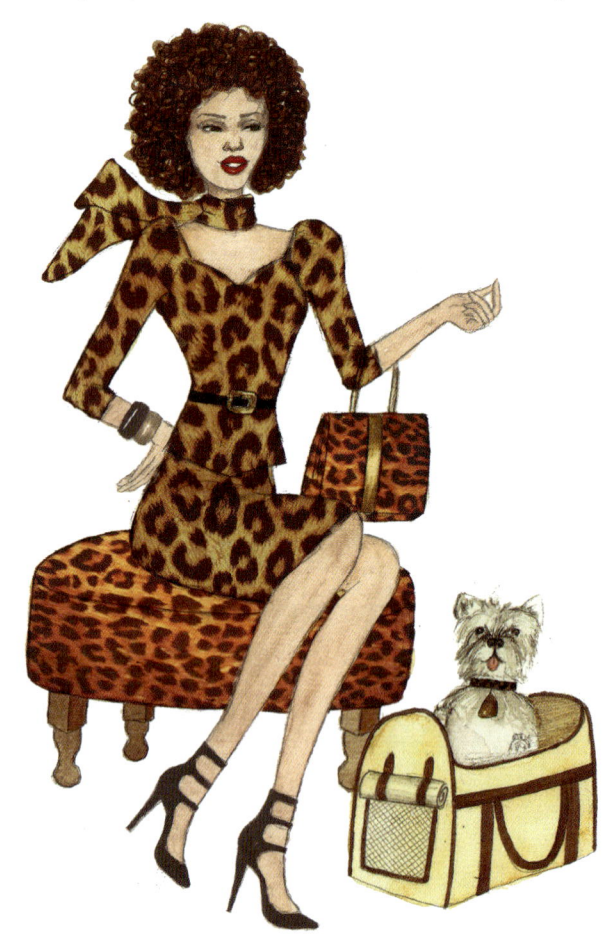

Eu tenho um estilo mais clássico que, no dia a dia, misturo com o casual. Não deixo a roupa se sobrepor a mim. Acho que combina com o meu modo de vida, com o meu jeito, com a correria da minha vida. Consigo me sentir bem com esse tipo de roupa, me sinto segura. Você pode estar com a melhor roupa ou a mais cara, mas se você não se sentir bonita e segura, não vai transmitir isso para ninguém. É como eu disse antes, o que importa é como "você" se sente.

Eu fico muito orgulhosa quando compro uma roupa barata, mas barata mesmo, e alguém elogia. Já comprei muita camiseta branca básica no supermercado. Sim, lá mesmo. Coloco com uma calça *jeans* e uma sandália belíssima e o *look* está pronto. Acho interessante essa mistura. Se me perguntam, adoro dizer que comprei no supermercado. Essas peças se pagam rápido e são fáceis de combinar. E isso é o estilo do qual eu falava antes. Estilo tem a ver com misturar peças improváveis e ver que o resultado ficou interessante. Isso é treino.

Uma vez eu estava num restaurante na Flórida, vestida com uns lenços de seda que amarrei no corpo e fiz uma blusa bem interessante. No *toilette*, uma italiana me perguntou onde eu havia comprado a tal blusa, porque ela queria comprar de qualquer jeito. Disse que me daria um bom dinheiro para levar a blusa naquele momento. No começo, achei que fosse só um elogio e agradeci, mas ela continuou insistindo. Eu argumentei dizendo que nem se quisesse vender poderia, porque simplesmente não tinha o que vestir para ir embora. Não satisfeita e bem criativa, ela falou para eu pegar uma toalha de mesa e fazer um vestido para ir embora. Fácil, né? Depois eu e meu marido rimos muito dessa história. Fiquei envaidecida de ver como a minha blusa-lenços ou lenços-blusa foi valorizada. Pura criatividade!

Uma boa dica na hora de se vestir é colocar o que lhe cai bem e não o que está na moda. Não entre nessa. Aquelas sandálias pretas de saltos inteiros, anabela. Não consigo me imaginar usando aquilo. Parece um ferro antigo de passar roupa. E aquelas botas com salto anabela? Parece pé de carneiro, não dá, não gosto! Calça e saia saruel também passam longe do meu guarda-roupa, deixam o meu corpo feio. E a gente tem que valorizar o próprio corpo, ou seja, melhorar, e não piorar.

Outra coisa que está super na moda são saias e vestidos bem curtos. As pessoas dizem: você pode usar, é magra. Mas não é porque posso usar que vou usar e me sentir ridícula. Não vou me sentir bem ao sentar, vou ficar puxando a saia o tempo todo, não vai dar certo. Já começa na hora em que a gente vai descer do carro. E se tiver que entregar o carro para o manobrista, como vai fazer? Um malabarismo para não abrir as pernas e mostrar mais do que deve. Não dá, para mim, não dá. Também acho esquisito eu estar vestida com as mesmas roupas das amigas do meu filho e com a saia mais curta do que as delas. Sabe o que eu acho? Desnecessário. Claro que uso saia curta e *short* quando vou à praia, por exemplo, mas lá está no contexto, certo?

Fuja de vendedores que dizem: "É a sua cara!" para tudo o que você veste. Impossível que tudo seja a cara da gente. Claro que é bom ter uma opinião na hora da dúvida, mas se você souber qual é o seu estilo e conhecer seu corpo, vai ficar muito mais segura na hora de se vestir.

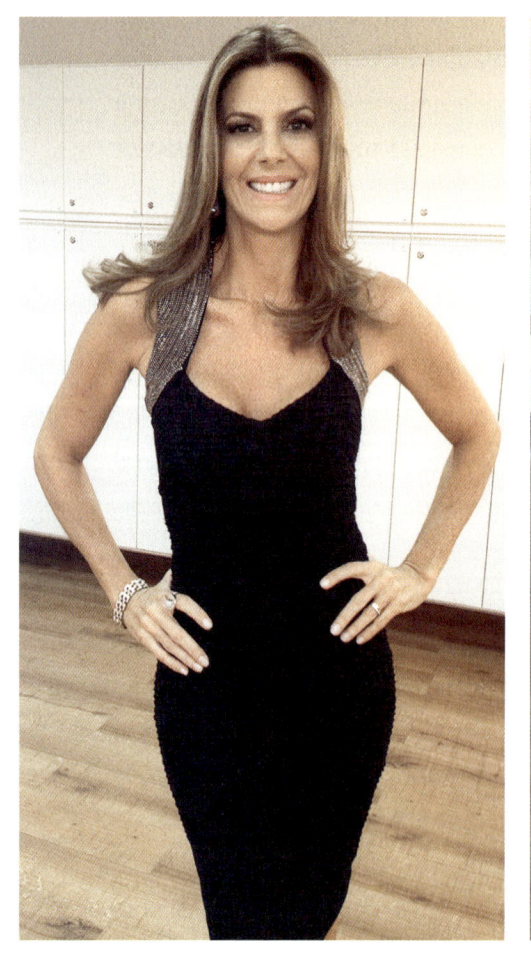

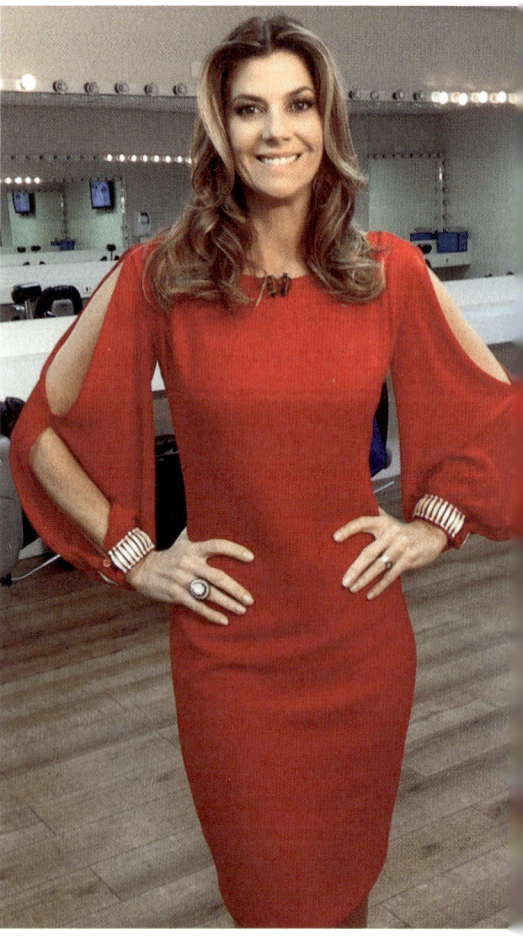

Vá atrás do que lhe inspira, do estilo de quem lhe inspira, das cores que lhe fazem bem, do que toca o seu coração.

Seus melhores aliados na hora de comprar uma roupa são o espelho e o bom senso. Uma dupla imbatível! Aliás, não vá a lugar algum sem eles! A minha dica é investir em peças clássicas de qualidade e gastar menos com acessórios, cintos, bolsas, bijuterias. Essa mistura vai ficar interessante. Não precisa ter uma quantidade enorme de peças, aliás, quando perceber que uma peça está empatada no seu armário durante um ano e você não usou, ligue para uma instituição de caridade, dê para alguém que trabalha com você, para uma amiga... Vamos fazer a energia fluir. Deixe espaço para o novo entrar na sua vida!

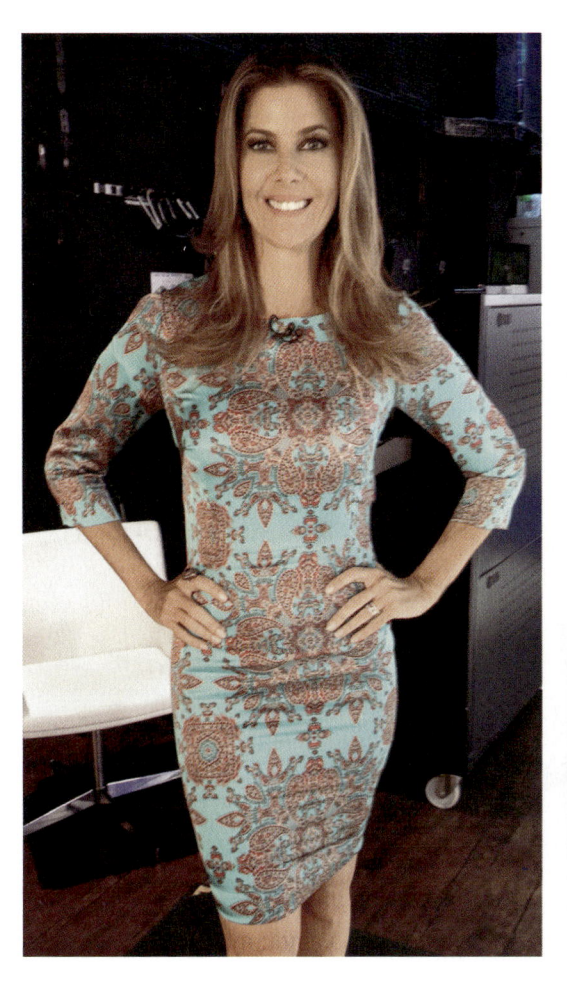

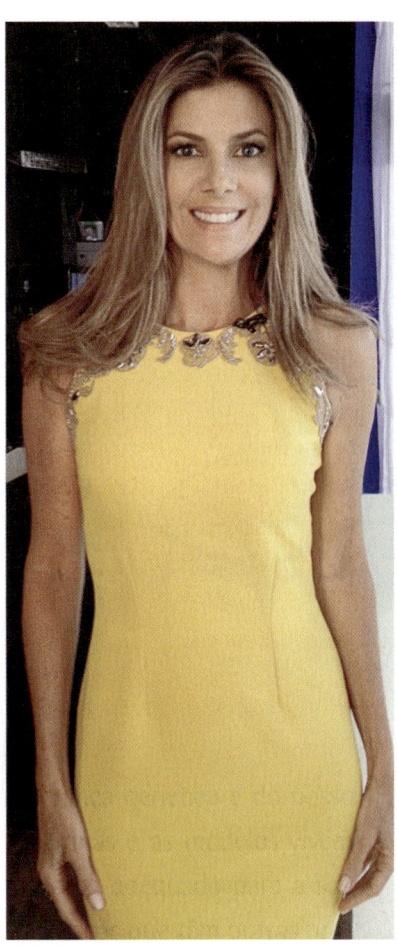

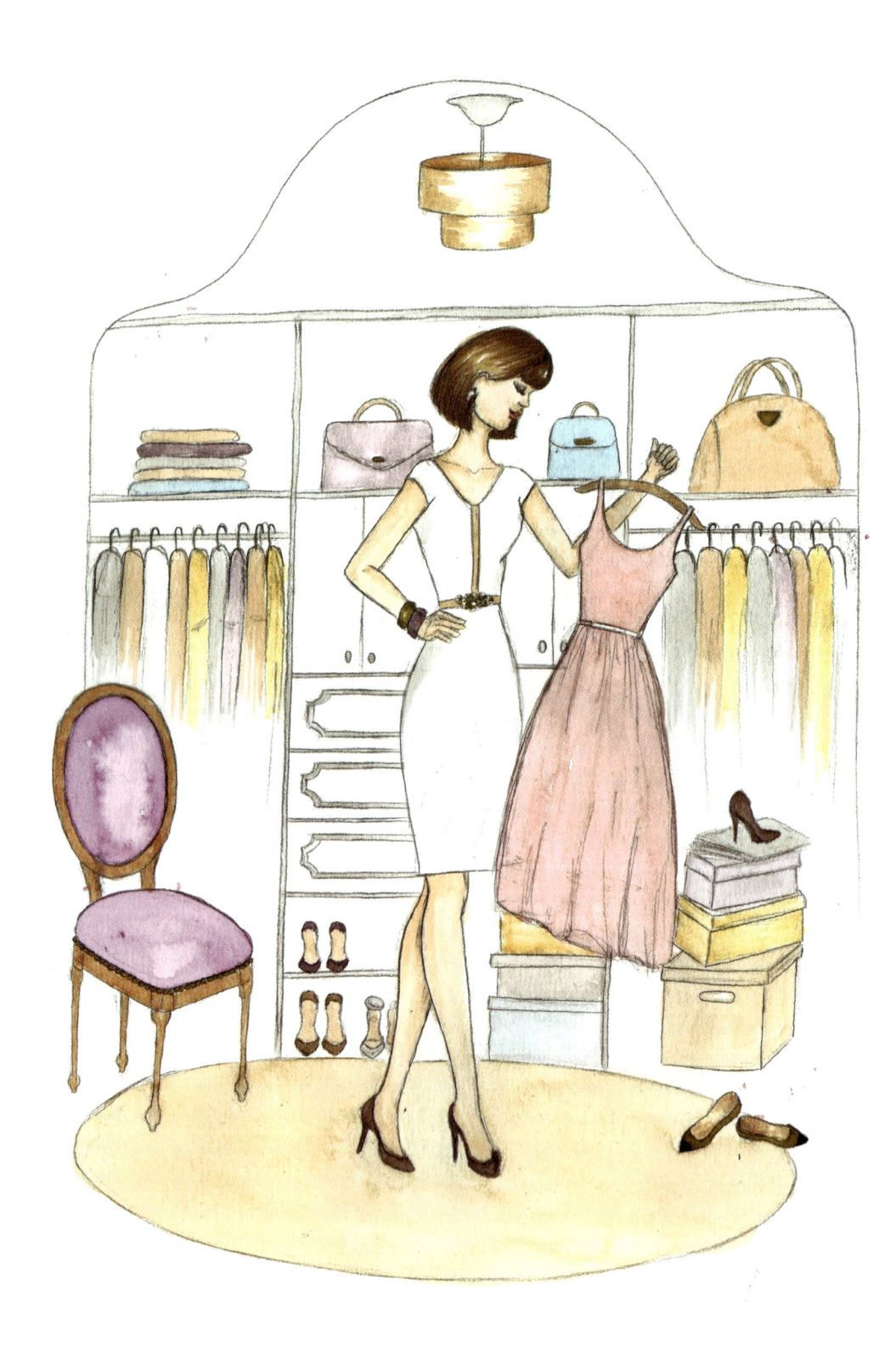

## MENOS É MAIS – PEÇAS QUE EU AMO!

### Camisa branca

Eu tenho um problema com camisa branca. É quase uma fixação. Sempre que posso, compro uma. Meu filho diz: "Mãe, outra camisa branca?". E a minha resposta é ridícula: "Mas essa é diferente!" (risos). Ela pode ser de algodão, meio masculina, ou de seda. Dá para usar com *jeans* ou com uma calça de alfaiataria. Com uma saia lápis fica linda também. Básica, ela funciona muito bem, naquele dia em que você não quer pensar em se arrumar, mas quer ficar despretensiosamente elegante: camisa branca mais comprida (cobrindo o bumbum) com calça mais justinha, ou também camisa branca e *jeans*, a dupla perfeita. Óculos escuros e pronto. Nem precisa se maquiar. Que delícia!

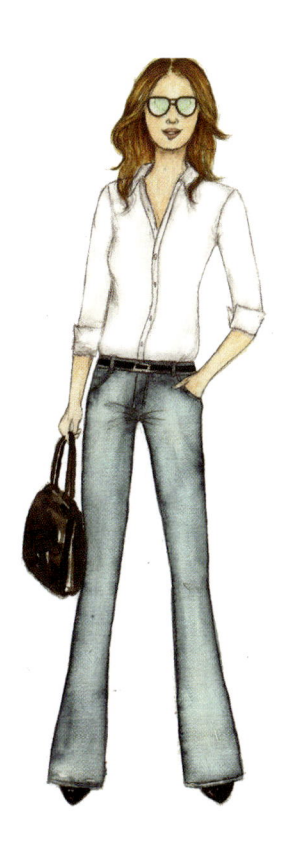

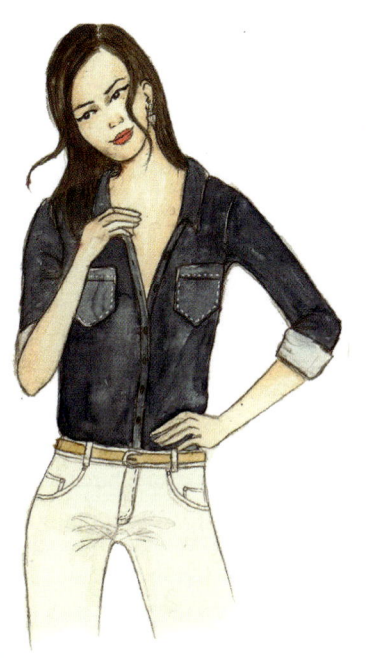

### Camisa *jeans*

Lembro-me da primeira camisa *jeans* que eu tive. Tinha dois bolsos no busto e era larga. Isso faz bastante tempo. As mais acinturadas ficam lindas com saia ou calças. Gosto de usar com alguma peça de estampa de onça. Mas minha combinação preferida é usá-la com uma calça *jeans* branca. Se você está mais cheinha, amarre a camisa um pouco abaixo da cintura. Disfarça bem.

## Camisa de seda

Todas as cores são lindas! Uso muito com *jeans*. Fica sofisticado sem ficar formal. Claro, para uma ocasião mais chique, coloque-a com uma saia lápis ou calças de alfaiataria. E muito cuidado na hora de passar. O ferro tem que estar na temperatura para seda. Você pode colocar um lencinho entre o ferro e a camisa para garantir que não vai ficar com aquele brilho feio ou até queimar, já que o tecido é muito delicado.

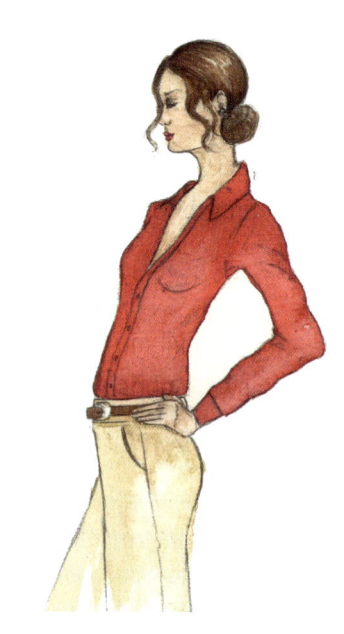

## Suéter – de *cashmere* ou não

Os de botões na frente e na altura da cintura ficam ótimos sobre vestidos leves, camisetas e camisas. Despretensioso e irresistível.

Os de decote V caem melhor com calças de alfaiataria ou com *jeans*. Dão um charme especial à roupa quando jogados nas costas. Assim como fez Coco Chanel. Em uma ocasião, quando estava assistindo a uma partida de polo, ela pegou emprestada a peça de um jogador e colocou nos ombros.

Os masculinos ficam ótimos com um jeans ou com uma calça de alfaiataria. Dê uma passadinha no armário do seu marido...

Dificilmente uma mulher não fica chique de *cashmere*. Acho que esse privilégio já está incluído no preço, porque são caríssimos. Você já reparou que tudo entra em liquidação menos o bendito *cashmere*? Simplesmente porque eles sabem que sempre vai ter quem queira comprar. A primeira coisa que comprei quando fui para fora do país foi um *cashmere* amarelo clarinho. Menina, cuido dele com tanto carinho! Claro, tem todo um significado. Eu estava vivendo sozinha e havia conseguido comprar uma peça cara com o dinheiro do meu trabalho. Ao longo dos anos, eu fui comprando outros e hoje consigo tê-los em várias cores.

## Jeans

Eu teria, pelo menos, dois *jeans*. Digo teria porque tenho muito mais. Adoro!

Se fossem dois, seriam: um de boca mais fina e outro de boca mais larga. Podem ser justos, para valorizar seu corpo, mas não tão justos a ponto de parar a circulação. É normal que quando você compra fiquem um pouco difíceis de fechar, mas depois vão ficar mais confortáveis.

Lembro-me da cena do filme *Comer, rezar e amar* em que a personagem da Julia Roberts vai para a Itália, se acaba de comer e quando vai comprar um *jeans* tem que deitar no chão do provador para tentar fechar! Muito bom.

Eu gosto dos tons mais escuros de *jeans*. São mais chiques quando você coloca com uma camisa de seda ou até com uma camiseta. O *jeans* de boca mais estreita, tipo *skinny*, é ótimo para usar com uma sapatilha. Se quiser sofisticar um pouco mais, coloque uma sandália alta. Você pode compor com um *blazer* ou uma camisa mais comprida. O jeans de boca mais larga (*flare*) vai ficar ótimo com uma sandália mais alta, mais sofisticada, tipo dourada ou até mesmo uma anabela de salto de corda, as famosas *wedges*, que ficaram famosas nos pés da princesa Kate Middleton e que viraram febre no mundo todo.

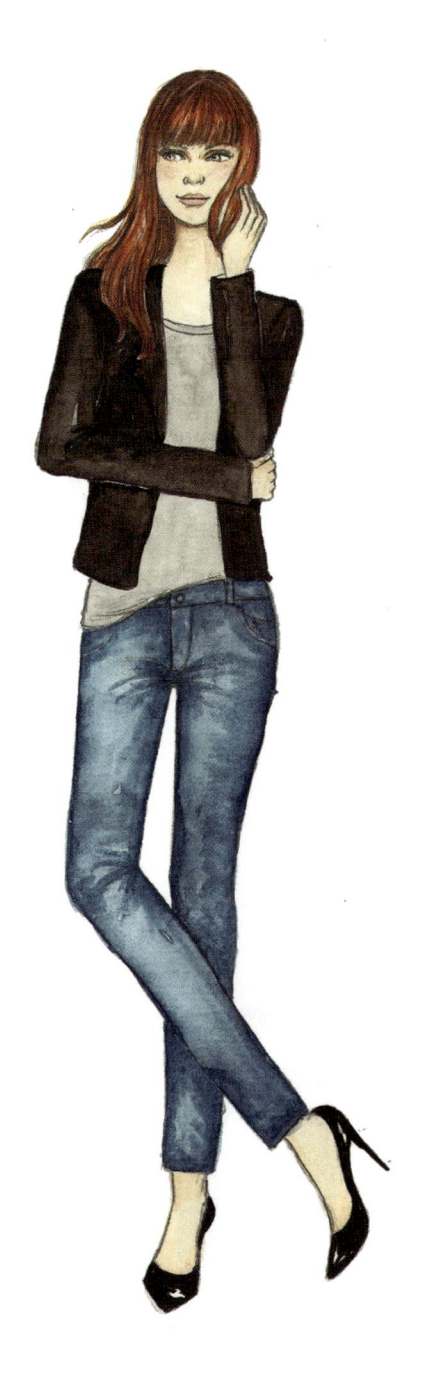

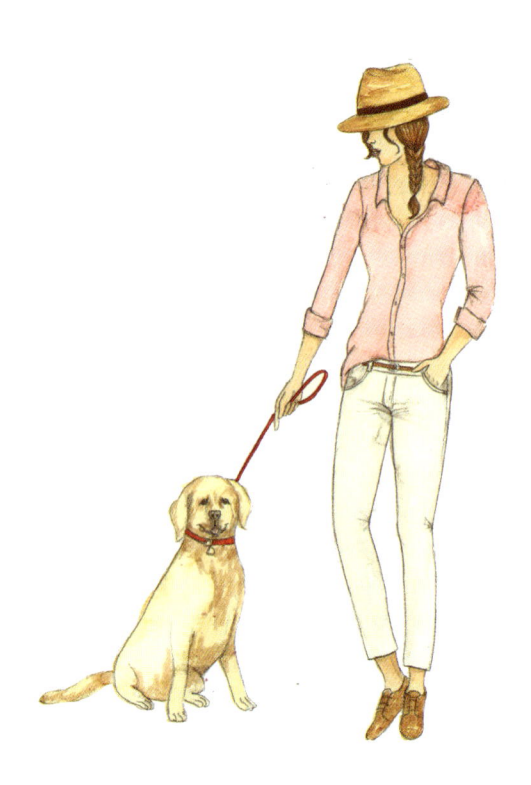

### Calças brancas – de linho e *jeans*

As de linho dão um frescor no verão. Tem gente que não gosta do linho porque amassa. Eu gosto dessa informalidade do linho. Na Itália, as pessoas abusam do linho em calças e camisas e estão sempre bem-vestidas. Eu, como boa descendente de italianos, adoro!

O jeans branco é um curinga. Com camisas, malhas de tricô, malhas listradas, camisetas.

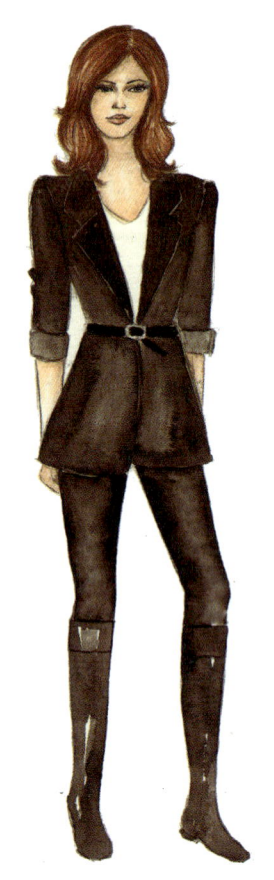

### Calça de couro

Tenho uma preta e uma bege. E me viro bem com elas. Uso com camisetas, camisas de seda ou com malhas de linha. Com malhas, coloco a parte da frente para dentro e dou o acabamento com um cinto nem muito fino nem muito grosso. Tento não chamar muito a atenção para a parte de cima porque calça de couro já é bem chamativa e sensual. Calça de couro e jaqueta de couro só se você fizer parte daquela turma que anda de Harley-Davidson aos domingos. Ah! Na hora de comprar, escolha uma que fique um pouco mais justa que o normal, porque o couro cede.

### Calça preta – *jeans* e de alfaiataria

A base preta sempre facilita a combinação. E ainda ajuda a afinar o quadril.

## Jaquetas de couro

Uma preta tem que ter. Combina com tudo, é sensual e moderna. Você sempre vai ver atrizes e modelos usando-as. Quanto mais a gente usa, mais gostoso fica o couro. Gosto muito das *off-white*. Uso muito. Mas as coloridas são muito divertidas. As acinturadas podem ser usadas com *jeans*, calças com a boca mais larga ou com uma saia lápis! Com certeza você vai chamar a atenção pela feminilidade e ousadia. Só não use com calças de couro, a não ser que esteja participando de um editorial de revista.

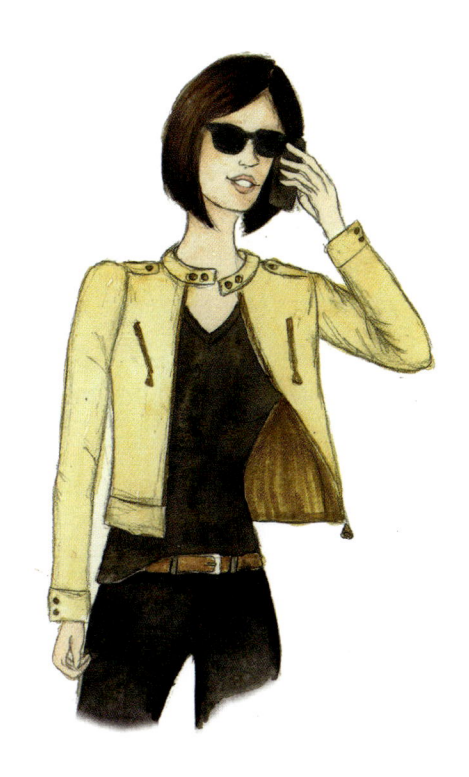

## Camisetas

Quanto mais simples, melhor. Minhas preferidas são a branca e a cinza mescla, mas gosto de todas as cores. São práticas. Dá para colocar embaixo de casacos, *blazers*, jaquetas, xales, ou usá-las sozinhas.

O estilo marinheiro das camisetas listradas são sempre atuais. Usadas com uma calça capri e uma sapatilha, ficam um charme. Gosto das que têm decote canoa.

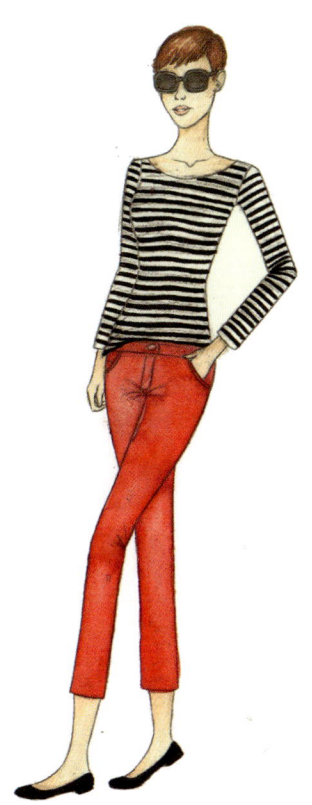

*Blazer*

Já vesti muito *blazer* para trabalhar como jornalista. Era uma época em que apresentadoras de telejornais praticamente só usavam *blazer*. Eu ainda usava camisa masculina para variar um pouco. Enfim, numa época andei meio enjoada do *blazer*, mas hoje tenho uma relação ótima com a peça. É versátil, fácil de combinar. O tipo de roupa com que você pode sair de manhã para trabalhar, almoçar com amigas e ainda encontrar o gato à noite. Eu tenho um bege, um preto, um branco, um cinza e um azul-marinho. Às vezes, me acho quase monótona de tão clássica! Atenção para o comprimento das mangas: não deve ultrapassar a altura do punho. Dependendo do seu estilo, ele pode ser na altura do quadril ou mais comprido. Adoro o *look* masculino: camisa e *blazer* com um jeans. Mas você também pode usar com uma calça mais reta ou com vestido.

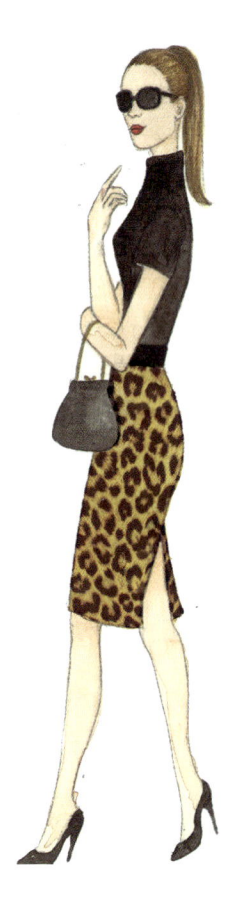

## Saia lápis

Quando estou provando uma saia ou um vestido, os figurinistas dizem para a costureira: pode pegar o alfinete porque ela vai querer afunilar! E é verdade. Tenho mania de mandar afunilar as saias. Claro, deixando uma pequena abertura atrás, senão vou andar como uma gueixa. Gosto de saias com esse formato e num comprimento quase até o joelho. Acho tão feminino, tão sofisticado e sensual. E para ficar sensual não é preciso usar um decote fundo nem uma saia curta. Minha modesta opinião. As de cintura alta alongam a silhueta. Com certeza, merecem ser usadas com um salto alto.

## Xales e lenços

Tenho muitos xales porque sofro com o frio em alguns restaurantes que mais parecem uma câmara frigorífica ou no cinema. Principalmente no verão, saio sempre com um xale ou uma echarpe. Se estou com um *look* todo liso, prefiro uma com estampa e vice-versa.

Você se lembra da história da mulher que queria comprar minha blusa de lenços na Flórida? Pois é. Eu adoro! Os de seda são maravilhosos. O toque é uma delícia. Além de usar como blusa, dá para amarrar na bolsa, colocar como faixa na cabeça com as pontas para o lado, usar como cinto e, claro, amarrar no pescoço. Os cartões feitos pela grife francesa Hermès, famosa pelos seus lenços, mostram diversas maneiras de amarrá-los. Separei algumas:

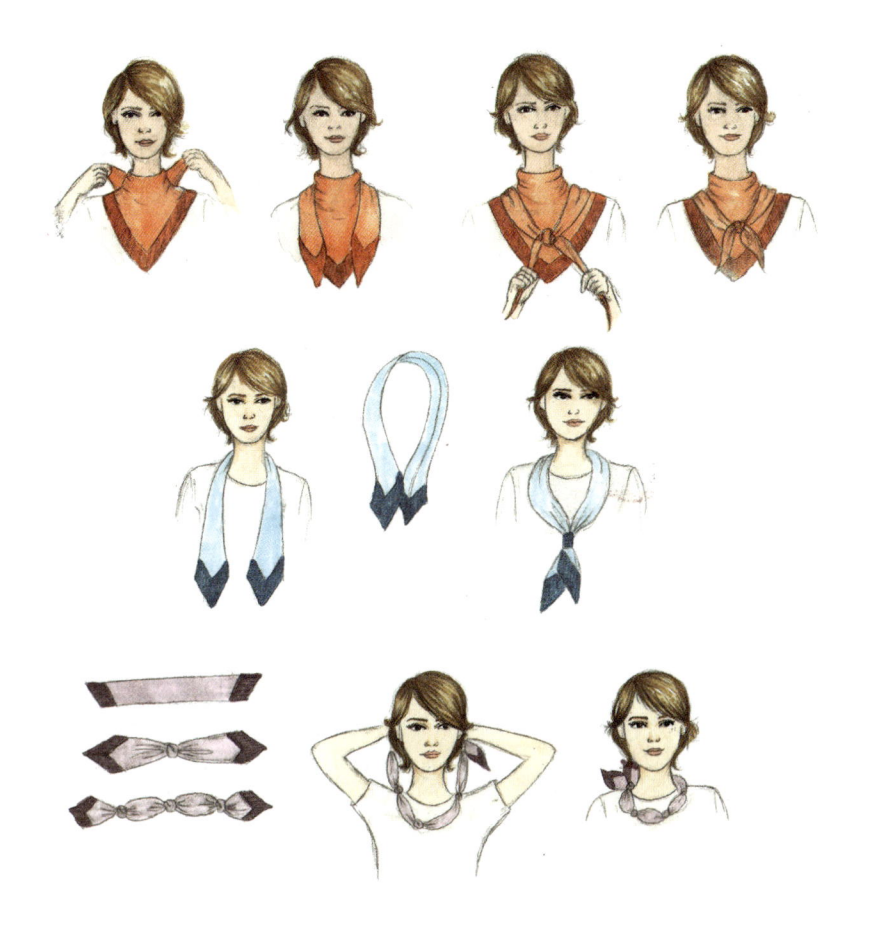

## Vestidos

Vestidos são símbolo de feminilidade. Sei que é mais prático a gente usar calça, mas sair com um vestido é sucesso na certa. Pense nisso! Os homens adoram! Não precisam ser muito curtos nem muito decotados.

Tem que ter um pretinho básico! Ele é uma das únicas unanimidades entre homens e mulheres!

O vestido envelope, eternizado por Diane von Furstenberg, em 1970, favorece qualquer corpo com qualquer medida. O decote V, que alonga a silhueta, e o comprimento quase até o joelho vão te deixar muito elegante. Pode ser usado de dia e de noite. Para o dia em que você não quer pensar em muitas combinações. Mas vai arrasar!

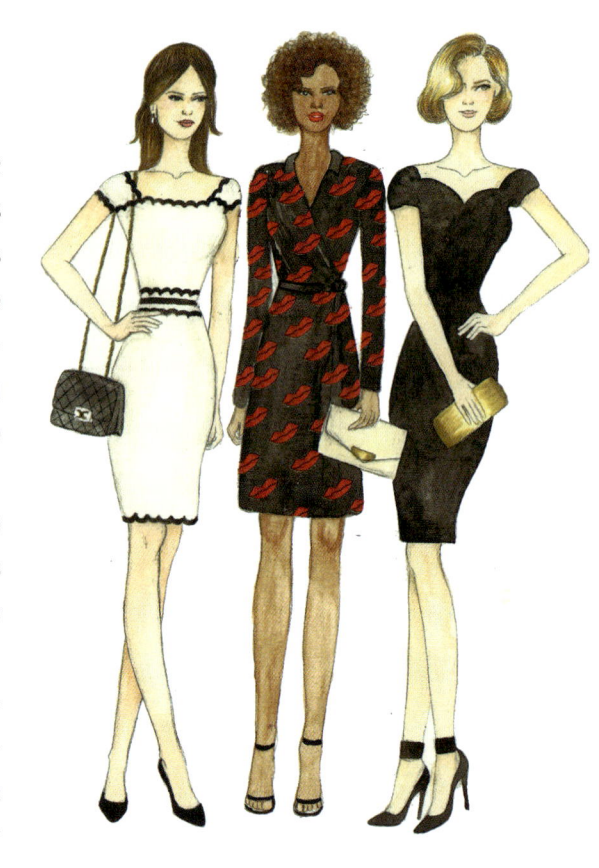

## Vestido de noite longo

Gosto dos mais simples. Um decote nas costas e um belo corte são suficientes. Não uso os de tecidos muito encorpados. Prefiro tecidos mais leves, como os de seda, crepe, cetim ou de paetê com um caimento bem despretencioso. A dica é não deixar para comprar no dia em que você tiver um evento. Sempre que entrar em alguma loja que tenha vestidos de noite, dê uma olhada. De repente consegue fazer um bom negócio. O bom é que esse tipo de vestido é atemporal.

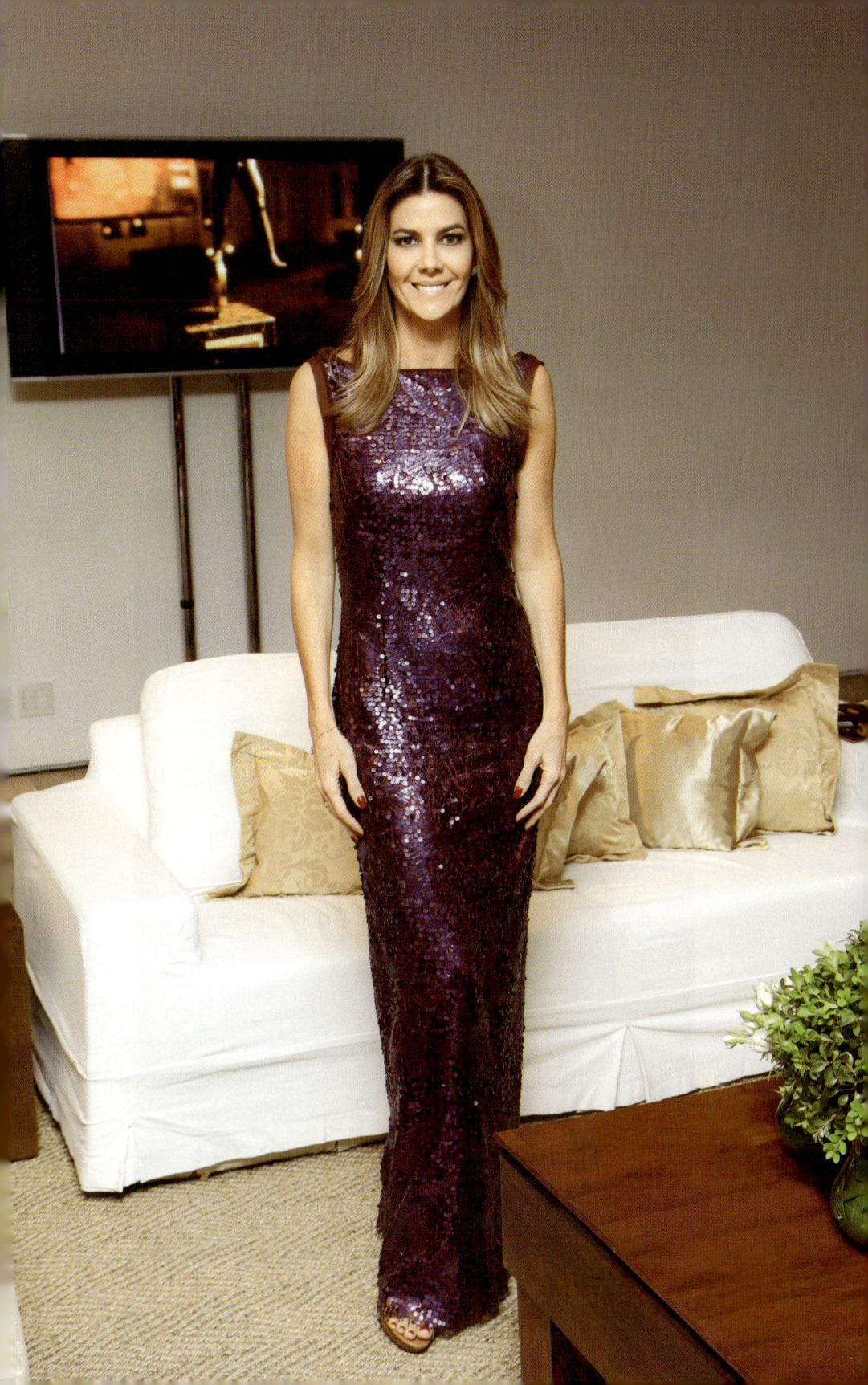

## Não gostou? Dê seu toque

Todas as quartas-feiras, tenho prova de roupa. Provo uns oito vestidos para escolher quais serão aprovados para apresentar o programa *Domingo Espetacular*, com a ajuda das camareiras, que são muito parceiras e por quem tenho um carinho especial, dos meus figurinistas, que vão às lojas e fazem uma primeira triagem baseados no meu estilo, e das costureiras que executam minhas modificações nas roupas. A gente dá muita risada. O ambiente de trabalho tem que ser divertido, leve, gostoso. Uma equipe grande trabalha para que um programa vá para o ar. Eu sou muito grata a todas as pessoas que tornam isso possível.

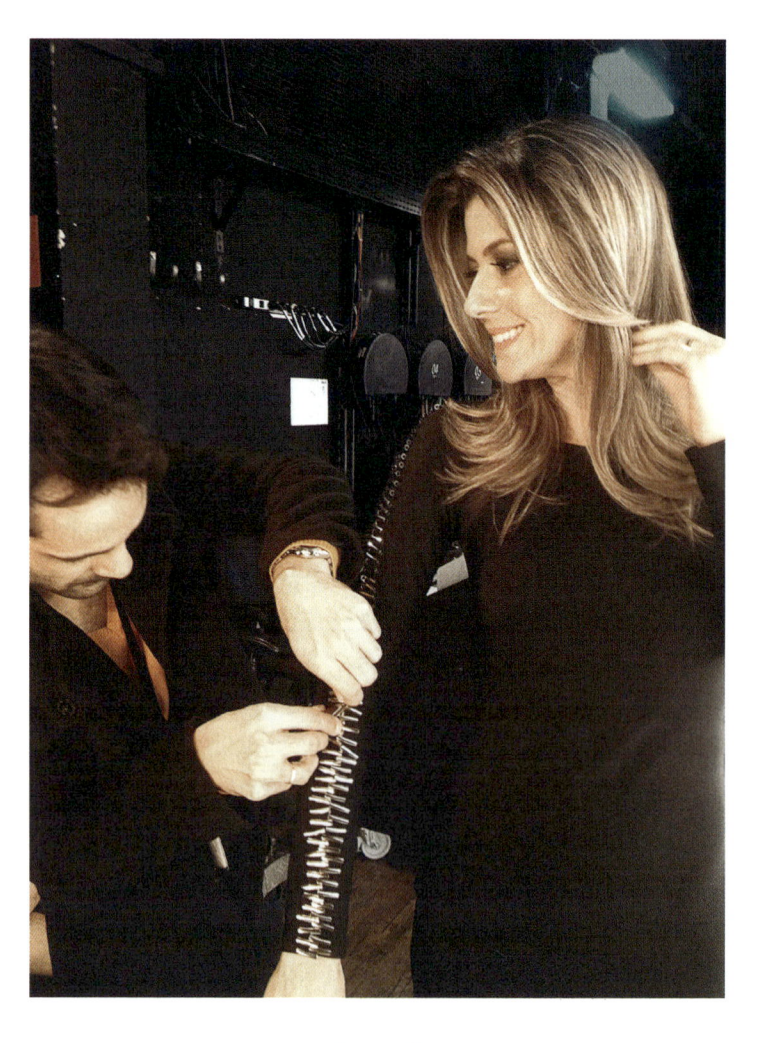

Geralmente o que eu sempre faço é descer a barra. Aliás, não sei se vocês concordam comigo, mas os vestidos e as saias estão ficando tão curtos! Fico procurando milímetros de tecido para descer a barra. Mando um recado para os estilistas maravilhosos: pelo menos, deixem um pouco mais de tecido na barra. Porque mesmo que a gente possa usar vestido mais curto, muitas vezes a gente não quer. Talvez um pouco mais comprido fique mais elegante. Não estou dizendo que precisa ser no joelho (bom, eu adoro), mas não precisa fazer tudo no comprimento de roupa de criança!

Outro dia transformei aquelas duas tirinhas feitas para pendurar o vestido no cabide em alcinhas para um vestido tomara que caia. De tão grande que elas eram, acabaram resolvendo o problema do vestido que cismava em escorregar.

Quando acho que uma prega está fazendo muito volume, peço à costureira que dê uns pontinhos para diminui-lo. Prega aberta aumenta muito o quadril, principalmente na televisão.

E procuro deixar a roupa certinha no meu corpo porque as pessoas querem ver o conteúdo do programa, mas dizem que também querem ver a roupa e as joias que estou usando. Faço o possível para estar impecável para o meu público, que me acompanha há quinze anos na televisão. Aliás, obrigada pelo retorno que vocês sempre me deram. Meus telespectadores me mandam sugestões, pedem suas cores preferidas, e eu adoro!

E, para apresentar um programa onde a gente aparece de corpo inteiro, é preciso pensar em muita coisa. É diferente de outros programas que eu apresentei, em que você aparece da cintura para cima. Ali não importa se você está acima do peso, se não está com as pernas bronzeadas ou até se não fez os pés para colocar uma sandália.

Se tem uma fenda muito aberta no vestido, fecho um pouco. Para mim, menos é mais. Depois que provo uma roupa, sento em frente ao espelho para ver como o tecido vai se comportar. Se dá para eu puxar e cruzar as pernas com elegância, está aprovado. Senão, nada feito. Já desaprovei muitas roupas por causa do comprimento. Não fotografa bem na televisão, onde tudo parece maior, além do seu peso. E não acho que tenho que chamar a atenção por uma saia muito curta ou por um decote profundo. Dá para chamar a atenção pela elegância. Ainda mais quando se trabalha com notícias, como eu.

Não se esqueça de que a gente tem que se divertir com a moda. Depois de descobrir o seu estilo, vá atrás do que lhe inspira, das cores que lhe fazem bem. Aí vai se sentir mais segura e, consequentemente, tudo vai ficar bem em você!

## Bolsa

As bolsas são hoje o que eram os colares de pérola antigamente. Símbolo de *status*. Acho até meio estranha essa fissura que as mulheres ficam em ter a bolsa da última estação! Pagar R$ 40.000,00 por uma bolsa não é para todo mundo, aliás, quase para ninguém. Gosto de bolsas, mas compro aquela que vai ser grande o suficiente para caber tudo o que eu vou precisar para o meu dia. Invisto nas cores mais básicas e nas mais clássicas. Experimento bem para ver se não é tão pesada a ponto de me dar uma bursite no ombro. Digo isso porque já fiz a besteira de comprar uma bolsa linda, mas as ferragens da alça tinham quase o peso daquelas correntes que fecham estacionamento, sabe? Pesadíssima.

Compro algumas coloridas, mas compro se estiverem num preço bom. Porque elas saem de moda ou a gente enjoa logo.

Amo carteiras. Podem ser usadas à noite ou, se forem um pouco maiores e se você não levar a casa na bolsa como eu faço, você até consegue usar também durante o dia.

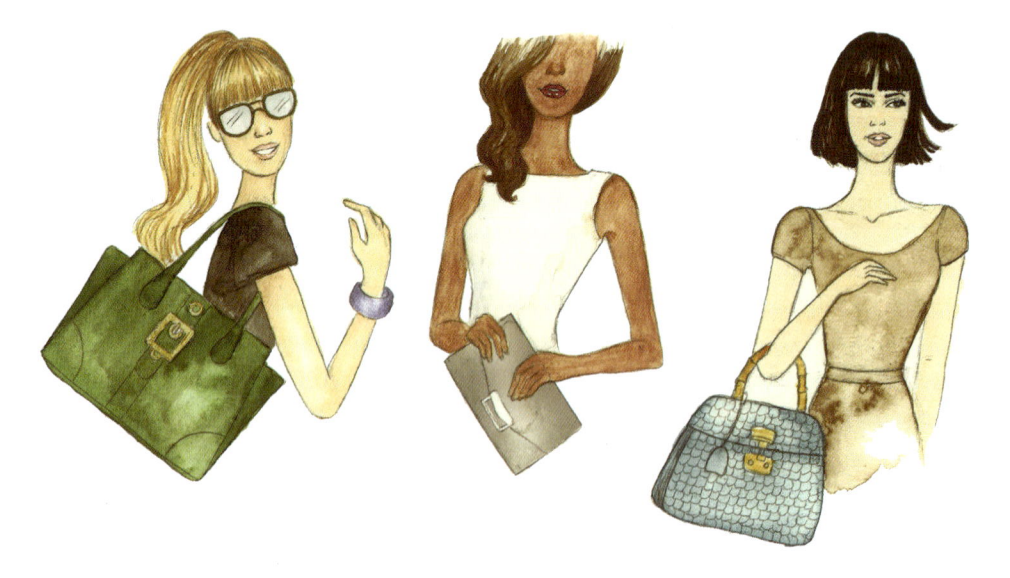

## Minha *nécessaire*

Corretivo, protetor labial, *blush*, para dar aquele ar de saúde, barrinhas de cereal ou chocolate, garrafinha de água, celular, fone de ouvido, caneta, Moleskine, alicates de cutícula, creme para as mãos. Também não descarto um livro para alguma sala de espera. Entenderam por que minha bolsa não pode ser pequena?

## CRUZADA DE PERNAS

Outro dia, uma camareira me pediu que ensinasse a ela e a algumas outras camareiras a cruzar as pernas como eu cruzo na TV. Disseram que me imitavam enquanto eu apresentava o programa, e eu morri de rir. Enquanto uma delas me mostrava como fazia levou um baita tombo com cadeira e tudo... Rimos muito e, como adoro essas meninas, resolvi topar a brincadeira. Pegamos cinco cadeiras, colocamos uma ao lado da outra em frente ao espelho e fomos à primeira dica: apoiar bem o bumbum e sentir que a cadeira está bem firme. Levar a perna de baixo, no caso, a esquerda, levemente para a esquerda. Passar a direita por cima e, quando cruzá-las, forçar um pouco mais para a esquerda. Uma ficará bem junto da outra. Por último, levantar as costas para ficar com a postura bem bonita. Os braços complementam quando você os coloca juntos para um lado ou para o outro. Depois de alguns tombos e muitas risadas, tiramos fotos daquele momento tão gostoso, para guardar de recordação.

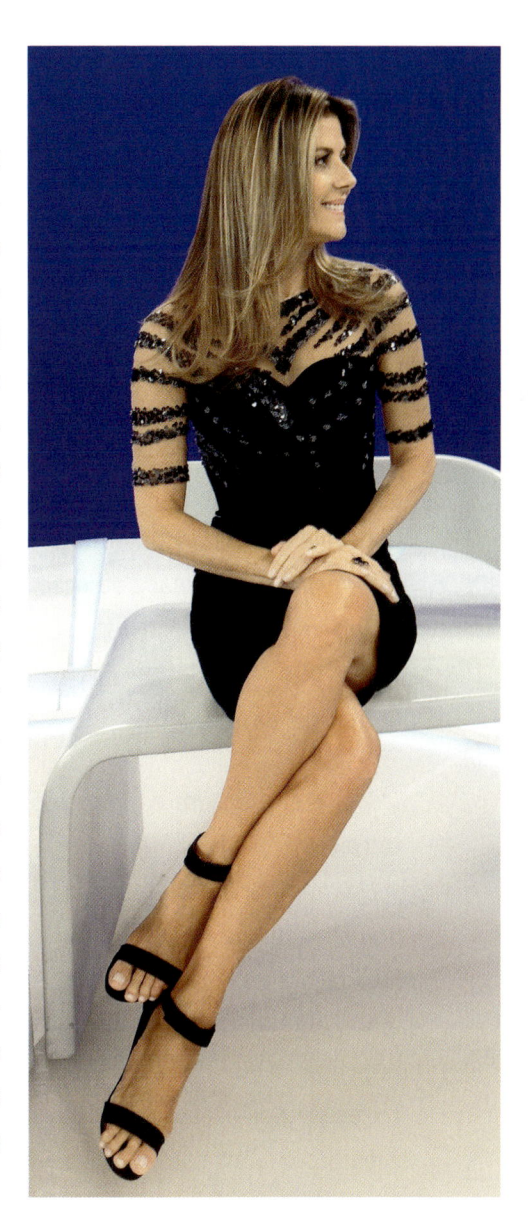

## No armário

Rejuvenesce: vestidos de tecidos leves e esvoaçantes.
Impressiona: vestido vermelho, sapato vermelho ou batom vermelho. Não todos juntos!

## Cores fortes

- Uso quando...

Quero levantar meu astral. As cores têm esse poder. Digo que quando a mulher veste vermelho é porque está mal-intencionada (no bom sentido). A gente fica com uma força, um poder. Mas não gosto quando combinam a maquiagem com a roupa. Só não combine uma roupa vermelha com uma bolsa vermelha ou um sapato vermelho, senão pode parecer um extintor de incêndio.

- Evito quando...

Estou numa reunião mais formal de trabalho – a não ser que você trabalhe numa companhia aérea em que o uniforme é dessa cor ou num jantar mais discreto porque o vermelho vai chamar a atenção. Se é isso que você quer, vá em frente!

## O branco básico, sim

O efeito de um conjunto todo branco é especial – calça e *blazer*.
A mulher fica iluminada. É chique demais. Outro dia, uma amiga perguntou se eu tinha virado médica. Não faço essa relação. Quando gosto, uso e pronto. Eu tenho que me sentir bem. Também gosto de jogar uma peça branca e outra *off-white*. Se estiver com tudo branco, abuse dos acessórios de outra cor, brincos, colar ou echarpes. Branco com bege é minha combinação favorita.

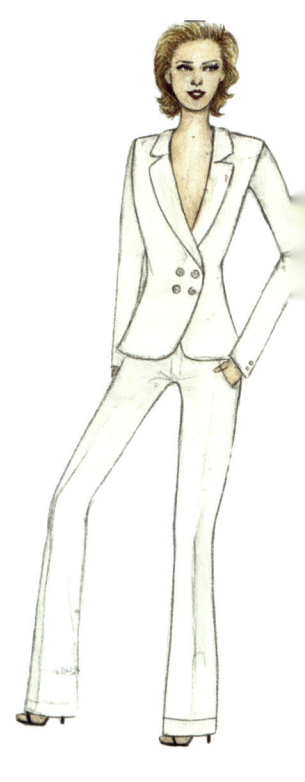

## O insubstituível pretinho – por que não vivemos sem?

- Porque o preto emagrece.
- Porque todo mundo tem um no armário.
- Porque com ele é fácil de ficar chique.
- Porque é sensual.
- Porque os homens adoram.
- Porque dá para combinar com acessórios prateados, dourados, com pérolas e com todas as cores de pedras.
- Porque fica bem em loiras, morenas, ruivas e orientais.
- Porque não conseguimos esquecer (ainda bem) aquela imagem linda da Audrey Hepburn com um vestido longo preto em frente à loja da Tiffany tomando café da manhã, no filme *Bonequinha de luxo*.

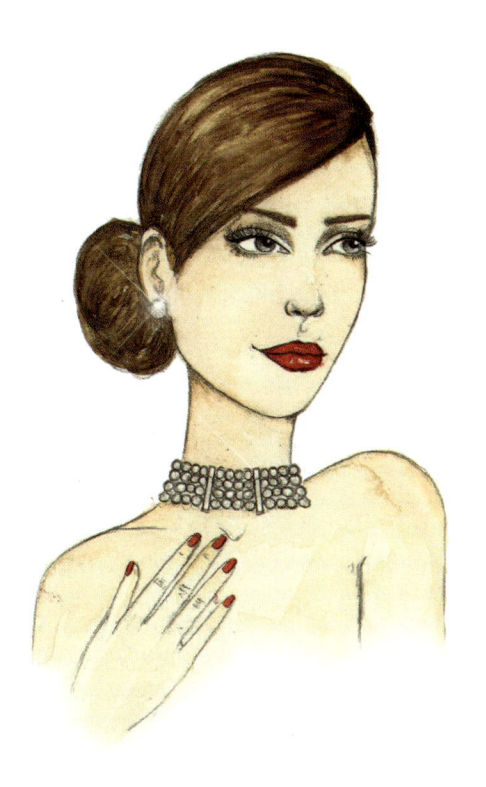

## O Ford da Coco Chanel!

Uma edição da *Vogue* de 1926 dizia que todas as mulheres iriam desejar usar o mesmo modelo de vestido – preto de mangas longas – da Chanel. Era simples e chique. Mas, na época, os críticos achavam impossível as mulheres usarem um tipo de uniforme. A revista então perguntou para as leitoras se os carros também não seriam comprados porque eram uns iguais aos outros. E ainda afirmavam que a semelhança é que garantia a qualidade. E a revista concluía: "Eis um Ford com a assinatura Chanel".

## PRA NÃO COMETER PECADOS *FASHION*!

A consultora e jornalista de moda **Iesa Rodrigues** tem seus conselhos para as mulheres.

Há uma regra infalível que deve orientar o estilo de vestir depois dos 40. Quarenta? Não é cedo demais para mudar o guarda-roupa? Não, porque a essa altura começa a fase da adolescência das filhas ou das meninas da família. É uma concorrência, uma competição, mas, antes de mais nada, uma comparação. Nem pensar em querer ficar igual às gatinhas. Bem, afinal, qual era a tal regra infalível? É simples: todas as modas que você já usou, não usa mais. Por mais que as tendências tragam de volta as décadas de 1960, 1970, 1980, com suas miniblusas, tamanquinhos, minissaias, microvestidos, antes de pensar em aderir, dê uma olhada nas fotos de vinte anos atrás – por acaso essas peças faziam parte dos seus *looks*? Então esqueça essas modinhas: em você parecerão roupas antigas. O que significa que envelhecem.

É hora de ser mais seletiva e mais simples. Essas são as bases de um estilo sem erros... E sem comparações com a turma jovem – elegância é mais do que possível sem minissaias e shortinhos.

A não ser que faça musculação diariamente, prefira mangas nas blusas e nos vestidos.

Se o *lifting* deu certo, exiba o pescoço. Caso não tenha feito, lindos lenços, golinhas altas e levantar a gola da camisa polo desviam a atenção das ruguinhas e queixos duplos.

*Looks* em cores lisas são mais versáteis. E ficam diferentes conforme mudam os acessórios – maxicolares, sapatos bonitos, braceletes. Óculos escuros são maravilhas para disfarçar os pés de galinha...

Praia tem limites dentro do bom senso. Maiôs com recortes são muito sensuais. Os de duas peças estão em todas as coleções de moda praia. Essas duas opções fazem corpo bacana, disfarçam a eventual barriguinha. Deixe os biquínis de lado.

Sapato é um tema importante. Se o salto alto e a plataforma provocam insegurança, desista deles. Há muitas sapatilhas lindas, muitos saltos quatro que garantem um equilíbrio melhor do que sair tropeçando pelas festas ou olhando para o chão nas ruas.

Valorize o que tem de melhor. Sofia Loren dá o bom exemplo, tem pernas bonitas, usa vestidos na altura dos joelhos.

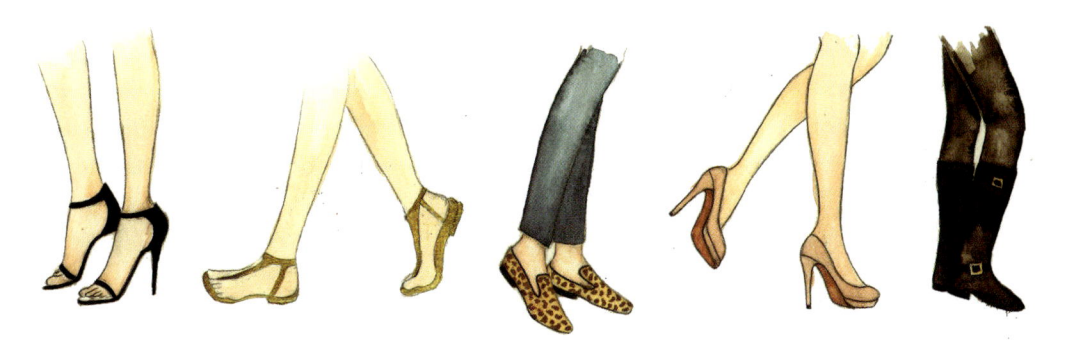

## *Elas falam*

> " Nos expressamos através da roupa que escolhemos. Para a minha profissão, é meio caminho andado para compor um personagem. Para mim, é como brincar de boneca já adulta."
>
> *Christine Fernandes, 45 anos, atriz.*

> " Eu não uso vermelho no tapete vermelho. Não acho que as loiras fiquem bem com essa cor. Se colocar um azul junto, eu até consigo usar vermelho. Mas a cor com laranja, por exemplo, definitivamente não fica bem com a minha pele."
>
> *Naomi Watts, 45 anos, atriz.*

## BATE-PAPO COM O ESPECIALISTA

Você já colocou no fundo da gaveta uma camiseta ou um vestido mais justinho porque o sutiã apertava e um pneuzinho se materializava nas suas costas? A culpa pode não ser da camiseta, do vestido nem das suas medidas. Pode ser que você esteja usando o sutiã errado.

Conversei com **Fernanda Klink**, consultora de moda e estilo, para saber qual é a melhor maneira de escolher um sutiã.

### EXISTE UM TIPO DE SUTIÃ PARA CADA TIPO DE SEIO?

Sim, existe, porque as mulheres não são iguais e cada uma tem um tamanho, tanto de seios quanto de tórax, fazendo com que os sutiãs tenham que ser diferentes.

### COMO A MULHER PODE ESCOLHER O MODELO CERTO?

Para a mulher escolher o tipo certo, ela deve começar por usar o tamanho certo. Geralmente ela não sabe qual é, e por isso existem algumas regras que podem ajudar nessa escolha:

Todo sutiã pode ter, na etiqueta, um número – referente à medida das costas – e uma letra – que vai indicar o tamanho do bojo/taça. O número pode variar do 38 ao 54, e a taça, da letra A a DD. Não significa que toda marca tenha isso, mas marcas de qualidade terão.

1. Meça a circunferência do tórax.
2. Meça o tamanho do busto.

Pegue a medida das costas (por exemplo, 40) e subtraia dela a do busto (por exemplo, 37). Ou seja, 40 menos 37 = 3. Pronto. Agora é só consultar a lista a seguir para saber qual letra equivale ao número 3: letra C. Isso quer dizer que o tamanho certo do sutiã da mulher do nosso exemplo é 40C (tamanho das costas e da taça). Menos de 1 = Bojo AA.

1 = A
2 = B
3 = C
4 = D
5 = DD

**3.** Ajuste as alças.

O importante é que as alças sejam curtas o suficiente para que não escorreguem abaixo pelos ombros, mas não curtas demais a ponto de machucar seus ombros.

**4.** Veja como o sutiã fica por baixo da roupa.

Ao vestir uma roupa mais justa, o sutiã deve ficar bem discreto, seguindo o contorno do seu corpo. Ao ficar de lado para um espelho, confira se os seus seios ficaram na altura entre seu ombro e o cotovelo.

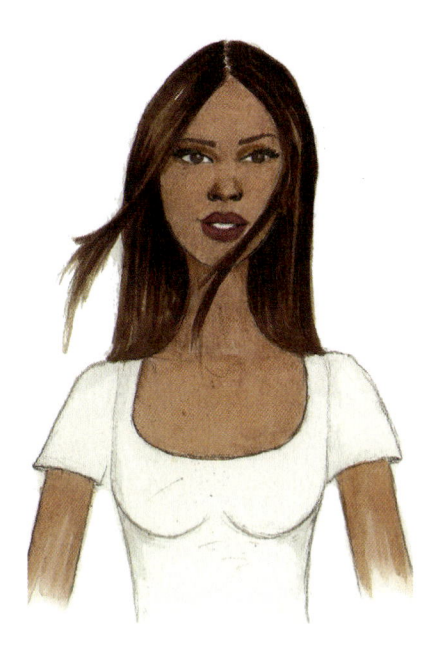

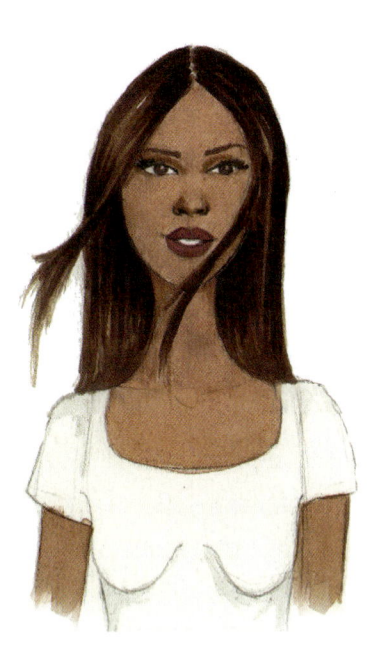

**5.** Quem tem seios grandes, precisa ficar atenta em três pontos importantes:
a) A lateral do modelo precisa ser larga e ficar bem ajustada ao tórax.
b) As alças também precisam ser largas, para sustentar o peso do peito.
c) O bojo deve segurar por inteiro a parte inferior do seio. Quem tem seios pequenos pode escolher peças com alças e laterais mais finas.

**6.** Seios pequenos podem parecer maiores se você usar sutiã com enchimento e sustentação. Isso inclui os tomara que caia.

## A ESCOLHA ERRADA DO SUTIÃ PODE FAZER COM QUE O PEITO PAREÇA CAÍDO?

Sim, se o sutiã ficar muito apertado, além deixar o peito caído, pode também dividi-lo ao meio, dando a impressão de quatro seios; por isso é muito importante comprar o sutiã no tamanho correto.

Evite dormir de sutiã. Quando a gente está deitada, os seios não estão sofrendo a ação da gravidade, por isso, a peça perde a função de sustentação. No entanto, meninas com seios muito grandes se sentem mais confortáveis dormindo de sutiã. Se esse é o seu caso, escolha um modelo tipo *top*, sem arames ou elásticos muito apertados. Assim, não corre o risco de se machucar.

## O USO INCORRETO DO SUTIÃ PODE FAVORECER O APARECIMENTO DAS "GORDURINHAS" NAS COSTAS DAS MULHERES?

Às vezes, o bojo está correto, mas o tamanho da circunferência do tórax não, então ele aperta as costas mostrando gordurinhas indesejáveis, que às vezes nem é uma gordurinha, é somente o sutiã apertado demais.

# Óculos

*"Se podes olhar, vê. Se podes ver, repara."*

*José Saramago*

A té super-heróis têm suas fraquezas. No caso do musculoso super-homem, a pedra no caminho é a kryptonita. Ou... se o grandalhão Clark Kent esquecer os óculos em casa. É com esse simples acessório que o repórter do *Planeta Diário* preserva sua identidade nos breves momentos em que aparece à paisana. Mesmo tendo a cara, o porte e a voz do super-homem, o tímido Clark nunca foi reconhecido como salvador da pátria por conta daquele gigantesco par de óculos.

Demonstração de que a sua identidade – e personalidade – pode ser definida pelos outros a partir dos óculos – de grau ou de sol – que você escolher para emoldurar seu rosto pelo resto da vida. Alguém consegue imaginar um John Lennon sem aqueles minúsculos óculos? Ou Jacqueline Kennedy Onassis, ou só Jack O., sem o modelito escuro que a eternizou?

Não existe panela sem tampa, assim como nunca haverá um rosto que não possa ser moldado com um belo par de óculos. A questão é achar um para chamar de seu.

Eu achei os meus há um bom tempo. Até porque não tive opção. Fiquei míope aos 17 anos. Sempre gostei muito de ler sem me preocupar se tinha muita ou pouca luz, ou seja, lia com a iluminação que tivesse.

Talvez por isso eu tenha forçado demais a vista. Como estava na adolescência, minha miopia foi galopando e chegou até os quatro graus que tenho hoje.

Brinco que, sem óculos, praticamente preciso de um pastor-alemão para me guiar. Tiro os óculos ou as lentes de contato só para dormir. E tem dia que acordo durante a noite enxergando tudo e penso: "Nossa, como estou enxergando bem, minha miopia foi embora". Milagre! Bobagem, minutos depois percebo que dormi com as lentes! E aí é um problema. Fico um tempão colocando soro fisiológico para ela desgrudar.

Meu oftalmologista diz que, como sou míope, vou demorar um pouco mais para usar óculos para perto e ter a famosa presbiopia, que acontece depois dos 40.

Apesar de que adoro fazer palavras cruzadas com o meu marido. Ele já usa os óculos para perto e eu insisto em dizer que ainda não preciso. Dou risada sozinha, porque de vez em quando fico tentando acertar o significado de uma palavra, só que a palavra era outra. Já presenciei situações engraçadas. Uma vez, num restaurante, vi uma mulher lendo o cardápio com óculos escuros e segurando, por cima dele, os óculos de grau. Uma confusão! Mais digno tirar os óculos escuros, ler o cardápio com os óculos apropriados e depois colocá-los de novo.

Outra dica é pedir uma sugestão para o *chef* e pronto. E se você não quer passar por isso, melhor ir a um restaurante onde você já esteve, porque aí nem precisa de cardápio. Bem mais fácil.

Tenho outra amiga que passou por uma situação um pouco pior. Precisava tirar dinheiro no caixa automático para fazer uns pagamentos com vencimento naquele dia. Digitou a senha, sem os óculos, três vezes. Na primeira vez, enxergou seis em vez de oito, na segunda, nove em vez de oito e, na terceira, sua senha foi bloqueada. Ela ainda ligou para a gerente do banco muito brava querendo saber por que não conseguia sacar, já que tinha dinheiro na conta. Rimos muito, dias depois, quando ela me contou que havia bloqueado a própria senha. Levou até uma caixa de bombons para a gerente e se desculpou.

Mas o que não dá para fazer mesmo é ler bula de remédio! Bom, eu nunca consegui nem quando enxergava bem. Imagina agora.

Por causa da minha miopia, aumentei as letras do meu celular.

Um dia, meu filho pegou o telefone e disse: "Mãe, isso não é um telefone, é um *outdoor*!" Eu achei melhor responder: "Obrigada, filho, também te amo!".

Também aumento o corpo das letras no meu computador. Fica mais confortável. Sei que dos óculos não vou mais me livrar. Mesmo se eu fizesse a cirurgia para zerar a miopia, daqui a pouco iria precisar de óculos para perto. Então, já que vou usar óculos de qualquer maneira, fico assim, cegueta para longe e, pelo que parece, agora para perto também.

Mas sempre achei muito charmoso usar óculos de grau. Muitas vezes, quando não estou trabalhando, saio de casa com os meus. Adoro! Não posso usar para apresentar o *Domingo Espetacular* porque as luzes refletem nas lentes. E lentes antirreflexo pouco resolvem. As luzes são muito fortes. E os diretores de TV nunca gostam de mulheres com óculos. A gente vê vários apresentadores usando o acessório, mas mulheres a gente quase não vê. Podem reparar. Na internet, a gente vê situações constrangedoras, como a da apresentadora se atrapalhando toda para ler porque as lentes de contato estavam embaçadas. Deixem as mulheres usarem óculos! Acho uma bobagem essa preferência. Cada um tem um estilo. Uma pessoa pode ficar bem mais interessante de óculos, até porque vai se sentir mais segura. E o que importa é enxergar bem para passar a notícia correta.

Tenho uma amiga que comprou uns óculos específicos para fazer maquiagem. Vocês conhecem? Achei o máximo. Eles têm uma luz na lateral. Interessante.

Mas dizem que a presbiopia chega de um dia para o outro. Hoje você consegue ler o jornal e amanhã só vê as fotos. Não consegue mais ler sem os óculos. Eu ainda estou resistindo por causa da miopia, que nesse caso (só nesse caso), me ajuda. Tudo bem, você pode ler no *tablet*, no celular ou no computador, onde a gente aumenta as letras, mas se você gosta de ler o jornal, a revista e o livro, como eu, escolha uma armação que você curta muito, faça amizade com ela, porque daí em diante vocês serão inseparáveis.

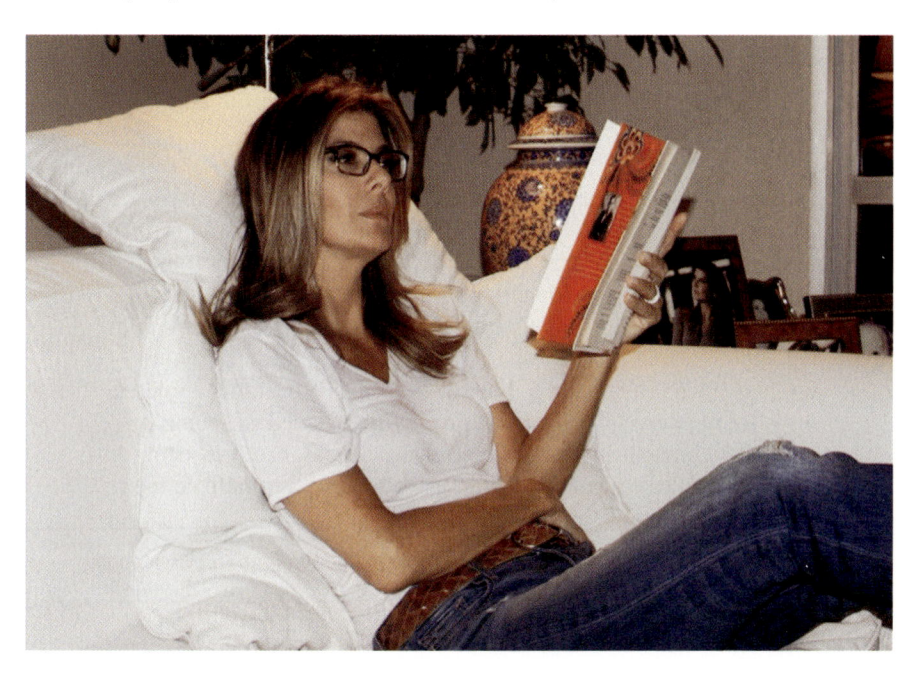

# *Elas falam*

" A coisa mais chata de passar dos 40 anos é que sua vista começa a perder forças e fica mais difícil de enxergar de perto. Obviamente tem o lado bom, você enxerga menos as ruguinhas que insistem em aparecer.
Eu comecei a perceber que estava enxergando mal de perto quando comecei a fazer caretas e esticar o braço quando estava lendo para tentar 'achar o foco'.
Fui adiando minha visita ao oftalmologista, achando que esticar meu braço daria conta do recado por muito tempo.
Tive que mudar de ideia quando fui jantar com uma amiga que insistia em me apresentar um amigo, e que, por azar, fomos parar num restaurante escuro, onde só tinha luz de velas.
Ao me entregarem o cardápio, com aquela letra minúscula que mais parecia bula de remédio, fui obrigada a dar uma esticadinha no braço para tentar achar o foco. Foi aí que a 'coisa pegou'; a esticadinha fez com que o cardápio se encontrasse com a vela e, consequentemente, o cardápio literalmente pegasse fogo.
Foi um caos, tivemos que jogar água na mesa... Ficou aquele cheiro de queimado e o jantar começou errado...
No dia seguinte, a primeira coisa que fiz foi marcar meu oftalmologista. Hoje tenho 2,5 graus de 'vista cansada' e adoro usar óculos."

*Valéria Notrispe, 46, publicitária.*

" Sempre me falaram que 40 anos é o divisor de águas entre enxergar e não enxergar. E não é que é verdade? Sempre tive a indicação de usar óculos porque tenho astigmatismo, mas sempre consegui ficar longe deles. Lia bulas, validade de produtos (apertando os olhos, mas lia) e outros textos com letra minúscula. De repente, de um dia para o outro, logo após completar 40 anos, o '5' virou '6' e o '8' virou '9' o que faz toda diferença quando se trata de números de telefones e valores. A sorte é que os celulares possuem um ajuste para letras e aumentei uns quatro tamanhos! Quanto às bulas e validades, não teve jeito: fui visitar uma ótica e escolhi um lindo modelo para fazer parte do meu novo visual!

*Renata Kalil, 45, publicitária.*

## BATE-PAPO COM O ESPECIALISTA

**Prof. Dr. Remo Susanna Jr.** é professor titular do departamento de Oftalmologia da Faculdade de Medicina da USP.

### O QUE ACONTECE COM A VISÃO PARA PERTO A PARTIR DOS 40 ANOS? E POR QUE NÃO AOS 50 OU AOS 60?

Para entender por que temos dificuldade para enxergar de perto após uma certa idade é necessário saber como os olhos focam os objetos.

Para podermos enxergar tanto os objetos que estão próximos quanto os que estão distantes, o olho dispõe de um mecanismo chamado acomodação, que regula o poder da lente que temos dentro do olho, que é o cristalino, para focar a imagem na retina, estrutura equivalente ao filme de uma máquina fotográfica.

A imagem é captada pela retina e levada para o cérebro, onde é processada. No olho existem duas lentes, uma com foco fixo, incapaz de alterar-se para tornar nítidos objetos situados em diferentes distâncias, que é a córnea, e uma segunda lente, o cristalino, que faz o ajuste fino, mudando seu poder para focalizar os objetos situados em diferentes distâncias.

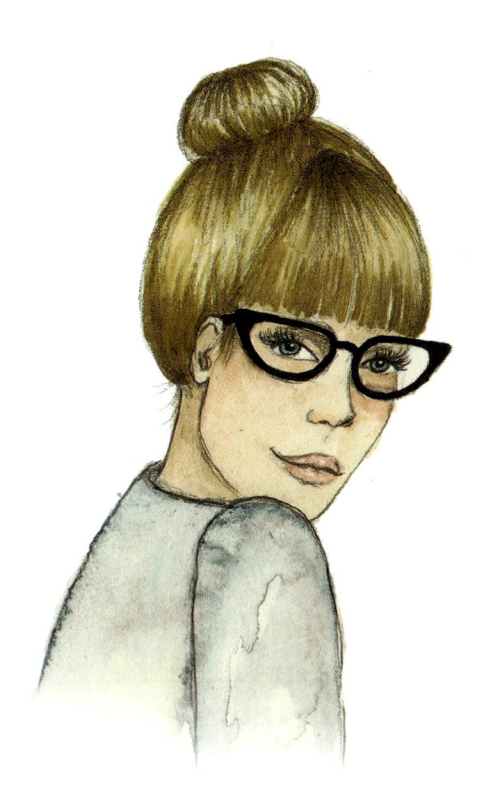

A córnea, a primeira lente do olho, com apenas 0,5 mm de espessura em sua parte central, tem um poder semelhante a uma lente de óculos de 44 graus. O cristalino, com apenas 3 mm de espessura, possui um poder semelhante a uma lente de 20 graus. Quando o cristalino fica opaco, recebe o nome de catarata.

No jovem, o olho é capaz de mudar o foco de uma imagem situada no infinito para uma situada a apenas 7 cm em apenas 350 milissegundos, com uma mudança do poder do cristalino equivalente a de uma lente de 13 graus.

Presbiopia ou "vista cansada": essa capacidade de mudança da forma do cristalino diminui com a idade, pois ele endurece e o músculo não mais consegue deformá-lo. Por isso a pessoa não consegue enxergar de perto sem o auxílio de óculos.

Com a perda da acomodação que se associa ao envelhecimento, as pessoas que não precisavam de óculos para a visão de longe ou que eram hipermetropes vão passar a precisar para a visão de perto, e os míopes, que usavam óculos para longe, vão se sentir melhor para ler sem eles.

O declínio da acomodação começa muito cedo, bem antes dos 40 anos. De uma capacidade de acomodar 20 graus na infância, passa para 10 graus na idade de 25 anos e de 1,0 grau na idade de 50 anos. Aos 70 anos, a capacidade de acomodação é praticamente nula.

A perda de acomodação é um processo contínuo que começa muito cedo, mas só é notada quando essa capacidade é inferior a 3,0 graus. Isso explica por que a necessidade de óculos para perto começa ao redor dos 45 anos, embora varie de paciente para paciente. Alguns pacientes conseguem acomodar mesmo aos 60 anos ou mais, mas isso não é comum.

Os sintomas mais comuns da presbiopia são: visão borrada para perto, dor de cabeça, visão dupla, desconforto ocular e dificuldade para ler com iluminação reduzida.

## É PERIGOSO COMPRAR ÓCULOS EM CAMELÔS, QUE NÃO TENHAM PROTEÇÃO CONTRA RAIOS ULTRAVIOLETA (UV)? AS LENTES PODEM PREJUDICAR A VISÃO?

O Committee International d'Eclairage (CIE) deu recentemente um parecer sinalizando que todo tipo de radiação ultravioleta pode causar lesões nos olhos.

Raios ultravioleta são particularmente mais intensos em regiões próximas do Equador, como o Norte e Nordeste brasileiros, e em altas altitudes.

A exposição a esse tipo de radiação está associada a maior frequência de catarata, degeneração macular relacionada à idade (uma das causas mais importantes de perda de visão com a idade), pterigium e pinguécula e, possivelmente, a alguns tipos de câncer.

O pterigium é uma "pele" que cresce sobre a córnea, muito comum no Norte e Nordeste do Brasil e que pode causar baixa visão por distorcer a córnea ou mesmo cegueira quando cobre a área pupilar. Sua presença é também antiestética, podendo causar desconforto ocular e vermelhidão.

A pinguécula surge como uma elevação amarelada junto ao colorido do olho e, à semelhança do pterigium, pode ocasionar desconforto e vermelhidão ocular.

É importante saber que a proteção contra os raios ultravioleta não depende da cor das lentes dos óculos ou de quão escuros eles são. Alguns óculos escuros para sol que não têm proteção para raios ultravioleta ou a têm de forma insuficiente são mais prejudiciais para a retina do que se a pessoa ficasse sem óculos. Isso porque, sendo escuros, permitem que a pupila fique mais dilatada, entrando mais raios UV dentro do olho. O ideal é sempre usar óculos com 90% a 100% de proteção contra esses raios. É também interessante procurar óticas que tenham equipamentos para medir essa proteção (espectrofotômetros).

Embora a cor não guarde relação com a proteção contra raios UV, as lentes de cores bronze, cobre ou marrom bloqueiam melhor as radiações de alta frequência visíveis (HEV), embora as lentes de cor cinza alterem menos as cores reais dos objetos.

Também a qualidade da lente é importante. Assim como numa fotografia a qualidade das lentes da máquina fotográfica é de grande importância, nos óculos a qualidade da lente é importante para o conforto ocular, sendo que as boas lentes não apresentam as aberrações existentes nas lentes de má qualidade. Com isso, há uma melhora no conforto e a nitidez da visão. Também as lentes com graus devem ser centradas no eixo visual de cada olho para dar a melhor qualidade de visão. É por esse motivo que nas receitas oftalmológicas está assinalada a distância interpupilar ou nasopupilar.

O uso de bonés ou chapéus pode reduzir a exposição a esses raios em até 50% e, portanto, é um grande auxiliar nesse sentido.

## MUITAS PESSOAS COMPRAM OS ÓCULOS PARA PERTO NA FARMÁCIA. EXPERIMENTAM E, SE ESTIVEREM ENXERGANDO BEM, FICAM ANOS COM O MESMO GRAU. TUDO BEM FAZER ISSO?

Não é conveniente esse tipo de comportamento. Quando feito em uma situação emergencial, em que se perdeu ou se quebrou os óculos, esses óculos podem ser usados temporariamente, contudo eles são inadequados para uso definitivo.

Os óculos vendidos em farmácias, sem prescrição médica, têm o mesmo grau para ambos os olhos. É incomum os dois olhos necessitarem do mesmo grau para corrigir a visão. O estímulo para a acomodação enviado pelo cérebro para a visão de perto é semelhante para ambos os olhos. Se os olhos apresentarem graus diferentes, um deles terá sua visão prejudicada.

A diferença de nitidez da visão entre os dois olhos pode causar desconforto ocular, cansaço e sonolência, vermelhidão ocular e sensação de olho seco. Também pode estimular o desalinhamento entre os olhos, causando visão dupla.

É por esse motivo que, para prescrever óculos para leitura, o oftalmologista primeiramente verifica o grau que o paciente tem para longe em cada olho. Com a correção feita em cada olho, igualando-os, ele adiciona o mesmo grau em ambos os olhos para a visão de perto.

E, por não passar pelo exame oftalmológico, a pessoa perde a oportunidade de ter diagnosticadas doenças que não dão nenhum sintoma, como o glaucoma, por exemplo.

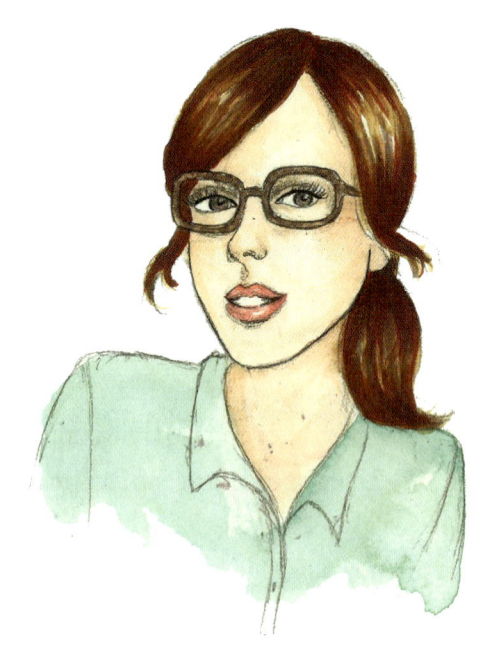

## QUEM TEM MIOPIA DEMORA MAIS PARA USAR ÓCULOS PARA PERTO?

Sim, o míope precisa de pouca ou nenhuma acomodação para perto. Se a pessoa tiver 3,0 graus de miopia ou mais, ela não necessitará de óculos para perto mesmo aos 70 anos. Causa surpresa às vezes pessoas que enxergam bem para longe e também para perto, não precisando de óculos para nenhuma situação. Isso ocorre porque essas pessoas geralmente têm um olho bom para a visão de longe e o outro míope, que propiciará uma boa visão de perto.

## É MELHOR RESISTIRMOS PARA COLOCAR OS ÓCULOS PARA PERTO? OU ISSO PIORA A VISÃO CADA VEZ MAIS?

Quando o cristalino endurece com a idade e torna-se menos elástico, o músculo ciliar terá que fazer mais força para conseguir a mesma mudança de forma que o cristalino fazia quando o indivíduo era mais jovem. Para diminuir esse esforço e enxergar mais facilmente, a pessoa poderá aumentar a iluminação e afastar um pouco mais o objeto de leitura. Se com essas manobras ela conseguir enxergar bem e não apresentar nenhum sintoma, poderá usar esse artifício para enxergar de perto sem os óculos até quando a visão se tornar prejudicada ou aparecerem os sintomas típicos da presbiopia.

Com o uso dos óculos para perto, o músculo ciliar não precisará se contrair tanto como o fazia sem o seu uso. Dessa forma, ficará mais fraco, aumentando a dependência aos óculos. Esse é o inconveniente de se usar óculos para perto quando, com boa iluminação e distância apropriada, se consegue uma boa leitura sem sintomas desagradáveis.

É importante que a pessoa saiba que há limites, pois, existindo sintomatologia como visão borrada, dor de cabeça, visão dupla, desconforto ocular, sonolência na leitura, ela não deve resistir ao uso dos óculos.

## OS SINAIS DE QUE PRECISAMOS DE ÓCULOS SÃO SÓ A PIORA DA VISÃO E DOR DE CABEÇA OU PODEM APARECER OUTROS SINTOMAS?

Vários sintomas podem surgir pela falta do uso de óculos, tais como: visão borrada, dor de cabeça, visão dupla, desconforto ocular, sensação de olho seco, sonolência, desatenção, entre outros.

## É MITO OU VERDADE QUE USAR ÓCULOS POR MUITO TEMPO PIORA AS OLHEIRAS?

Mito. Abaixo da pele da pálpebra inferior há uma camada de gordura que lhe dá sustentação e mantém a pele distendida. Quando essa camada adiposa diminui de espessura, a pele fica ligeiramente enrugada, e os vasos sanguíneos, mais visíveis, dando a cor escura azulada.

Há vários fatores que podem provocar as olheiras: hereditariedade, poucas horas de sono, constituição física (pessoas magras tendem a ter mais olheiras), cansaço físico ou mental, uso de colírios para glaucoma (da classe das prostaglandinas) etc.

O uso de óculos seguramente não ocasiona as olheiras.

O que pode ocorrer é que, devido ao tipo de lente que o paciente usa, os olhos podem parecer mais fundos, dando a impressão de olheira ou, em alguns casos, realçando as olheiras existentes.

Essa associação entre o uso de óculos e a presença de olheiras decorre do fato de que o uso de óculos aumenta com a idade, o mesmo ocorrendo com as olheiras, o que leva as pessoas a pensarem que um é a causa do outro.

## SEI QUE O SENHOR PUBLICOU UM LIVRO SOBRE A IMPORTÂNCIA DE AS PESSOAS IDENTIFICAREM O GLAUCOMA PRECOCEMENTE. COM QUE IDADE AS PESSOAS PRECISAM SE PREOCUPAR COM ISSO?

O livro se chama *Os sete pecados no glaucoma* e deverá ser publicado em breve. Ele já está sendo traduzido para o inglês e será lançado em breve na Austrália. Esse livro foi uma forma de levar ao conhecimento da população em geral a importância dessa doença e, para os pacientes com glaucoma, um meio de interagirem com seus oftalmologistas.

Assim, em qualquer idade deve-se preocupar com o glaucoma, mas sobretudo a partir dos 40 anos.

Toda pessoa deve fazer exame oftalmológico a cada dois anos no máximo.

Pacientes com parentes diretos com glaucoma tem de seis a dez vezes mais chances de desenvolver a doença. Nesse caso, é recomendável fazer exames oftalmológicos anualmente.

Para finalizar, gostaria de chamar a atenção para o fato de que a visão é um dos sentidos mais importantes para o ser humano.

Ela é responsável por 90% da nossa comunicação com o mundo exterior e extremamente importante na formação de nosso mundo interior. É por que o medo da cegueira somente é suplantado pelo medo de se ter um câncer incurável.

Precisamos nos preocupar mais com os nossos olhos e cuidarmos deles da melhor maneira possível, principalmente agora que a população vive mais e a frequência das doenças que ameaçam a visão torna-se mais frequente. O exame com o oftalmologista é mandatório, mesmo que pensemos que nossos olhos estejam perfeitamente saudáveis.

---

### Curiosidades

Quase 80% do que está a nossa volta é percebido pelos olhos, que mandam a mensagem para o cérebro para ser processada. Olha como a visão é importante!

Já existe uma doença que aparece naquelas pessoas que abusam do computador, do *tablet*, do *smartphone* (ou seja, nós!). O nome é *Computer Vision Syndrome*. Os sintomas são coceira, olhos vermelhos, ardor e dor de cabeça.

Dicas:

1. O monitor deve ficar a uma distância de 50 cm a 60 cm do nariz e um pouco abaixo dos olhos.
2. Dar um tempo de todo o aparato tecnológico e tomar um analgésico pode aliviar os sintomas. Mas, claro, antes de se automedicar, procure seu médico.

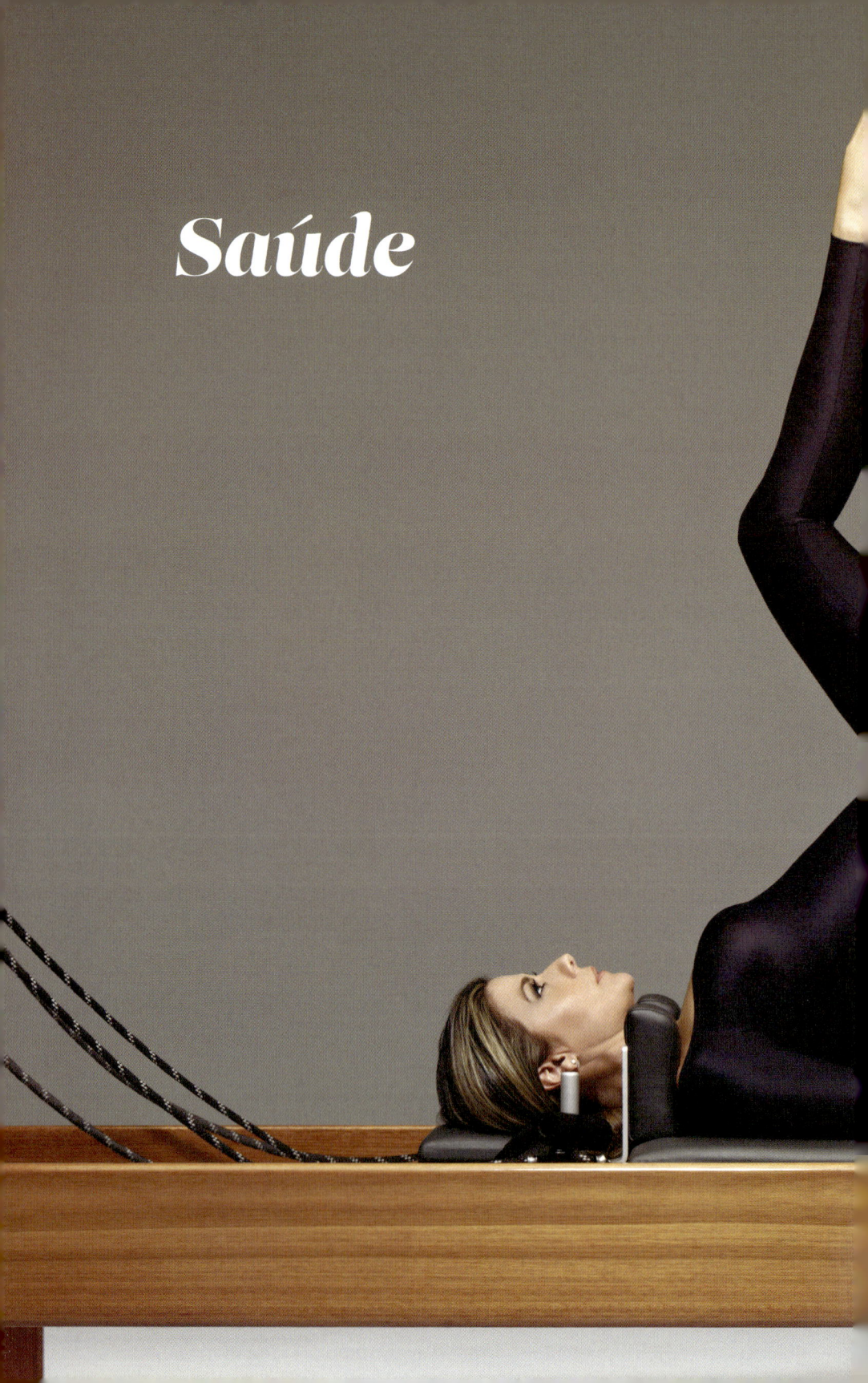

# Saúde

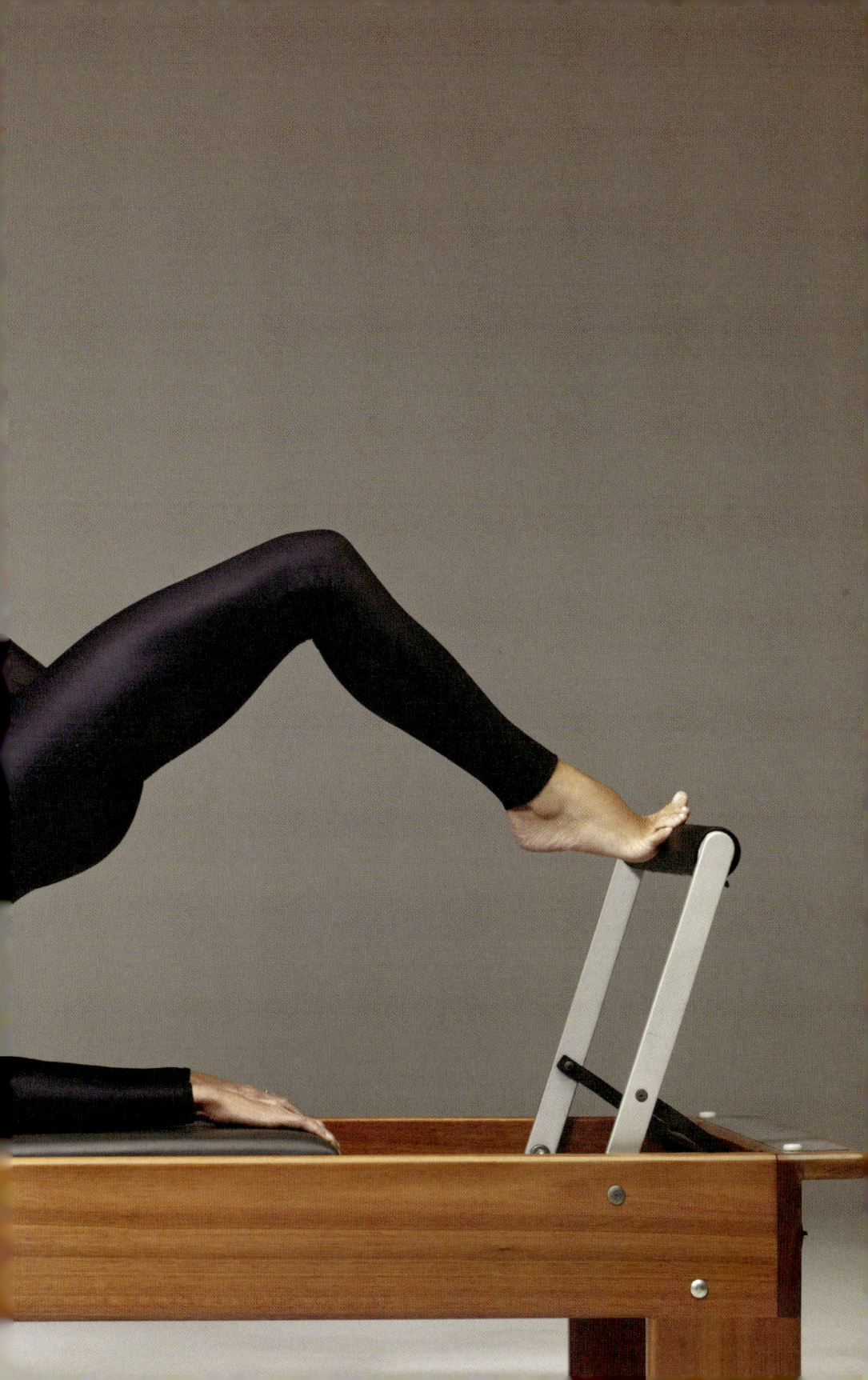

# Grãos e água

"A vida é muito curta para comermos mal."

*Jamie Oliver*

Mãe, isso é comida de passarinho! Já ouvi essa frase do meu filho várias vezes na hora do café da manhã! E não é pela pouca quantidade, não. É pela grande variedade de grãos. Se eu tomar café ao ar livre, com certeza os passarinhos vão fazer um banquete!

Eu adooooro grãos! Hoje. Porque havia alguns anos não via a menor graça. Tudo começou da pior maneira, mas também uma das mais comuns: alimentação errada. Com a correria e a falta de tempo, eu não comia muita fibra e tomava pouca água. Acabava preferindo uma refeição rápida e não muito elaborada, aliás, nada elaborada. Minha mãe dizia que eu era um horror para comer. Vivia de batata frita (mas é uma delícia, né?). Não tinha muita consciência de que um dia a conta viria.

Numa noite de sábado, tive uma dor horrorosa perto do estômago que refletia nas costas. Uma dor muito forte. E olha que para eu dizer isso... Meu limiar de dor é alto, segundo meus médicos e, principalmente, meu dentista, coitado. Como disse antes, já fiz tratamento de canal sem anestesia. Meu dentista ficava suando, passando mal, perguntando a todo minuto se eu estava bem, se podia continuar, e eu, tranquila. Calma, não é que não sinto dor, mas se é uma dor suportável, prefiro não tomar remédio. Enfim, na época, eu estava separada, e meu filho Felipe tinha uns 3 anos. Telefonei para o meu ex-marido sentada no chão da sala de tanta dor e disse: voa para cá porque não estou bem. Meu medo era desmaiar de dor sozinha com um bebê. Minha preocupação era com ele, não comigo. Como a independência fala mais alto e como tenho uma dificuldade enorme de pedir ajuda (sim, sei que é um dos meus vários defeitos), assim que ele chegou, peguei o carro e fui dirigindo até o hospital. Até hoje não sei como consegui. Quando cheguei ao pronto--atendimento, acho que relaxei e, pumba, caí no chão, desmaiei de tanta dor. Diagnóstico: minha vesícula estava maior que o normal.

Queriam me operar, tirar minha vesícula, mas liguei para um gastroenterologista da minha confiança e ele disse para esperar um pouco mais porque, afinal de contas, não haviam encontrado nenhuma pedra na vesícula. Não precisei tirar a vesícula porque meu gastro é maravilhoso, mas levei uma baita bronca e muitos antibióticos na veia. A conclusão foi que eu ficava um tempo prolongado sem comer. Além do mais, bebia pouca água. Foi aí que comecei a comer grãos. Primeiro porque era prático levar castanhas, nozes para onde eu ia. Comia nos intervalos das refeições. E segundo porque aprendi o quanto as fibras e os grãos fazem bem para nossa saúde.

E sabe que hoje eu adoro?! De verdade. Parei de ficar tanto tempo com o estômago vazio. Eu realmente esquecia de comer por causa da correria. Uma loucura.

Água, me obrigo a tomar um pouquinho cada vez que lembro ou que passo por um filtro de água.

Estou sempre com uma garrafinha na mão. Aliás, não só na mão. Deixo garrafas espalhadas por onde eu ando. Na minha mesa de trabalho, tem uma, no meu criado-mudo, tem outra, na mesa da copa em casa, tem sempre uma água fresquinha. Nos dias de muito calor, coloco cubos de gelo de hortelã, ou fatias de limão ou laranja. É super-refrescante. Nunca é demais, e a boa notícia é que água não tem caloria! Ou seja, pode tomar à vontade. O indicado são dois litros por dia. Para ter ideia do quão importante é a água, podemos ficar alguns dias sem comida, mas não sem água!

Uma boa estratégia para comer fibras é começar logo no café da manhã.

Três vezes por semana, como granola (com sete grãos) misturada com leite de soja com cálcio sem lactose. Misturo com as frutas vermelhas que eu tiver em casa: mirtilo, amora, framboesa, morango, e aproveito para colocar uma banana picada. A banana tem potássio e evita as famosas câimbras horrorosas.

Nos outros dias, como torradas integrais com geleia com 100% da fruta e um suco cuja receita está um pouco mais para a frente.

Frutas também são boas fontes de fibras e perfeitas para quem tem pressa: saudáveis, fáceis de comer e baratas. Às vezes, levo para o trabalho as frutas, já cortadas, dentro de um pote plástico. Faça isso. Na hora que sentir vontade de atacar meia dúzia de pães de queijo, pense durante cinco segundos (sim, porque são só cinco segundos para a gente decidir fazer ou não qualquer bobagem na vida) e pegue sua marmita com as frutas. Pode não ser tão glamouroso, mas, sabe, *glamour* mesmo é a gente ter saúde. E uma das coisas boas que vem com a idade é que a gente vai ligando cada vez menos para o que as pessoas acham ou pensam de nós!

Mas a minha saga com as fibras ainda não acabou. Hoje, tento, quase em vão, convencer meu filho, que agora tem 20 anos (idade fácil para fazer isso!) e também adora batata frita, a comer minha "comida de passarinho".

### Beba muita água – $H_2O$ é "in"

Você percebeu que as celebridades aderiram com tudo à água? A garrafinha acompanha o dia a dia delas até nas fotos. As garrafinhas estão nas mesas dos escritórios, nas academias, nas audiências, nos *shoppings* ou nas escolas.

Tomar água é uma recomendação médica unânime. Também, ela constitui dois terços do nosso peso e é importante para hidratação, para as reações químicas do organismo, o funcionamento intestinal e para ajudar na absorção de alimentos. Segundo a Dra. Claudia Cozer, devemos tomar de 1,5 a 2 litros de líquido por dia (uma média de 7 a 10 copos). A água é um líquido não calórico, sem conservantes ou outros químicos, sem gás e que não traz nenhum prejuízo à saúde. Diferente do excesso de líquido em forma de sucos, refrigerantes, chás, café...

A falta de uma hidratação adequada muda a textura da pele e das mucosas, deixa o intestino preso, provoca problemas renais, má digestão, cefaleia.

Eu deixo um copo d'água no criado-mudo e, assim que acordo, a primeira coisa que faço é bebê-la. O mesmo faço quando vou me deitar. Durante as principais refeições, café, almoço e jantar, são mais três. Até aqui já foram cinco. Os outros dois ou três, você pode associar a quando pegar seu livro para ler, sentar para assistir TV, entrar na internet...

## UM POR TODOS E TODOS POR UM

### AVEIA
Contém: fibras, cálcio, ferro, vitaminas B e E. Ajuda no funcionamento do intestino e combate o colesterol ruim.
Consumo: uma a duas colheres de sopa por dia.

### SEMENTE DE LINHAÇA
Contém: fibras, ômega 3 e ômega 6. É um alimento funcional: retarda o envelhecimento celular e aumenta a imunidade. Controla o nível de açúcar no sangue e ajuda no funcionamento do intestino.
Consumo: duas colheres de sopa por dia, triturada, sem casca.

### QUINOA
Contém: fibras, ferro, fósforo, cálcio e proteínas. Previne a osteoporose e o câncer de mama. Também combate os efeitos da TPM e da menopausa.
Consumo: uma colher de sopa por dia.

### CHIA
Contém: ômega 3, fibras, cálcio, magnésio, potássio, proteínas e vitaminas do complexo B. Combate o colesterol, controla o nível de açúcar no sangue, previne o envelhecimento precoce e aumenta a imunidade.
Consumo: uma colher de sopa por dia.

### CASTANHA-DO-PARÁ
Contém: gorduras mono e polinssaturadas, as gorduras do bem, e vitamina E. Auxilia na redução dos níveis do colesterol ruim e aumenta o bom colesterol. Combate as doenças cardiovasculares. Apesar de calórica, ajuda a emagrecer, acelerando o metabolismo e dando a sensação de saciedade. Além de tudo isso, combate o envelhecimento.
Consumo: uma por dia.

## NOZES

Contêm: ácidos graxos essenciais, principalmente o linolênico e o linoleico. Mais: contêm fósforo e potássio e pouco sódio, o que fortalece o músculo cardíaco. Elas fazem bem para o coração, previnem algumas doenças, auxiliam na dieta, atuam no bom funcionamento do cérebro e na produção dos glóbulos vermelhos.

Consumo: cinco nozes ao longo do dia.

## GÉRMEN DE TRIGO

Contém: mais ferro e potássio do que qualquer outro tipo de alimento. Outros nutrientes encontrados em grandes quantidades são: riboflavina, cálcio, zinco, magnésio e vitaminas A, B1 e B3. Combate o envelhecimento precoce das células e previne doenças cardíacas. Ajuda também a prevenir coágulos sanguíneos e fortalece o sistema imunológico. Diminui a duração de estados convalescentes, aumenta o processo de renovação celular e de tecidos.

Consumo: uma colher de sopa por dia em iogurtes, sopas, saladas.

## AMARANTO

Contém: cálcio. Além de combater o envelhecimento precoce da pele, é uma fonte de cálcio biodisponível (melhor absorção no organismo). Auxilia na perda de peso, reduz o nível de colesterol no sangue, fortalece os ossos.

Dica para incluir na dieta: os flocos podem ser processados para transformar-se em farinha. Troque a farinha branca pelo amaranto em suas receitas.

Consumo: uma colher de sopa por dia.

## PAINÇO

Contém: cálcio, zinco, fósforo, magnésio, lisina, aminoácidos e antioxidantes essenciais. Contribui no processo digestivo, ajuda a manter a resistência dos ossos e age no controle de absorção de glicose.

Consumo: o grão pode ser consumido diariamente, até duas colheres de sopa.

> **Pão integral é mais saudável, mas pãozinho francês é tudo de bom!**
>
> No início, Deus criou o pão como uma única opção para a refeição matinal. A iguaria era preparada com uma mistura de farinha de trigo e água. Aí, Deus resolveu sofisticar. Fez os egípcios criarem o fermento, para tornar a massa mais leve e macia. Foi na terra dos faraós, também, que os pães deixaram de ser tostados sobre pedras quentes e começaram a ser assados em fornos de barro. Antes que os sete dias da criação terminassem, Deus resolveu abrir a guarda e colocou na mesa dos humanos toda a variedade de grãos disponíveis na Terra.
>
> Surgiram então a granola (mistura de cinco cereais: arroz, milho, trigo, centeio e aveia) e, com uma ajudazinha dos capitalistas americanos, os deliciosos flocos de milho, com seus tigres felizes estampados na embalagem.
>
> Deus se aposentou, mas seus discípulos, não. Numa jogada de *marketing* espetacular, o velho pãozinho feito de farinha de trigo industrializada virou vilão, quando surgiram estudos sobre os benefícios que o consumo de fibras – principalmente as naturais – traz para o nosso organismo. E os grãos, que Deus tinha guardado na manga para uma segunda jogada, foram enfim colocados sobre a mesa: linhaça, quinoa e, mais recentemente, a chia, todos ricos em fibras. Esses humanos – diria hoje Deus, debruçado sobre uma tigela de granola com leite de soja – até que aprenderam bem a lição.

## PITACOS NA COZINHA

### SUCO VERDE

**Bata no liquidificador**

- Água de coco (pode também substituir por duas laranjas)
- 1 maçã
- 1 folha de couve-manteiga (ela possui glicosinolatos, que estimulam as enzimas da desintoxicação hepática, ou seja, auxilia na eliminação das toxinas pelo organismo)
- 1 colher de chá de linhaça (a chia também é uma ótima opção)

Se não tiver tempo ou ficar com preguiça de cortar a couve todos os dias, faça um suco de couve e coloque em forminhas de gelo. Na hora de fazer o suco, é só acrescentar à receita a couve congelada e bater. Caso ache necessário, você pode coar.

## BATE-PAPO COM O ESPECIALISTA

**Prof. Antonio Herbert Lancha Jr.** é professor titular de Nutrição na USP.

### COMER GRÃOS REALMENTE FUNCIONA?

Os grãos são mais saudáveis por possuírem maior quantidade de fibra e também um tipo de gordura saudável, mas não devem ser consumidos à vontade. Além disso, para que sua gordura boa seja aproveitada pelo organismo, o grão não pode estar inteiro.

### QUAL A QUANTIDADE DE GRÃOS RECOMENDADA POR DIA?

Não existe uma quantidade de grãos ideal. A recomendação é feita por quantidade de fibra presente em vários alimentos, incluindo cereais e leguminosas, que aqui chamamos de grãos.

### QUEM COME MUITO GRÃO TEM DE BEBER MAIS ÁGUA?

A ingestão de grãos eleva o total de fibra na dieta. Consequentemente, essa maior quantidade de fibra eleva a necessidade de água para promover o trânsito intestinal.

### HÁ CONTRAINDICAÇÃO?

O consumo exagerado de grãos promove maior formação de gases intestinais, trazendo desconforto e, por vezes, dor. É sempre aconselhável verificar essa quantidade com o nutricionista.

### QUAL O MAIOR BENEFÍCIO QUE O CONSUMO DE FIBRAS TRAZ PARA A SAÚDE?

As fibras garantem a saúde intestinal. Costumo dizer que elas representam o treinamento de musculação para o intestino. A ingestão regular de fibra auxilia a redução do colesterol, o aumento do tônus intestinal, uma flora intestinal mais saudável e menor probabilidade de câncer intestinal. Além disso, os grãos fornecem quantidade importante de vitaminas e minerais, nutrientes importantes para o equilíbrio metabólico.

## QUE OUTROS ALIMENTOS COM FIBRA, ALÉM DOS GRÃOS, DEVEMOS INCLUIR NO CARDÁPIO?

As verduras, os farelos, as folhas, os legumes e as frutas, todos contribuem para a ingestão de fibras.

# *Elas falam*

> " Como a soja, há sementes que não são muito conhecidas do público, mas fundamentais para a saúde. A de linhaça, além de provocar um funcionamento perfeito do intestino, dá oleosidade, ajuda a desentupir as veias, dá disposição. Tem bolos maravilhosos em que você pode colocar semente de linhaça, no sorvete fica uma delícia. Faço um mix com leite todos os dias."
>
> *Ana Maria Braga, 64 anos, apresentadora.*

> " Pela manhã, ainda em jejum, costumava beber um copo grande de água. Aprendi com meu pai que, nesse horário, a água limpa o organismo e favorece o intestino. Mas, depois, esquecia de beber mais."
>
> *Guilhermina Guinle, 39 anos, atriz.*

# Açúcar

"Eu era neném, não tinha talco,
mamãe passou açúcar em mim."

*Wilson Simonal*

**P**oucas coisas me atraem mais do que um prato de sobremesa bem doce. Minha genética ajuda, eu tenho mais facilidade em manter o peso, mas mesmo assim economizo nas calorias do almoço e volta e meia me limito a uma salada *ceasar* sem graça, sucesso universal entre as mulheres de regime. Mas não abro mão de me deliciar com doces no fim – um merengue de morango, um crepe de doce de leite ou um quadradinho de chocolate ao leite.

Muitas vezes, na falta de sobremesa, ataquei a despensa. Sou louca por leite condensado. Até descobri técnicas para abrir a lata e o leite sair mais rápido. Uma vez fiz uma competição com uma amiga para ver quem conseguia tomar leite condensado durante mais tempo sem tomar água. É uma brincadeira absurda, um péssimo exemplo, mas é coisa de gente apaixonada por leite condensado e por brincadeiras. Que me desculpem os nutricionistas, endocrinologistas e até os dentistas, mas esse é um dos prazeres dos quais ainda não consegui abrir mão. Faz bem para a alma. Melhor do que Lexotan.

Quando encontro mulheres mal-humoradas no elevador que não são capazes de dar um "bom-dia", penso: ou não estão comendo doce ou não estão fazendo sexo, ou os dois!

Se a gente for se privar de tudo o que gosta porque faz mal para alguma coisa, a vida vai ficar muito chata. Claro que, se você é diabética, não vai cair de boca num prato de suspiro, mas, fora isso, dá para saborear um doce com o maior prazer e, principalmente, sem culpa. Aliás, culpa é o pior dos mundos. Tenho uma amiga que já na primeira colherada da sobremesa fica com cara de quem está cometendo o maior dos pecados. Resultado: engorda e nem feliz fica.

## A VERDADE, DOCE E CRUA

Nunca o açúcar foi tão satanizado e ao mesmo tempo tão consumido como em nossa época. E nunca as mulheres estiveram tão conscientes da associação que o consumo excessivo de açúcar tem com algum tipo de carência. Mas é possível fazer as pazes com esse doce pecado – e se permitir pequenos momentos de prazer. O abuso pode ser sinal de que há problemas cristalizados e que devem ser devidamente dissolvidos. Com a maturidade, você vai saber identificar quando ultrapassou o sinal vermelho e incluir o açúcar na sua dieta de forma saudável, sem que culpas e alguns quilos a mais se acumulem no futuro.

## CUIDADO COM O PNEUZINHO!

O acúmulo de gordura abdominal, geralmente adquirido por meio de doces, massas e pães, ou seja, açúcares e carboidratos, pode indicar risco vindo aí: colesterol alto, diabetes e problemas cardiovasculares.

Fique atenta, pois a medida do seu abdômen pode ser um sinal de que algo está errado. A circunferência máxima de abdômen para mulheres deve ser 80 centímetros e para homens deve ser 90. Acima disso, procure um médico para garantir que sua saúde está em ordem.

### *Você sabia?*

O açúcar só foi adoçar os pratos do Ocidente depois que o exército de Alexandre, o Grande, descobriu a especiaria durante a conquista da Índia Oriental. Em princípio, ele era comercializado em pequenas quantidades. No século VII, começou a ser consumido como é hoje, em grande escala. O produto era considerado tão nobre que estátuas de açúcar enfeitavam palácios em cerimônias políticas e religiosas.

## BATE-PAPO COM O ESPECIALISTA

**Dr. Roberto Hirota** é médico clínico geral e cirurgião geral e do sistema digestivo. Pós-graduado em medicina estética pela Universidad John F. Kennedy, na Argentina. Possui especialização em geriatria.

### O AÇÚCAR É MESMO O MAIOR VILÃO DA SAÚDE?

Tudo em excesso faz mal para a saúde, mas o que está causando maiores prejuízos é o uso abusivo dos açúcares de índice glicêmico alto (ver tabela abaixo). Os açúcares de rápida absorção forçam mais o pâncreas a produzir insulina, e o excesso de insulina pode gerar obesidade, aumento do colesterol, triglicérides e inflamação no cérebro. E quando se esgota a produção máxima de insulina, aparece o diabetes.

| ALIMENTO | ÍNDICE GLICÊMICO | ALIMENTO | ÍNDICE GLICÊMICO |
|---|---|---|---|
| ABACAXI | 66 | CEREJA | 32 |
| ABÓBORA | 75 | CHOCOLATE AO LEITE | 87 |
| *ALL BRAN* | 30 | COCA-COLA | 76 |
| AMEIXA | 39 | DAMASCO SECO | 30 |
| AMEIXA SECA | 29 | ERVILHA | 48 |
| AMENDOIM | 14 | FANTA | 97 |
| ARROZ BRANCO | 87 | FARELO DE TRIGO | 27 |
| ARROZ INTEGRAL | 78 | FEIJÃO-FRADINHO | 42 |
| AVEIA – FLOCOS | 42 | FEIJÃO-PRETO | 30 |
| BANANA-DA-TERRA | 45 | FLOCOS DE MILHO | 77 |
| BANANA-MAÇÃ | 65 | FUBÁ | 78 |
| BANANA-NANICA | 67 | GATORADE | 78 |
| BATATA COZIDA | 85 | GRÃO DE BICO | 28 |
| BATATA-DOCE | 44 | INHAME | 37 |
| BATATA FRITA | 75 | IOGURTE | 33 |
| BETERRABA | 91 | JUJUBA | 79 |
| BISCOITO *WAFER* | 75 | KIWI | 59 |
| BOLACHA ÁGUA E SAL | 78 | LARANJA-PERA | 45 |
| CENOURA COZIDA | 49 | LEITE INTEGRAL | 41 |
| CENOURA CRUA | 41 | LEITE DE SOJA | 50 |

| ALIMENTO | ÍNDICE GLICÊMICO | ALIMENTO | ÍNDICE GLICÊMICO |
|---|---|---|---|
| LENTILHA | 29 | PAPAIA | 80 |
| MAÇÃ | 38 | PASTEL | 60 |
| MANDIOCA | 62 | PERA | 38 |
| MANGA HADEN | 70 | PÊSSEGO | 70 |
| MASSAS | 35 a 65 | PIPOCA | 72 |
| MELANCIA | 72 | PIZZA DE MUÇARELA | 65 |
| MELÃO | 67 | | |
| MORANGO | 42 | POLENTA | 90 |
| MUSLI | 39 | PUDIM DE LEITE | 70 |
| *NUGGETS* DE FRANGO | 46 | SOJA | 25 |
| PÃO BRANCO FRANCÊS | 75 | SORVETE DE MASSA | 60 a 70 |
| PÃO DE FORMA BRANCO | 78 | SUCO DE ABACAXI | 68 |
| PÃO INTEGRAL DE CENTEIO | 41 | SUCO DE LARANJA | 76 |
| PÃO INTEGRAL DE TRIGO | 70 | SUCO DE TOMATE | 54 |
| PÃO INTEGRAL GRÃOS | 68 | UVA | 65 |
| PÃO SÍRIO | 57 | YAKULT | 64 |

* ÍNDICE ALTO > 70
* ÍNDICE BAIXO < 55

## O CONSUMO DE AÇÚCAR AUMENTA A CELULITE?

O açúcar é o nosso combustível, mas, em excesso, aumenta os depósitos de gordura e, na mulher, essa gordura vai se acumular nos quadris e piorar a celulite.

## POR QUE COMER DOCES LEVANTA O ASTRAL?

O consumo de açúcar eleva os níveis de serotonina no cérebro, que, por sua vez, vai estimular as sensações de bem-estar, prazer e satisfação. Porém, o aumento da serotonina é fugaz e muitas pessoas recorrem constantemente aos doces para ter esse tipo de sensação. Isso pode ser um sintoma de depressão.

> O triptofano, uma das matérias-primas da serotonina – que dá a sensação de bem-estar – só chega ao sistema nervoso central em companhia da glicose.

## O QUE É PIOR PARA A DIETA: COMER AÇÚCAR OU GORDURA?

A gordura é mais calórica do que o açúcar (1 grama de gordura = 9 calorias / 1 grama de açúcar = 4 calorias). Mas, como a maioria dos doces contêm gordura – *chantilly*, creme de leite, manteiga –, o açúcar acaba levando a culpa. Por isso, se comer doces for inevitável, procure os preparados com frutas, que só contêm frutose.

### Açúcar ou adoçante?

Do boteco que serve pingado no copo ao mais sofisticado dos restaurantes; na barraca de praia ou no avião; no cabeleireiro, na butique, na repartição pública, na academia; seja lá onde você estiver, se for beber algo, terá à mão um adoçante.

E pensar que um dia era preciso bater perna para achar uma amostra de Dietil, um dos primeiros adoçantes vendidos no mercado brasileiro. Caetano Veloso, como sempre, foi um visionário. Já em 1972, em "Você não entende nada", provou que entendia tudo! Botou café com Suita na letra da canção e antecipou o que viria a ser um costume, uma mania nacional.

## PARA ADOÇAR, USE MODERAÇÃO

Muito já se falou sobre os efeitos colaterais do uso de adoçantes – usados como tábuas de salvação por milhões de pessoas que querem reduzir o peso.

Julianna Shibao, nutricionista especializada em vigilância sanitária e mestre em Ciências da Saúde – com ênfase em saúde pública pela Faculdade de Saúde Pública da USP –, considera que o ideal é manter o açúcar em quantidades moderadas.

Os produtos com adoçantes (edulcorantes), diz ela, só devem ser usados quando o açúcar é prejudicial, pessoas diabéticas ou com restrição calórica, por exemplo.

Julianna explica que o uso de aspartame não provoca efeito colateral. Só em casos de alergia ou intolerância a algum ingrediente do produto. E para quem tem fenilcetonúria outra substância polêmica é o ciclamato de sódio, usado em alguns refrigerantes e adoçantes. Um estudo feito em ratos nos Estados Unidos, em 1969, mostrou a formação de tumores no sistema urinário após uma ingestão altíssima do ciclamato. O produto foi proibido naquele país.

> Uma deficiência genética hereditária, que se caracteriza pela falta de uma enzima, que impede que o organismo metabolize e elimine o aminoácido fenilalanina.

Pesquisas atuais não encontraram esses efeitos. A nutricionista Julianna Shibao diz que, nas quantidades permitidas pela Anvisa e em associação com a sacarina, o uso de ciclamato não faz mal à saúde.

## Dose diária

A Anvisa calcula a ingestão diária aceitável (IDA) de acordo com o peso da pessoa e o tipo de adoçante usado. Por exemplo, o aspartame tem a IDA de 40 mg por quilo de peso corporal. Já o ciclamato tem IDA de 11 mg por quilo.

Um adulto de 60 quilos pode consumir por dia 2.400 mg de aspartame ou 660 mg de ciclamato.

Julianna Shibao orienta: o mais importante é ler os rótulos para saber que substância está sendo usada e em que quantidade.

Os adoçantes são aliados importantes no controle de diversas doenças. Os aprovados pela Anvisa podem ser usados nas quantidades permitidas sem efeitos colaterais.

Por isso, todo mundo deve controlar a quantidade de adoçantes usada durante o dia. E uma atenção maior deve ser dada a consumidores crônicos, como diabéticos e obesos na associação de diversos produtos com adoçantes, como refrigerantes, doces *light* e *diet*, iogurtes e outros. O consumo durante a gravidez também deve ser evitado.

### Tipos de adoçantes x açúcar

- *Aspartame* (artificial)
  200 vezes mais doce do que o açúcar
- *Ciclamato* (artificial)
  30 vezes mais doce do que o açúcar
- *Sacarina* (artificial)
  200 a 500 vezes mais doce do que o açúcar
- *Sucralose* (artificial)
  800 vezes mais doce do que o açúcar
- *Estévia* (natural)
  300 vezes mais doce do que o açúcar

## PITACOS NA COZINHA

### GELATINA

O coringa que não pode faltar na sua geladeira. Além de não engordar, ela tem colágeno, que ajuda a enrijecer a pele. Uma boa receita é misturar um pacote de gelatina *diet* em uma xícara de água quente e bater no liquidificador com um pote de iogurte natural desnatado. Coloque na geladeira por meia hora e está pronto uma musse doce sem pecados.

### FRUTAS SECAS

Nada de exagerar. Mas um punhado de uvas-passas, um ou dois damascos ou uma bananinha seca são boas opções de lanches entre as refeições. E espantam para longe a vontade de atacar uma bandeja de brigadeiros.

### PAPAIA

Não está comprovado, mas muitos amigos comem papaia para inibir a vontade de comer chocolate. Vale a pena experimentar.

## NEM PARECE SER AÇÚCAR

Para quem é louca por doces, como eu, mas não quer ou não pode abusar do açúcar, aqui vão opções de sobremesas maravilhosas feitas com e sem adoçantes. Se joga! Seguem algumas receitas de Myriam Abicair, dona do spa Sete Voltas®, em Itatiba (SP).

### MAÇÃ ASSADA
**Ingredientes**
- 6 maçãs
- 6 palitos de gengibre
- Frutose ou adoçante em pó para polvilhar (pode ser retirado)

**Modo de preparo**

Higienize as maçãs, retire o miolo com uma faca e depois coloque um palito de gengibre em cada uma e polvilhe com bastante frutose ou adoçante em pó.

Coloque em uma assadeira, cubra com papel-alumínio e leve para assar até a maçã murchar.

*Observação*: durante a cocção, bastante água da fruta será eliminada, que, ao se misturar com a frutose ou o adoçante, já forma uma calda, que poderá ser usada para servir.

Rendimento: 12 porções.

### PERA NA CALDA DE UVA
**Ingredientes**
- 3 peras cortadas ao meio
- Água
- 1 colher de sopa de amido de milho
- 1 pacote de suco artificial *light*
- 2 colheres de sopa de adoçante em pó

Modo de preparo

Dilua o suco em pó e o adoçante em água e coloque as peras para cozinhar até ficar *al dente*. Reserve-as.

Utilize 500 mL da água que foi usada para cozinhá-las para engrossar o amido, formando assim a calda.

Rendimento: 6 porções.

## IOGURTE DE FRUTAS (SEM ADOÇANTE)

Ingredientes

- 1 manga palmer
- 10 morangos grandes
- 2 iogurtes desnatados
- 1 envelope de gelatina sem sabor hidratada (hidrate-a com uma colher de sopa de água)
- Adoçante a gosto

Modo de preparo

Corte as frutas em cubos e reserve. Bata no liquidificador o iogurte, o adoçante e a gelatina hidratada, depois misture as frutas e leve à geladeira.

Rendimento: 6 a 8 porções.

## CREME DE MAÇÃ VERDE (SEM ADOÇANTE)

Ingredientes

- ½ litro de leite desnatado
- 1 gema
- 1 caixa de *flan* de baunilha *diet*
- 6 maçãs verdes

Modo de preparo

Higienize bem as maçãs e retire de uma forma íntegra toda a polpa e corte-a em cubos. Reserve também as cascas das maçãs.

Em seguida, bata o restante dos ingredientes no liquidificador e leve ao fogo até engrossar. Depois, acrescente a maçã verde e coloque dentro das cascas das maçãs já reservadas.

Rendimento: 12 porções.

## ROMEU E JULIETA

### Ingredientes

- 2 litros de leite desnatado
- 2 xícaras de chá de amido de milho
- 1 e ½ xícaras de chá de adoçante
- 1 e ½ copos de 200 mL de requeijão *light*
- Geleia de goiaba para cobrir

### Modo de preparo

Dissolva o amido e o adoçante no leite e leve ao fogo até engrossar, mexendo sempre. Acrescente o requeijão e deixe ferver.

Cubra com a geleia de goiaba e leve à geladeira para resfriar.

Rendimento: 20 porções.

## BANANA NA CALDA DE LARANJA

### Ingredientes

- 1 caixa de pudim de baunilha *diet*
- 400 mL de suco de laranja
- 3 bananas-prata
- Canela a gosto

### Modo de preparo

Misture o suco de laranja, o pudim e a canela e leve ao fogo até a fervura. Corte as bananas em rodelas finas, coloque em taças e despeje a calda já preparada em temperatura morna.

Rendimento: 4 porções.

## DELÍCIA DE KIWI

### Ingredientes

- 12 kiwis bem maduros
- 1 litro de leite desnatado
- 6 colheres de sopa de adoçante em pó
- 400 g de ricota fresca ralada

### Modo de preparo

Descasque e pique os kiwis. Coloque-os no fogo com 500 mL de água filtrada e o adoçante. Deixe cozinhar até secar metade da água e reserve-os. Bata no liquidificador a ricota ralada e o leite desnatado, acrescentando os kiwis cozidos. Bata bem. Coloque em forminhas individuais e leve para a geladeira.

Rendimento: 20 porções.

## PUDIM DE LEITE DE SOJA

### Ingredientes

- ¾ litro de leite de soja
- 6 ovos
- 1 e ½ caixas de pudim de coco *diet*
- ½ vidro de leite de coco
- 50 g de coco ralado
- 50 g de adoçante

### Modo de preparo

Bata todos os ingredientes no liquidificador e coloque em uma forma individual caramelizada. Leve para assar em banho-maria por aproximadamente 30 minutos, até ficar dourado. Servir gelado.

Rendimento: 20 porções

## TORTA DE CHOCOLATE COM DAMASCO

### Ingredientes

- 5 ovos
- ¼ litro de leite desnatado
- 400 g de ricota
- 1 pote de *cream cheese*
- 75 g de achocolatado *diet*
- ¼ xícara de adoçante
- 100 g de damasco picado

### Cobertura

1 caixa de pudim de chocolate *diet*

### Modo de preparo

Bata todos os ingredientes, menos o damasco, no liquidificador. Misture o damasco picado com a massa homogênea e coloque em uma forma untada para assar por aproximadamente 30 minutos, até a massa ficar firme. Tire da forma e deixe esfriar. Cubra com a cobertura de chocolate (abaixo).

Cobertura: siga as instruções da embalagem para preparo do pudim de chocolate.

Rendimento: 18 porções.

## CREME DE ABACAXI

### Ingredientes

- 1 abacaxi
- ½ litro de leite desnatado
- 1 colher de sopa cheia de amido de milho
- 1 copo de água
- Adoçante em pó a gosto
- Canela para decorar

Modo de preparo

    Descasque e corte o abacaxi em cubos e coloque no fogo para cozinhar com a água até secar. Misture o leite com o amido e o adoçante e acrescente ao abacaxi, mexendo até adquirir a consistência de creme. Deixe esfriar e está pronto para servir. Decore com canela.

Rendimento: 6 a 8 porções.

## *TARTELETTE* DE FRUTAS VERMELHAS

Ingredientes

- 4 pacotes de biscoito maisena
- 2 latas de refrigerante guaraná *light*

**Creme**

- 4 caixas de pudim de morango *diet*
- 300 g de geleia de frutas vermelhas *diet*
- 2 litros de leite desnatado

**Cobertura**

- 500 g de geleia de frutas vermelhas *diet*
- 1 caixa de 250 g de frutas vermelhas

Modo de preparo

    Molhe os biscoitos maisena no guaraná e amasse no fundo e na lateral da forma. Reserve. Desenforme e leve ao fogo o leite, o pudim de morango e a geleia até engrossar. Coloque no centro de cada forminha pronta e leve à geladeira.

    Cobertura: Leve a geleia e as frutas vermelhas ao fogo até virar caramelo e deixe cozinhar por 10 minutos. Cubra as forminhas com a cobertura e leve novamente à geladeira.

## MUSSE DE LIMÃO

Ingredientes

- 3 iogurtes desnatados

- Suco de 5 limões
- 1 gelatina de limão *diet*
- 1 ½ gelatina sem sabor
- 2 claras em neve
- Adoçante a gosto

## Modo de preparo

Dilua as gelatinas em ½ copo de água quente e coloque no liquidificador junto com o iogurte e o adoçante. Depois de bater, coloque o conteúdo em um refratário e acrescente o suco de limão e, por último, as claras em neve. Mexa bem e leve para gelar.

Rendimento: 8 porções.

### Poeira de estrelas...

Entre um gole de café e outro, e muitos e muitos cálculos, um grupo de astrônomos detectou pela primeira vez moléculas de açúcar ao redor de uma estrela jovem. A descoberta foi feita pelo telescópio Alma a 5 mil metros de altura no deserto do Atacama, no Chile. As partículas são do mesmo tipo usado para adoçar o cafezinho que manteve os cientistas acordados e fazem parte da lista de elementos essenciais para a formação do DNA. Leia-se a "VIDA".

Não chega a ser uma surpresa, já que as estrelas funcionam como fábricas de elementos químicos. Apenas três – hidrogênio, hélio e lítio – se formaram a partir do Big Bang, a grande explosão que deu origem ao universo. Todos os outros elementos que compõem aquela tabela periódica que você odiava usar na aula de química foram produzidos no núcleo dessas belezas que brilham em nosso céu. Por isso, não é apenas poético, mas também científico afirmar que somos poeira de estrelas. Com uma pitada de açúcar, porque ninguém é de ferro.[1]

# *Elas falam*

> " Quando meu marido me trocou por uma garota de 25 anos, eu sentenciei: vou cortar o açúcar de minha vida. Vou correr 10 km por dia, fazer plástica, me tornar uma deusa para ele voltar pra mim. Doce ilusão. O consumo de açúcar consegui controlar, mas percebi que minha autoestima não deveria ser aguçada pela vingança. Eu me olhei no espelho e falei: mamãe não passou açúcar em mim, mas eu gosto desse meu jeito mesmo assim."
>
> *Maria Isabel Assis, 47 anos, relações-públicas.*

> " Nunca fui fã de doces. Acho que sou do tipo mais salgado. Mas não abro mão de uma dose de *marshmallow* para apimentar o sexo oral. É uma explosão de prazer."
>
> *Alicia Mattos, 41 anos, artista plástica.*

# Pesos e medidas

"Faça do seu alimento o seu remédio."

*Hipócrates*

Todo mundo tem que cuidar do peso. Como já disse em capítulo anterior, tenho uma genética boa para não engordar, mas, com o passar do tempo, temos de nos cuidar mais, e eu não sou exceção.

Acontece que só passei a cuidar melhor da alimentação quando fiquei grávida. Antes disso, não me preocupava com o assunto. Não tinha tempo nem muito dinheiro e queria ser prática.

Trabalho desde os 17 anos, mas minha vida já era corrida antes disso. Ia para o colégio, almoçava, tomava ônibus e metrô para ir para as aulas de *ballet* e ainda andava bastante até chegar do outro lado da avenida, no centro da cidade. Saía de lá e ia para uma academia de dança. Duas vezes por semana dava aula de *ballet* para crianças. Era uma correria só! Talvez ter feito sempre tanta atividade física tenha me ajudado a manter o peso. Chegava em casa, comia qualquer coisa e cama!

Aos 17 anos, entrei na faculdade e comecei a trabalhar como modelo fotográfico. Não tinha horário para nada. Cheguei a dormir muitas noites no estúdio Abril. Fotografávamos até de madrugada e, no dia seguinte, tinha uma capa de revista para fazer às sete da manhã. Nem voltava para casa. Num sofá, eu me ajeitava e dormia para valer, sono pesado mesmo. No dia seguinte, o pessoal da outra produção chegava com uma das melhores parcerias inventadas no mundo: pão com manteiga e um copo de leite para acompanhar. E era disso, literalmente, que eu vivia.

Na hora do almoço, quando dava tempo, corria para casa. Senão, parava numa lanchonete e comia aquele hambúrguer com batata frita – que eu como até hoje. Irresistível! E quando eu aparecia em casa de tarde ou à noite, minha mãe logo tratava de bater uma vitamina de leite com alguma fruta. Exatamente como eu faço com meu filho hoje. A minha preferida ainda é a de abacate.

Aos 18 anos, passei um tempo fora do Brasil fotografando como modelo. Nenhuma preocupação em ter uma alimentação adequada. Fora do trabalho, cedia à tentação de comer o que estivesse ao alcance e fosse barato. Claro que não era sempre o mais saudável. A não ser peixe, no Japão. E sopa de cobra no Marrocos, que dizem ser muito nutritiva. Claro que só fiquei sabendo que a sopa era de cobra depois de raspar o prato numa degustação após um trabalho. Se soubesse antes, acho que não teria comido! Depois, ainda durante um *show*, enrolaram uma cobra no meu pescoço. Que medo! Mas isso é outra história.

O que me ajudou muito a manter o peso foi ter feito parte da Ford, uma das melhores e mais conceituadas agências do mundo. Os cuidados que eles tinham para que ficássemos em forma eram incríveis. Durante os *castings*, que são visitas aos clientes, éramos acompanhadas por uma *booker* (que é quem marca o trabalho para as modelos). Elas eram jogo duro. Passávamos em frente a sorveterias morrendo de calor (a temperatura no verão no Japão, passa dos 40 graus) e cheias de vontade de nos acabar num Häagen-Dazs®, mas a *booker* fazia a gente correr dali. E ainda tinha uma lenda que dizia que, se saíssemos do peso, voltaríamos para a casa antes do fim do contrato. Isso era tudo o que não queríamos naquele momento.

Em Tóquio, numa noite de muito calor e insônia, saí com minha companheira de quarto, Julie Kowarick, para tomar sorvete, de pijama mesmo, tamanha era a vontade. Ficávamos imaginando que tudo naquele país era tão diferente que ninguém saberia se estávamos de pijama ou se aquilo era moda… Mas lá ninguém liga para a vida de ninguém. Que idade boa. A gente se permite tanta coisa que depois não tem mais coragem de fazer, né? Pura farra! Deliciar-se com aquele sorvete tão desejado foi uma sensação maravilhosa.

Tudo mudou quando engravidei. E isso não aconteceu só comigo, muitas mulheres passaram por essa transformação também. A gente fica mobilizada em fazer tudo o que é melhor para o bebê. Os hábitos mudam. Antes da gestação, eu torcia o nariz para vários alimentos que, acabei percebendo, não eram tão ruins. Até brócolis, tão malfalado, passei a comer com gosto.

Com a gravidez, passei a me preocupar em ter uma alimentação saudável. E desde então me apaixonei por gastronomia e nutrição. Adoro ler sobre alimentos naturais e funcionais, e mudei meus hábitos. Não sou uma fundamentalista, mas sei perfeitamente o que faz e o que não faz bem.

Claro que gosto de uma vitela à milanesa, um filé à parmegiana com batatas fritas ou de um camarão à provençal. Tudo isso contribui para eu ser mais feliz e bem-humorada. Mas obedeço à lei da compensação. No dia seguinte, dou uma maneirada. Não deixo acumular muito. Um dos segredos é esse. Senão, com certeza, vai ficar bem mais difícil. De forma geral, minha alimentação é bem equilibrada.

Depois que tive bebê, dei uma secada. Fiquei mais magra do que era antes de engravidar. Os especialistas dizem que amamentar ajuda. Eu amamentei durante oito meses. Sim, fiquei com o peito rachado, sangrando, senti muita dor, mas não desisti. Sabia o quanto a amamentação era importante para a saúde do meu filho. Aí, respirava fundo e esquecia. Graças a Deus, eu tinha tanto leite que dava leite para o filho da minha vizinha, que não tinha uma gota. Ela estava quase ficando deprimida, triste mesmo, quando eu disse a ela que faria isso de coração. Fiquei muito feliz em poder ajudá-la. Fez muito bem para mim.

O bom no meu caso é que emagreci de forma natural. Não tinha essa pressa maluca que algumas mulheres têm, principalmente celebridades, de querer mostrar às outras mulheres que conseguem perder em um ou dois meses tudo o que engordaram durante a gravidez toda. Para quê? Vão ganhar o que com isso? Um prêmio, uma medalha? Eu não entendo. Qual o grau de satisfação de uma emagrecer mais rápido do que a outra?

Cada um tem seu ritmo, cada organismo reage de um jeito. Por isso, quando minhas amigas me contam que fizeram dietas milagrosas, desconfio. Acredito que tudo tem de ser personalizado, individual. Não dá para todo mundo seguir a mesma dieta. O que funciona para um, pode não funcionar para outro. Pelo menos não a longo prazo. Acredito que a única dieta que funciona ao longo do

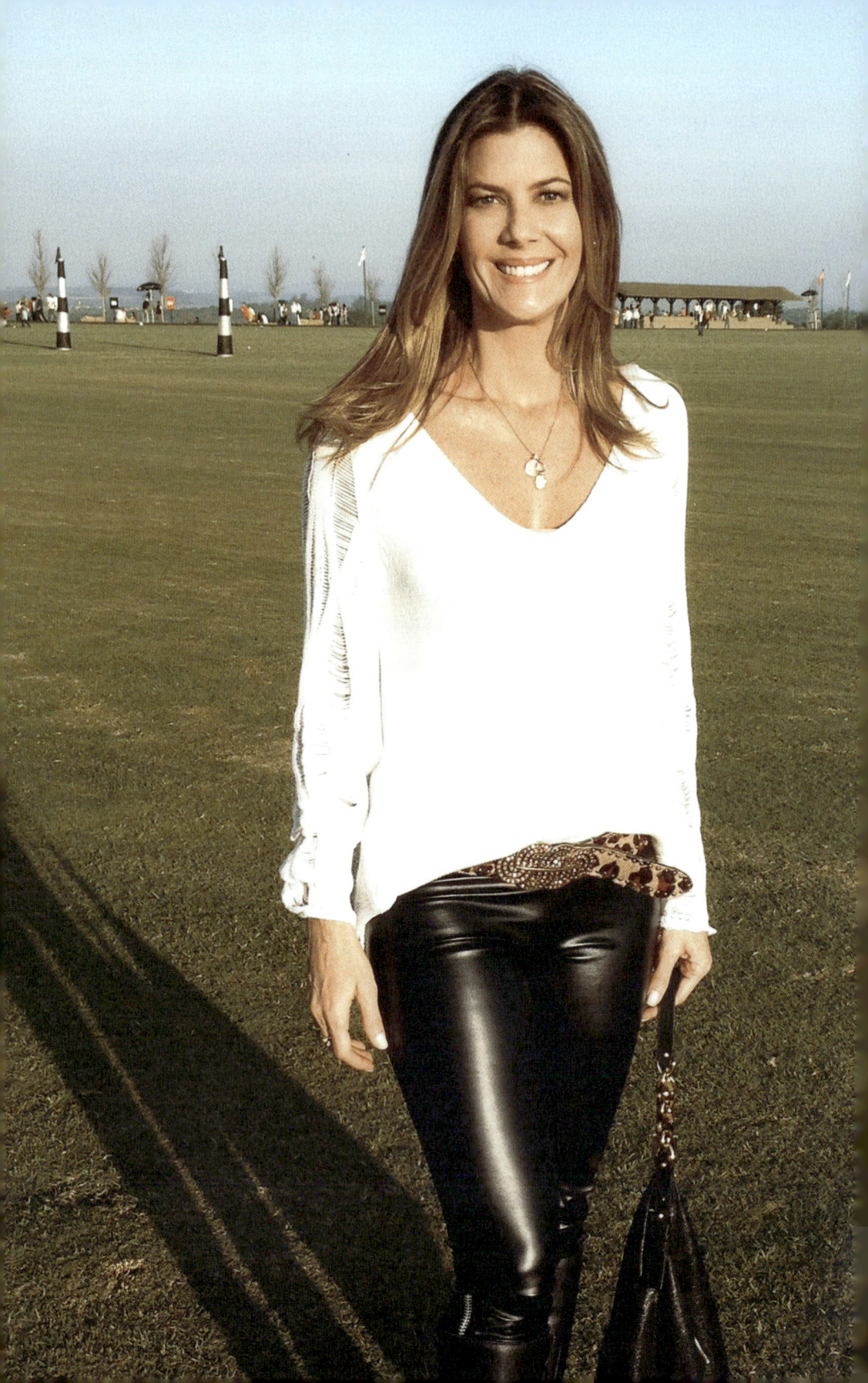

tempo é a da mudança de hábitos alimentares. Reeducar o organismo. As dietas propagadas como milagrosas podem resolver a curto prazo, mas a pessoa volta a engordar se não fizer o organismo entender que as coisas mudaram.

Há pouco tempo, cedi à insistência de uma amiga para que eu marcasse uma consulta com uma nutróloga. Na verdade, ela marcou para mim. A médica me olhou e foi logo dizendo: "O que você está fazendo aqui? Você não precisa emagrecer!".

Não gostei. O fato de eu estar magra não significa que eu esteja saudável! Queria ter certeza de que minha alimentação era balanceada. Mas achei interessante ela ter me pedido exames para ver se eu tinha intolerância a lactose e a glúten. E não é que eu estava com intolerância a lactose?! Fiz uma desintoxicação de tudo o que leva leite durante três meses.

Antes de discutir a minha alimentação, ela pediu que eu tirasse a roupa em frente ao espelho e dissesse o que me incomodava no meu corpo. Perguntou se eu queria fazer aplicações com aparelhos ou com medicamentos para me livrar das gordurinhas que ficam em cima do joelho.

– Nossa, nunca reparei que existia gordura em cima do joelho – disse eu.

– E aqui, na barriga? Para isso, temos um aparelho que muda a barriga – ela prosseguiu.

– Como assim, muda a barriga?

– É que muda a forma, fica chapada, o umbigo entra.

Nessa hora, comecei a ficar aflita. Tudo bem que algumas coisas no meu corpo não me agradam, mas não a ponto de querer mudá-las.

– Olha, muito obrigada – eu disse. – Eu me importo, sim, com a minha aparência, mas não estou a fim de me livrar de coisas que, no fundo, me incomodam pouco. Nem acho que o padrão de beleza tenha de ser o mesmo para todo mundo.

Quando a gente pensa dessa maneira, fica tudo mais fácil e divertido. Saí de lá gostando mais de mim do que quando entrei.

É claro que hoje presto mais atenção ao que eu como do que aos 17 anos. A gente tem filho, o corpo muda, o metabolismo fica mais lento, mas sabe que eu me acho mais bonita hoje do que aos 17?

## PIRÂMIDE

Segundo a endocrinologista Dra. Claudia Cozer, os energéticos da base devem ser diminuídos; e os energéticos do topo, "restringidos" ao máximo, a fim de evitar o ganho de peso.

Mas, atenção, não é para cortar! Porque são alimentos importantes para dar energia, principalmente para as mulheres que fazem atividade física. É para ter controle na quantidade e diminuir as porções.

Essa orientação não se aplica a gestantes, lactantes, atletas, jovens em fase de crescimento e crianças.

E não se esqueça da água: beber água não emagrece, mas quem ingere água adequadamente tem um apetite menor e "belisca" menos.

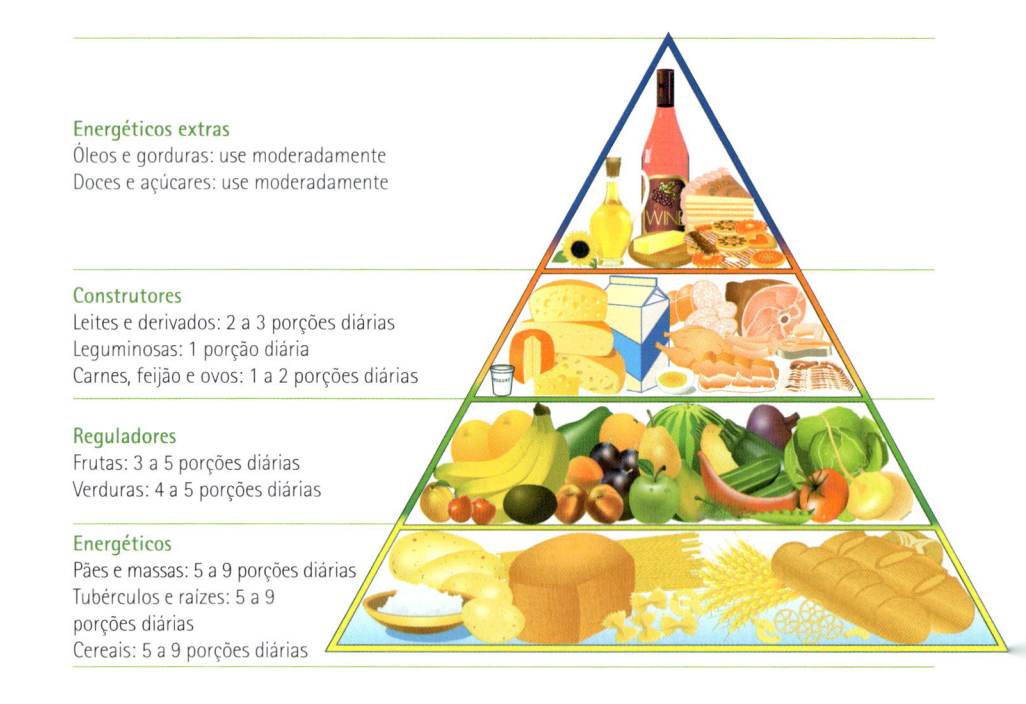

**Energéticos extras**
Óleos e gorduras: use moderadamente
Doces e açúcares: use moderadamente

**Construtores**
Leites e derivados: 2 a 3 porções diárias
Leguminosas: 1 porção diária
Carnes, feijão e ovos: 1 a 2 porções diárias

**Reguladores**
Frutas: 3 a 5 porções diárias
Verduras: 4 a 5 porções diárias

**Energéticos**
Pães e massas: 5 a 9 porções diárias
Tubérculos e raízes: 5 a 9 porções diárias
Cereais: 5 a 9 porções diárias

## DÁ PARA SER FELIZ DEPOIS DOS 40!

As mulheres reclamam que é mais difícil emagrecer depois dos 40. E os médicos, para a nossa tristeza, dizem, na maioria dos casos, que é isso mesmo.

O que contribui é que, nessa fase da vida, as pessoas têm melhores condições de vida e, consequentemente, vão mais a restaurantes, viajam e comem mais. O ideal, diz o professor de nutrição da USP, é ter uma alimentação saudável sempre e não ficar seguindo dietas de tempos em tempos. Os hábitos devem ser saudáveis, e dentro desse padrão devem ser colocadas as exceções.

Ele explica que engordamos por conta de um desequilíbrio entre consumo e gasto de energia. E que as mudanças do corpo devem levar em conta não só o peso, mas uma detalhada avaliação de composição corporal.

Mitos devem ser esquecidos, diz ele. Cortar os carboidratos, por exemplo, promove sim uma rápida perda de peso. Mas isso acontece porque houve uma redução de massa magra e não de gordura. E, quando a pessoa volta a ingerir carboidratos, recupera o peso perdido e refaz os estoques de carboidrato nos músculos.

Mais do que apenas a estética, alerta o nutricionista, a qualidade de vida é fundamental. O acúmulo de gordura corporal pode ter consequências nocivas para a saúde das pessoas. Principalmente se isso ocorrer na região abdominal, o que promove o aumento de colesterol, de triglicérides e, consequentemente, aparece o diabetes.

E, sim, diz o professor Antonio Lancha Jr., os refrigerantes devem ser evitados, porque possuem substâncias que prejudicam o processo de calcificação óssea.

Quando a mulher entra no período do climatério (pré-menopausa), deve aumentar o consumo de alimentos derivados de soja e de peixe (que tem ômega 3), o que ajuda a reduzir os efeitos da menopausa no organismo.

Não existem alimentos proibidos, mas evitar os gordurosos é recomendável na menopausa, que normalmente já vem com aumento de peso. E olha que boa notícia: o chocolate tem a vantagem de melhorar o humor por causa dos flavonoides, uma substância que atua no cérebro, aliviando os efeitos da ansiedade e da depressão. Já os sucos detox não desintoxicam, mas podem ser boas fontes de fibras, vitaminas e minerais.

### O poder das vermelhinhas

Frutas silvestres com granola combinam com saladas ou nos intervalos das refeições. Todas têm uma cor avermelhada, um sabor tentador e fazem bem à saúde. São os morangos, os mirtilos, as groselhas, as framboesas, as amoras, as romãs, *goji berry*... Dizem os especialistas que – além de deliciosas – essas frutas nos ajudam a manter o organismo saudável e retardam o envelhecimento. Têm poucas calorias, fazem bem à pele, protegem o coração. Pesquisadores da Universidade de Harvard, nos Estados Unidos, fizeram um estudo com dois grupos de mulheres: um que não consumia *berries* e outro que comia três vezes por semana. Conclusão? O grupo que ingere as frutas vermelhas tem 35% menos risco de ter um ataque cardíaco.

Os mirtilos, por exemplo, são antioxidantes. São vermelhos por causa de um pigmento, a antocionina, que, associado à vitamina B1, ajuda a transformar os nutrientes em energia. Protegem nosso corpo, o sistema nervoso, os rins e o aparelho digestivo.

Os morangos previnem determinados tipos de câncer e fortalecem os olhos e a pele.

O *cranberry* previne a infecção urinária. A fruta tem uma substância que elimina a ação das bactérias na parede da bexiga.

Essas frutas ajudam a combater o estresse e, quando consumidas regularmente, podem ajudar a prevenir doenças crônicas não transmissíveis. Também retardam sintomas de envelhecimento como perda de memória, depressão e os efeitos da idade (eba!). E ainda ajudam na dieta!

## Coisa bonita [gordinha]

"Amo você assim, e não sei por que tanto sacrifício
Ginástica, dieta, não sei pra que tanto exercício.
Olha, eu não me incomodo, um quilinho a mais não é antiestético.
Pode até me beijar, pode me lamber, que eu sou dietético."

Roberto Carlos

Só um rei para salvar nossas frustrações! OK, Roberto, você venceu no quesito gentileza. Mas na prática o que a gente vê por aí é bem diferente...

Mensagens publicitárias prometem sempre o melhor. O tom, quando se trata de emagrecimento, geralmente é assim: "emagreça comendo de tudo", "saiba como emagrecer comendo o que gosta", "descubra sua dieta ideal", "dieta de inverno", "dieta de verão", "manual de emagrecimento", "como perder a barriga em dez dias", "adeus aos culotes", "abaixo as celulites"! Uau! Quantas mágicas promete a mídia!

E as dietas da moda? Já vimos a do abacaxi, da lua, dieta zero carboidrato, dieta zero proteína, dieta dos pontos, dos sucos, das sopas, ufa...

O fato é que, para emagrecer, não existe milagre. Desculpe se estou repetindo algo que você já leu ou ouviu e não gostou. Por isso mesmo vou repetir: não tem milagre. Uma ou outra receita pode até funcionar por um tempo, mas a maioria das dietas trata os sintomas e não as causas. Por isso, o corpo volta à forma antiga. É o famoso efeito sanfona.

O que funciona a longo prazo é a alimentação balanceada. Você faria uma dessas dietas da moda a vida toda? Se respondeu que não, é porque ela não serve para manter o peso. A maioria prioriza só um tipo de alimento e ignora a variedade de alimentos que faz a alimentação se tornar saudável. Inclua legumes, verduras, frutas e muita atividade física, assunto do qual trato em outra parte do livro, mas que não custa abordar aqui também. Mas... e os prazeres do paladar, onde ficam?

O difícil é começar. O difícil é chegar àquele momento no qual misturamos energia, motivação, persistência e muita paixão... por nós mesmas. O momento de enfrentar com vontade genuína de vencer os números indesejáveis na balança e os centímetros supérfluos – ambos com aquela indesejável mania de aumentar. E depois dessa conquista, que vai te deixar muito animada e feliz, vem a parte talvez mais difícil: manter o que se conquistou. É muito importante ter em mente o objetivo certo. E isso varia de pessoa para pessoa. O ideal de beleza feminina propagado no nosso mundo moderno é o da mulher magra. Revistas de moda, figuras de celebridades do cinema, vitrines das grandes marcas, todas martelam o culto à magreza. Mulher magra é o alvo a ser atingido. Nem sempre foi assim na história, e essa cultura da magreza, na minha opinião, é em muitos casos uma falsificação, feita por meio de retoques e edição de imagens consagradas por um *software* conhecido como Photoshop. Ou seja, mulheres normais – digo, de medidas normais, não necessariamente tão magras quanto se acha que toda mulher deveria ser – acabam sendo fotografadas e artificialmente reduzidas a medidas que não são nem saudáveis nem encontradas na realidade. A mulher ideal é inatingível. E é uma frustração para qualquer uma, da mais jovem à mais velha. O pior é a sensação de que, se a pessoa é magra como aparece na propaganda, a vida fica fácil, perfeita, tudo dá certo.

Depois de passar tantos anos da minha vida como modelo, vai aqui meu recado aos competentes fotógrafos e editores profissionais. Que tal mostrar mulheres como elas são? Quer fazer Photoshop, dar uma amenizada nos sinais do tempo, tudo bem, mas sem exageros. Às vezes, na tentativa de apagar as rugas ou celulites, chega a sumir um umbigo ou uma axila! Será que, inclusive, não venderia muito mais mostrar como uma mulher está bem na sua idade, seja ela qual for? Porque mesmo sabendo que é Photoshop, quem vê a imagem se sente mal, porque nunca vai conseguir chegar àquele padrão, que na verdade não é real.

Mas se é perder peso que você tem como meta, vamos tentar fazer isso do jeito saudável. Sem cometer loucuras, sem promessas, mas com muita torcida para que você consiga chegar ao peso que deseja e fique de bem com a vida. E com o seu corpo, claro.

Imagine que daqui para a frente o que você come vai fazer toda a diferença na sua saúde. Quando somos bem jovens, o organismo se recupera rapidamente de qualquer excesso. À medida que avançamos na idade, o que comemos torna-se determinante em como nos sentimos. Pode, por exemplo, diminuir a capacidade das células de utilizar nutrientes vitais e eliminar toxinas. Então pense muito bem antes de topar essas dietas malucas. Se você tirar os excessos – açúcar, álcool, alimentos gordurosos, frituras – e comer de três em três horas em poucas quantidades, já vai se sentir menos inchada. Claro que a quantidade de calorias que você deve ingerir vai depender de quantas calorias você vai gastar.

Numa palestra, ouvi o psiquiatra Flavio Gikovate dizer que mudar é a coisa mais difícil. "Nós somos governados por hábitos, e hábitos são coisas que fazemos praticamente sem pensar." Para mudar hábitos é preciso muita vontade e persistência.

Pensar em se alimentar de maneira saudável é mais importante do que pensar em comer o que emagrece. São os hábitos saudáveis que farão você se sentir melhor, mais disposta. E uma alimentação saudável é para sempre. Então, aproveite, leve o desenho da pirâmide a seguir para o supermercado e faça as compras pensando nas dicas da especialista! Você vai conseguir!

## ATAQUES NOTURNOS, NÃO!

A força de vontade funcionou durante o dia todo. Dieta firme, nota mil. Aí chega a noite e, do nada, no meio de um programa de TV, de um livro ou até do sono, lá está você fazendo uma investigação na geladeira, no armário da cozinha, e atacando o que encontrar... Resto de arroz, pão, pedaço de queijo, musse de chocolate e sabe-se lá mais o quê...

E, claro, logo vem a culpa, a falta de sono e por aí vai. Mas por que acontece isso?

Os especialistas dizem que é à noite que pagamos os erros cometidos durante o dia. Se não comemos bem, as células não têm como se regenerar e o corpo pede alimentos para se recompor.

E não adianta um jantar reforçado, porque o corpo demora quatro horas para assimilar os alimentos.

O professor Lancha Jr. diz que isso pode ser sinal de que há um desequilíbrio no jantar ou mesmo na alimentação do dia anterior. Nesse momento, no meio da noite, é possível tomar um copo de suco, ou tomar um iogurte e então voltar a dormir. É muito difícil dormir com fome, por isso é preciso consumir algo, mas leve e de fácil digestão.

Então, para evitar os ataques noturnos, siga estas dicas:

Coma quatro vezes por dia, respeitando as necessidades do corpo (leia a entrevista da endocrinologista Claudia Cozer, na página 151), e algo leve no jantar.

Elimine da cozinha as tentações.

Se a vontade for voraz, procure outra coisa para fazer. Leia um livro, assista a um filme com um ator maravilhoso, ou vá namorar seu marido. Ele vai adorar! Só não diga que você está ali porque quer distrair sua fome!

### Café de rainha

Sabe aquela história de que o café deve ser de uma rainha, o almoço de uma princesa e o jantar de uma plebeia? Pois é. Esse simbolismo representa o que de fato deve ocorrer na nossa alimentação. Devemos reduzir o consumo ao longo do dia, visto que nosso gasto calórico também vai reduzindo.

E a atividade física é fundamental, diz o professor Lancha Jr., nos últimos trinta anos reduzimos em cerca de 400 kcal nosso gasto calórico diário por conta de todo conforto que temos: carro automático, escadas rolantes, máquinas de lavar etc. Para quem passou dos 40, o ideal é fazer uma atividade aeróbica, por exemplo, caminhada ou bicicleta, outra de fortalecimento muscular (musculação ou pilates) e, se possível, mais uma que trabalhe a coordenação (tênis ou vôlei, por exemplo).

E a receitinha do professor Lancha Jr. para a gente ser feliz: ser prioridade na própria agenda. Evitar comprometer atividades físicas e alimentação em prol de outros compromissos. Evitar soluções mágicas na alimentação. Encarar a atividade física como prazer e não como punição.

## BATE-PAPO COM O ESPECIALISTA

**Dra. Claudia Cozer** é doutora em Endocrinologia e Metabolismo pela FMUSP e coordenadora do Núcleo de Obesidade e Transtorno Alimentar do Hospital Sírio-Libanês.

### EXISTE UM CORPO IDEAL? SE SIM, COMO ELE SERIA E COMO CHEGAR A ELE?

Existe um corpo "genético", o qual viemos programados para ter, é uma herança familiar. Esse corpo sofre influências positivas no decorrer da vida, dependendo de uma atividade física regular, alimentação equilibrada e um controle do peso; e também de influências negativas, como ganho de peso, tabagismo, uso de drogas, álcool e sedentarismo. Mas existe um ponto em que, apesar dos esforços, não se consegue mudar essa programação genética e atingir um peso ou uma imagem corporal com a qual se sonha. É importante ter noção desse limite para controlar as falsas expectativas e evitar sonhos irreais sobre o corpo ideal. E o corpo ideal é aquele em que a pessoa esteja saudável e fisicamente bem.

Existem tabelas de peso ideal para cada altura e cálculo de índice de massa corpórea (IMC) (ver tabelas na página seguinte). Quanto mais próximos dos índices da normalidade desses parâmetros, maiores as chances de um bem-estar e boa qualidade de vida.

As pessoas têm de buscar hábitos saudáveis, peso controlado, exames satisfatórios e não um corpo ideal. De que adianta ser magérrima, mas cansada, desanimada, com carências vitamínicas, estressada para manter esse peso, comendo muitas vezes alimentos inadequados e sendo sempre prisioneira de um ideal inatingível?

Muitas mulheres se espelham nos corpos das modelos. Mas o fato é que, primeiro, existe muito Photoshop hoje em dia e, depois, é preciso entender que cada pessoa tem um biotipo, não é mesmo?

Devemos entender as limitações da nossa herança genética e do nosso perfil orgânico. Mesmo porque os atletas, as bailarinas e as modelos vivem exclusivamente com a finalidade de buscar um corpo adequado para a sua profissão, treinam horas por dia. Ao contrário de pessoas que têm outras pro-

Tabela altura x peso ideal.

| Peso/altura | 40 | 45 | 50 | 55 | 60 | 65 | 70 | 75 | 80 | 85 | 90 | 95 | 100 | 105 | 110 | 115 | 120 | 125 | 130 |
|---|---|---|---|---|---|---|---|---|---|---|---|---|---|---|---|---|---|---|---|
| 1,40 | 20,41 | 22,96 | 25,51 | 28,06 | 30,61 | 33,16 | 35,71 | 38,27 | 40,82 | 43,37 | 45,92 | 48,47 | 51,02 | 53,57 | 56,12 | 58,67 | 61,22 | 63,78 | 66,33 |
| 1,45 | 19,02 | 21,40 | 23,78 | 26,16 | 28,54 | 30,92 | 33,29 | 35,67 | 38,05 | 40,43 | 42,81 | 45,16 | 47,56 | 49,94 | 52,32 | 54,70 | 57,07 | 59,45 | 61,83 |
| 1,50 | 17,78 | 20,00 | 22,22 | 24,44 | 28,67 | 28,89 | 31,11 | 33,33 | 35,56 | 37,78 | 40,00 | 42,22 | 44,44 | 46,67 | 48,89 | 51,11 | 53,33 | 55,56 | 57,78 |
| 1,55 | 16,65 | 18,73 | 20,81 | 22,89 | 24,97 | 27,06 | 29,14 | 31,22 | 33,30 | 35,38 | 37,48 | 39,54 | 41,62 | 43,70 | 45,79 | 47,87 | 49,95 | 52,03 | 54,11 |
| 1,60 | 15,63 | 17,58 | 19,53 | 21,48 | 23,44 | 25,39 | 27,34 | 29,30 | 31,25 | 33,20 | 35,16 | 37,11 | 39,06 | 41,02 | 42,97 | 44,92 | 46,88 | 48,83 | 50,78 |
| 1,65 | 14,69 | 16,53 | 18,37 | 20,20 | 22,04 | 23,88 | 25,71 | 27,55 | 29,38 | 31,22 | 33,06 | 34,89 | 36,73 | 38,57 | 40,40 | 42,24 | 44,08 | 45,91 | 47,75 |
| 1,70 | 13,84 | 15,57 | 17,30 | 19,03 | 20,76 | 22,49 | 24,22 | 25,95 | 27,68 | 29,41 | 31,14 | 32,87 | 34,60 | 36,33 | 38,06 | 39,79 | 41,52 | 43,25 | 44,98 |
| 1,75 | 13,06 | 14,69 | 16,33 | 17,96 | 19,59 | 21,22 | 22,86 | 24,49 | 26,12 | 27,76 | 29,39 | 31,02 | 32,85 | 34,29 | 35,92 | 37,55 | 39,18 | 40,82 | 42,45 |
| 1,80 | 12,35 | 13,89 | 15,43 | 16,98 | 18,52 | 20,06 | 21,60 | 23,15 | 24,69 | 26,23 | 27,78 | 29,32 | 30,86 | 32,41 | 33,95 | 35,49 | 37,04 | 38,58 | 40,12 |
| 1,85 | 11,69 | 13,15 | 14,61 | 16,07 | 17,53 | 18,99 | 20,45 | 21,91 | 23,37 | 24,84 | 26,30 | 27,76 | 29,22 | 30,68 | 32,14 | 33,60 | 35,06 | 36,52 | 37,98 |
| 1,90 | 11,08 | 12,47 | 13,85 | 15,24 | 16,62 | 18,01 | 19,39 | 20,78 | 22,16 | 23,55 | 24,93 | 26,32 | 27,70 | 29,09 | 30,47 | 31,80 | 33,24 | 34,83 | 36,01 |
| 1,95 | 10,52 | 11,83 | 13,15 | 14,46 | 15,78 | 17,09 | 18,41 | 19,72 | 21,04 | 22,35 | 23,67 | 24,98 | 26,30 | 27,61 | 28,93 | 30,24 | 31,58 | 32,87 | 34,19 |
| 2,00 | 10,00 | 11,25 | 12,50 | 13,75 | 15,00 | 16,25 | 17,50 | 18,75 | 20,00 | 21,25 | 22,50 | 23,75 | 25,00 | 26,25 | 27,50 | 28,75 | 30,00 | 31,25 | 32,50 |

Índice de IMC.

Abaixo do peso ideal: IMC inferior a 20

Peso normal: IMC entre 20 e 24

Excesso de peso: IMC entre 25 e 29

Obesidade: IMC entre 30 e 35

Superobesidade: IMC superior a 35

fissões, prioridades, rotinas e pouco tempo para uma atividade física regular. Mas acho importante nos espelharmos em modelos saudáveis para que não descuidemos de manter uma atividade física, de controlar a alimentação, de evitar abusos de álcool ou outros produtos, enfim, procurarmos um estilo de vida com qualidade.

## EXISTE UMA DIETA IDEAL? QUAIS SÃO OS PRIMEIROS PASSOS?

A dieta ideal é comer de maneira variada e de tudo, dentro de limites de quantidade e qualidade. As dietas restritivas são úteis para perder peso rápido, mas, como se tornam monótonas, as pessoas as abandonam e voltam a ganhar peso. Administrar a alimentação é o mesmo que administrar suas finanças. Não se pode comprar tudo o que se sonha na hora e na quantidade que se quer. Tem que haver um controle de consumo e, muitas vezes, passar algumas vontades. Os produtos mais calóricos devem ser consumidos em frequência e quantidades menores do que os demais alimentos. Cada indivíduo, dependendo do sexo, da raça, da idade e da atividade física, tem uma quantidade de calorias diárias a gastar. Só se ganha peso quando as calorias consumidas estão acima das que se gastam. Pode-se comer de tudo, contanto que haja um controle nas quantidades e na frequência.

Como com o dinheiro, é preciso ter noção de quanto se pode gastar e com o quê.

## O QUE É UMA DIETA SAUDÁVEL?

É uma dieta que se encaixa no estilo de vida do indivíduo, que respeita suas preferências alimentares, seus hábitos, suas tradições e rotinas; em que nada é proibido, apenas controlado. Não pode ser nada rígido ou monótono. Sabemos, hoje, por diversos estudos, que alguns alimentos são mais calóricos do que outros, interferem mais no metabolismo; que existe uma alimentação adequada para quem faz esporte, e para as diversas fases da vida. Portanto, a dieta deve ser muito individualizada e respeitando o perfil e a disponibilidade de atividade de cada um. Mas, sempre que possível, ter na sua composição todos os grupos alimentares e nutrientes necessários ao funcionamento do organismo.

## O MELHOR É MUDAR A ALIMENTAÇÃO A LONGO PRAZO?

Mudar hábitos (sejam quais forem) não é fácil. Portanto o ideal é mudar de forma gradativa e constante. Negociar com o indivíduo cada mudança, para que seja aceitável e para que ele entenda o objetivo dessa mudança.

## AS DIETAS À BASE SÓ DE PROTEÍNAS OU DE CARBOIDRATOS FUNCIONAM?

Sempre que se retira um grupo alimentar, acaba-se perdendo peso. Assim como a dieta da sopa, das frutas, dos *shakes*... Todas reduzem o peso, mas por não seguirem uma orientação equilibrada e saudável, rapidamente ficam enjoativas e são abandonadas. Dependendo da alimentação adotada, podem-se desenvolver certas carências e deficiências nutricionais. Por isso, adolescentes e indivíduos que praticam esportes não devem restringir a ingestão de carboidratos. Copiar uma dieta de um *site* ou revista muitas vezes pode ser prejudicial nutricionalmente, como também favorecer o aparecimento de transtornos alimentares. Às vezes, começa-se com uma dieta simples, mas restritiva, e se evolui para uma anorexia ou compulsão alimentar.

## QUAL A SUA OPINIÃO SOBRE AS DIETAS DO TIPO "DO ABACAXI", "BEVERLY HILLS", "DA LUA", OU OUTRAS DE QUE EVENTUALMENTE TENHA OUVIDO FALAR?

São dietas de moda, nada saudáveis ou equilibradas, que a longo prazo podem causar carências de vitaminas, monótonas e levar a recuperar rapidamente o peso perdido. Em outras palavras, quando se cansa dessa alimentação e volta-se a comer de tudo, recupera-se o peso com facilidade.

## É VERDADE QUE BASTA FECHAR A BOCA PARA EMAGRECER?

Normalmente a diminuição da ingestão de calorias faz o indivíduo emagrecer. Sempre que a ingestão for menor que o gasto energético basal, perde-se peso. Mas existem casos em que o indivíduo come realmente pouco e não emagrece satisfatoriamente. Isso ocorre por alteração do metabolismo (é o que chamamos de gasto calórico baixo). O importante é comer de forma correta, equilibrada e saudável, mas não ficar sem comer ou abolir refeições.

## E OS REMÉDIOS? CRIAM DEPENDÊNCIA? É VERDADE QUE O PESO VOLTA DEPOIS QUE VOCÊ PARA DE TOMAR?

Os remédios ajudam a diminuir o apetite e a ingerir menos calorias. Em alguns casos, essas medicações ajudam a controlar as compulsões alimentares dos indivíduos. Quando essas medicações são suspensas, o indivíduo precisa estar adaptado a comer volumes menores. Se isso não ocorre e volta-se a comer quantidades como antes da medicação, o peso é recuperado. É por isso que consideramos a obesidade uma doença crônica e, em muitos casos, mantém-se a medicação por longos períodos. Nosso estômago é um órgão elástico, que se adapta ao volume do que é submetido. Quanto mais se come, mais vontade se tem de comer. Junto com a medicação que reduz a ingestão, deve-se fazer a reeducação alimentar, a fim de programar o paciente para uma futura retirada da medicação.

## QUEM TOMA REMÉDIOS PARA EMAGRECER PODE INGERIR ÁLCOOL?

No Brasil, hoje, nós só temos um moderador de apetite autorizado: sibutramina. A venda está vinculada a um controle médico rigoroso e frequente. Alguns pacientes não podem fazer uso dessa medicação e não é recomendado associá-la ao álcool. A sibutramina potencializa o efeito do álcool no organismo e alcooliza o indivíduo mais rapidamente.

## OS SPAS FUNCIONAM? COMO APROVEITAR BEM A EXPERIÊNCIA?

Os SPAs levam o indivíduo a um controle alimentar e ao estímulo da atividade física, em um ambiente livre de estresse. É importante como um controle do peso inicial e para começar a adotar hábitos saudáveis, funcionando como um incentivo primário. Acreditar que basta ir a um SPA para adquirir um peso adequado é irreal. Mesmo porque perder peso é um investimento de longo prazo e para sempre. Portanto o indivíduo, quando sai do SPA, tem de readaptar sua rotina para tentar manter os novos hábitos adquiridos: continuar com a atividade física e o controle das calorias.

SPAs muito restritivos (com aporte menor do que 800 calorias por dia) acabam levando a um efeito rebote, por alterar o metabolismo. Perde-se peso durante a restrição alimentar e volta-se a ganhar rapidamente quando se come mais.

## O QUE PROVOCA E COMO EVITAR E COMBATER A FLACIDEZ, AS CELULITES, AS ESTRIAS, AS VARIZES?

Isso é uma tendência genética. O ganho e a perda de peso recorrente facilitam o aparecimento das estrias, pelo estiramento da pele, e da flacidez. O excesso de peso ajuda a acumular gordura em forma de favos no subcutâneo (celulite). Isso são sinais dermatológicos que muitas vezes não estão ligados ao peso.

## E AS DIETAS DESINTOXICANTES – COMO DETOX – QUE ESTÃO SUPER NA MODA, FUNCIONAM? SÃO SAUDÁVEIS?

Não existem estudos científicos comprovando vantagem nesse tipo de dieta. Devem ser usadas com muita cautela porque podem predispor quadros de anorexia, ansiedade e deficiências nutricionais. Não devem ser feitas por adolescentes, idosos e gestantes.

## E A DIETA DE LÍQUIDOS? POR QUANTO TEMPO E EM QUE CASOS É PERMITIDA? PODE CAUSAR DESIDRATAÇÃO?

A dieta líquida só está indicada após alguns procedimentos cirúrgicos ou como parte de tratamento de algumas patologias. Não é recomendada como opção para perda de peso.

### DIETA DE UMA DIVA

Já vimos muitas dietas estranhas que dizem ser milagrosas. Mas a dieta da eterna diva, Marilyn Monroe, é realmente esquisita! O blogueiro americano Perez Hilton descobriu nas páginas da revista *Pageant*, de setembro de 1952, dicas da loira para manter a forma.

O desjejum consistia em dois ovos crus misturados em um copo de leite quente. "Antes do banho, coloco o leite para esquentar. Depois de quente, quebro dois ovos crus, misturo com um garfo e bebo enquanto me visto."

Ela não almoçava e, no jantar, escolhia entre bife de carne, de carneiro ou fígado acompanhado de quatro ou cinco cenouras cruas. Como sobremesa, Marylin comia todos os dias um *sundae* com calda de chocolate quente!

A Dra. Claudia Cozer diz que a atriz criou uma dieta bem proteica; o único carboidrato ingerido é o do jantar (mas muito calórico e gorduroso). Problemas: é uma dieta monótona, tem pouca variedade alimentar (não tem frutas, grãos, verduras...), com um período muito longo de jejum, o que atrapalha (lentifica) o metabolismo. Além disso, o ovo cru tem grande risco de transmitir uma bactéria chamada salmonella. Acho que a única coisa que não está errada é o jantar, porque ela usou proteína e legumes. Por que funcionava para ela? Porque ela comia pouco e a soma das calorias era menor que o que ela gastava. Podemos inventar qualquer dieta com menos de mil calorias que iremos emagrecer, mas isso não significa que seja saudável, nutricionalmente adequada. E ainda há grande probabilidade de que ela traga prejuízos a longo prazo.

# Elas falam

> Eu como qualquer coisa. Tudo o que tem que ver com comida é prazeroso para mim. Conversas, fotos, receitas, histórias de comida..."
>
> *Sarah Jessica Parker, 48 anos, atriz.*

> Eu adoraria dizer que eu me exercito bastante, mas eu não o faço. Eu fazia dieta, pesava a minha comida e geralmente era lunática. Foi só depois que percebi que você precisa apenas melhorar de dentro para fora para se aproximar do corpo que sempre quis."
>
> *Demi Moore, 51 anos, atriz.*

> Desde os 15 anos, após uma cirurgia nos pés, engordei e comecei a longa jornada pelos médicos de regime. Todos ao redor, daquela época até os dias de hoje, acreditam que estar gorda é apenas uma escolha. Sofro de compulsão alimentar e isso é mais complexo...
> Me conscientizei, através de uma clínica que frequentei e frequento e de meu terapeuta, e então comecei a emagrecer a partir da mudança de comportamento perante o ato de comer. Cuidar de minha alimentação é hoje prioridade e para sempre será. Parar, pensar o que vou comer, comer atentamente e assim consecutivamente. Se essa rotina não existir o comportamento antigo voltará.
>
> *Claire Annie Haber, 45 anos, publicitária.*

# Coração

"No coração do homem é que reside o princípio e o fim de tudo."

*Leon Tolstói*

Toda mulher valoriza o que vem do coração: o amor, o afeto, a generosidade de sentimentos... Mas nem sempre as mulheres atentam ao fato de que o coração é um órgão que pulsa quando o amor surge e que bate enlouquecidamente com o estresse, mas que precisa de cuidados de um médico. Primeiro, porque o estresse ou o trauma emocional, que ocorre com todo o mundo, em algum momento da vida, gera consequências. Existe a *Broken Heart Syndrome* (Síndrome do Coração Partido), por exemplo, uma espécie de infarto causado pelo estresse emocional. Mas, de qualquer forma, depois de certo tempo de funcionamento (sim, a idade também chega para ele!), o coração pode, independentemente de um bom estado emocional, apresentar problemas que só um especialista pode diagnosticar.

O coração é uma espécie de máquina de bombear o sangue. Usa eletricidade para fazer o sangue circular pelo corpo. Como máquina, ele precisa de combustível para funcionar, nesse caso, açúcar e oxigênio. A frequência de sua batida é ditada por impulsos nervosos e pelos níveis de hormônios que circulam pela corrente sanguínea. Sem que a gente perceba, ele leva oxigênio para todas as células dos órgãos e tecidos e recolhe gás carbônico – uma sincronia perfeita entre os batimentos cardíacos e a respiração!

Agora abra a sua agenda ou a agenda de algum amigo e procure o nome de um cardiologista. Se você já completou 40 anos, chegou a hora de levar essa máquina para a primeira revisão.

Por experiência própria, sempre recomendo ir direto ao especialista. Há alguns anos, encucada com a minha tireoide, fui a um endocrinologista, aliás, um médico bem conhecido. Um dia antes do retorno para levar os exames, a secretária dele me telefonou e disse que o doutor gostaria de me ver ainda naquele dia. Saí do trabalho e fui voando. Ele disse que eu estava com um problema no coração e que teria de fazer uma dieta bem restrita. Achei estranho, porque eu não sentia nada. Sentia-me bem. Enfim, nada de gordura, nada de manteiga, margarina sem sal, nada de fazer esforço, subir escadas, nada de nada. Ele me disse que se eu não seguisse as sugestões dele poderia ter um infarto a qualquer momento! E eu, que sempre fiz atividade física, que subo doze andares três vezes por semana para chegar à aula de pilates, tornei-me uma sedentária. Fora o medo que eu tinha de fazer qualquer esforço e acontecer algo mais grave. Vivi durante um mês com um medo terrível. Minha alimentação era a de uma pessoa com 80 anos de idade com muitos problemas de saúde... Fiquei arrasada, mas ao mesmo tempo comecei a achar que tinha alguma coisa errada. Resolvi seguir minha intuição e liguei para o laboratório, pedindo que repetissem os meus exames. Cinco dias depois, eles estavam prontos. E, pasmem, não havia nada de errado comigo. O laboratório se enganou com os resultados e o tão renomado médico não prestou atenção ao fato de eu ser uma pessoa saudável, que pratica exercícios. Simplesmente leu o resultado e pronto. Foi logo me dando uma dieta absurda para alguém que tinha os problemas sugeridos pelos exames errados, além de me ter assustado um bocado. Lógico que nunca esqueci o nome dele. E nunca valorizei tanto meu coração e o que ele diz para mim.

E, passado algum tempo, o que ele disse um dia me deu um susto danado. Começou durante um almoço que era para ser divertido, gostoso, com amigas que conheço desde que fiz minha primeira faculdade. Eu estava relaxada, num lugar bonito, comendo o que eu queria comer. Sem restrições, sem contradi-

> **Você sabia?**
>
> O coração tem o tamanho de um punho, pulsa 100 mil vezes por dia e bombeia cerca de 5 litros de sangue por minuto, ou seja, 7.500 litros por dia.

ções, dando boas risadas. Tinha terminado a refeição quando senti uma arritmia acompanhada de uma taquicardia. Não sentia mais nada além de o meu coração batendo rápido e forte. Como tenho o grande defeito de não pedir ajuda, pedi licença sem falar nada para ninguém, levantei e fui até o banheiro. Sentei e, intuitivamente, comecei a respirar fundo e devagar. Como é difícil ficar calma nessas horas! Naqueles segundos, lembrei-me das aulas de ioga. Respirava somente pelo nariz, fazendo a ressonância na respiração que havia aprendido na aula, mas nada de o coração voltar à normalidade. O que não me levou ao pânico foi que eu não tinha outros sintomas. Era como se algo dentro do meu organismo tivesse disparado um alarme errado – como um alarme de carro que dispara sozinho e a gente não consegue desligar de jeito nenhum. Ainda voltei para a mesa do restaurante, disse para as meninas que eu estava atrasada para um compromisso e saí.

Deveria ter dividido aquilo com elas. E se eu estivesse tendo um infarto? Melhor ter ajuda do que enfartar sozinha! Mas é difícil mudar hábitos antigos. Desde pequena, eu me viro sozinha e detesto dar trabalho para quem quer que seja. É um péssimo hábito, mas até hoje continuo assim.

Entrei no carro e me acalmei um pouco, o coração parecia mais normal. Liguei para o meu cardiologista, que pediu que eu fosse até o consultório. Só que o consultório fica do outro lado da cidade. Para piorar a situação, peguei uma chuva de granizo no caminho que não dava para enxergar nada! O trânsito todo parado! Mas pensei que, se eu piorasse, sairia do carro e pediria ajuda. Apesar de que com aquela tempestade, a probabilidade de ser atingida por um raio devia ser maior do que a de morrer de infarto.

Depois dos exames (a lista era grande, mas incluía ecocardiograma, eletrocardiograma e tomografia), a conclusão: arritmia causada por estresse, preocupações e muito trabalho. Como é difícil equilibrar tantos fatores, principalmente os mais urgentes, difíceis e complicados – dos quais a vida da gente está sempre cheia –, sem danos à nossa saúde.

Além do mais, nós mulheres, segundo o médico, sentimos mais arritmia em algumas fases da vida. Como envelhecer é mais fácil para os homens... E eu fiquei muito curiosa em relação a esse fato. Mas, quando pedi ao médico explicações sobre o porquê de isso acontecer com as mulheres, ele olhou para a minha cara e me fuzilou com um fato da condição humana: mulheres são mesmo assim.

Fiquei uns dias assustada. Bem assustada. Depois de uma semana nesse estado de ansiedade, decidi baixar a bola. Pilates eu já fazia. Agreguei ioga (que voltei a fazer, por causa da meditação), acupuntura (ajuda muito no equilíbrio energético) e psicoterapia (um profissional ouvindo o fundo da sua alma tem efeitos impressionantes). Respiro fundo várias vezes ao dia, principalmente quando percebo que estou preocupada ou nervosa por algo que não vai mudar em nada a vida de ninguém, só a minha, e para pior! Estou aprendendo a dar aos problemas a proporção que eles têm.

As lições que aprendi podem ser resumidas em algumas dicas bastante práticas (como, aliás, têm de ser as dicas, né?). Quando algo não anda bem, é sempre bom procurar ajuda profissional, que, dependendo do caso, pode ser do médico, do psicoterapeuta, do acupunturista, do nutricionista (sem contar as orientações religiosas e espirituais, que também podem ajudar muito).

Quando alguém a cumprimenta com um sonoro bom-dia e você pensa em responder: "bom dia, por quê?"; tem buzinado com muita frequência no trânsito; não consegue esperar o elevador por alguns minutos; chora com propaganda de margarina; não tem paciência de esperar as pessoas terminarem uma frase e já começa a falar; começa o dia com vontade de atirar o salto alto no coitado do cachorro que, além de não discordar de você, ainda abana o rabo, não guarda ressentimentos e fica feliz sempre que você chega; e, além disso, se já sentiu palpitações, taquicardia, respiração curta, cansaço exagerado ou já teve dermatites repetitivas... a coisa está séria.

Telefone já para o seu médico e marque um *check-up*, nem que seja para deixar uma mensagem na secretária eletrônica.

Cuide do seu coração, dessa máquina maravilhosa que vai levar você pela vida inteira. Ouça, mesmo, seu coração, em todos os sentidos.

Além de desacelerar,

✓ faça atividade física;
✓ medite;

- ✓ respire fundo;
- ✓ repare numa paisagem fora da tela do computador;
- ✓ dê risada;
- ✓ pare de fumar – desta vez para valer;
- ✓ passe um fim de semana na praia;
- ✓ coloque uma música e dance sozinha;
- ✓ vá jogar boliche;
- ✓ namore mais;
- ✓ coma menos alimentos gordurosos;
- ✓ coma menos doces;
- ✓ tome menos café;
- ✓ tome mais chá de erva-cidreira, camomila, melissa, entre outros;
- ✓ encontre os amigos;
- ✓ procure atividades que deem prazer.

Para quem trabalha bastante e é perfeccionista, como eu, não é fácil, mas tenho tentado e estou progredindo. Tente também, e sinta seu coração disparar só de emoção!

> **Fique atenta!**
>
> Segundo a American Heart Association, este é o guia para sinais de um ataque cardíaco em mulheres:
>
> - ✓ Pressão desconfortável ou dor no centro do peito, que dura alguns minutos, ou vai e volta.
> - ✓ Dor ou desconforto em um ou ambos os braços, nas costas, no pescoço, na mandíbula ou no estômago.
> - ✓ Falta de ar (com ou sem desconforto no peito).
> - ✓ Outros sinais, como suar frio, náuseas ou vertigens.
> - ✓ Tal como acontece com os homens, o sintoma mais comum nas mulheres é a dor no peito.

# ALIMENTAÇÃO SAUDÁVEL

Ingerir frutas, verduras e legumes diariamente diminui em 30% as chances de infarto.

Cada alimento desempenha uma função em nosso organismo. Não existe alimento completo, e, por isso, precisamos comer diariamente uma variedade de alimentos e em quantidades adequadas.

Lembre que tão importante quanto a qualidade dos alimentos é a sua quantidade: pequenas quantidades de alimentos "proibidos" podem ser ingeridos de vez em quando, mas muito cuidado com a quantidade, mesmo dos alimentos "saudáveis". Fuja das lanchonetes *fast-food* e dos sanduíches gordurosos em qualquer lugar. Faça a escolha certa!

## CEREAIS, PÃES, TUBÉRCULOS E RAÍZES

Alimentos fontes de carboidratos (fornecem energia para o organismo), vitaminas do complexo B e fibras. No caso de pães, arroz e massas, dê preferência aos elaborados com farinhas integrais.

## VERDURAS, LEGUMES E FRUTAS

Alimentos fontes de vitaminas, sais minerais e fibras. Protegem e regulam o bom funcionamento do organismo.

## LEITE E DERIVADOS

Alimentos fontes de proteína e cálcio.

## CARNES VERMELHAS, AVES, PEIXES, OVOS E LEGUMINOSAS

Alimentos fontes de proteína, ferro e outros minerais. Constroem e reparam os tecidos do organismo.

## GORDURAS, ÓLEOS, AÇÚCAR E DOCES

As gorduras são fontes de ácidos graxos essenciais, vitamina E e energia. Por serem excessivamente calóricos, devem ser consumidos moderadamente.

| Alimento[1] | Prefira (consumir de 1 a 3 vezes por dia) | Modere (consumir 1 vez por semana) | Evite |
|---|---|---|---|
| Gorduras | Origem vegetal: óleo de soja, azeite de oliva, canola, milho, girassol, margarinas cremosas | | Origem animal: manteiga, banha, toucinho, dendê, gordura hidrogenada, polpa do coco (exceto água de coco-verde) Frituras: milanesa, dorê, empanados |
| Carnes | Frango sem pele (peito), peru, coelho, carnes de caça | Carne vermelha magra, lombo de porco magro, partes escuras do frango (sobrecoxa, coxa), frios e embutidos de aves (peru, frango) | Gorduras das carnes, frios e embutidos (salsicha, presunto, salame, *bacon*, linguiça), vísceras (coração, fígado, rim, miolo), pele de frango |
| Leite e derivados | Leite desnatado/ extrato de soja, queijos sem gordura (*cottage*, branco, ricota, coalhada), iogurte desnatado | Leite semidesnatado, queijos *light*, creme de leite *light*, requeijão *light* | Leite integral, creme de leite, nata, queijos gordurosos (amarelos), iogurtes integrais, requeijão integral |
| Peixes e crustáceos | Peixes com pouca gordura (filé de pescada, badejo, linguado, garoupa, bacalhau), peixes ricos em ômega 3 (salmão, cavala, arenque, atum, sardinha, truta) | | Ovas de peixe, mexilhão, marisco, camarão, peixes com gordura (postas). |

## Você sabia?

50% das mulheres que têm ataques cardíacos nunca ligam para a emergência e 200 mil mulheres morrem de ataques cardíacos a cada ano nos Estados Unidos.

## AMIGOS DO CORAÇÃO

### DIETA MEDITERRÂNEA
Você deve consumir azeite de oliva, nozes, peixes, tomate, verduras, frutas e baixo consumo de gorduras de origem animal.

### DIETA VEGETARIANA
Proteína de soja é o principal alimento consumido nessa dieta. Ingere-se grande quantidade de fibras e evitam-se açúcar refinado e sódio, o que se tem mostrado benéfico.

### SUCO DE UVA
O resveratrol, um polifenol encontrado na uva roxa, tem ação antioxidante, barrando os efeitos nocivos dos radicais livres e protegendo contra o envelhecimento cutâneo. Melhor o suco integral, sem adição de açúcar, adoçantes ou conservantes. O recomendado é um copo por dia.

### VINHO TINTO
Beber uma taça por dia é aprovado pela Associação Americana de Cardiologia. O vinho também contém resveratrol.

### CHOCOLATE AMARGO
Tem os mesmos antioxidantes do vinho tinto. Quanto maior a porcentagem de cacau, melhor.

### CHOCOLATE AO LEITE OU BRANCO
Nem pensar. Mas quem sabe um dia ele entre na lista dos amigos do coração... Já mudaram tantas vezes de ideia em relação ao ovo, ao café... Talvez eu tenha uma notícia um pouco mais animadora: pesquisadores italianos descobriram que mulheres que comem chocolate amargo têm a libido maior do que as que não comem. Já para o supermercado!

## BATE-PAPO COM O ESPECIALISTA

**Prof. Dr. Roberto Kalil Filho** é professor titular da disciplina de cardiologia do departamento de Cardiopneumonia na Faculdade de Medicina da USP, diretor clínico do Instituto do Coração (InCor) e diretor do Centro de Cardiologia do Hospital Sírio-Libanês.

### A PARTIR DE QUE IDADE A MULHER DEVE COMEÇAR A CUIDAR DO CORAÇÃO?

A doença cardíaca é a maior causa de morte tanto em homens quanto em mulheres em todo o mundo. A doença cardiovascular resulta de um processo de lesão das artérias do corpo que se inicia já na infância e tem uma progressão contínua durante a vida toda. As mulheres, durante a fase fértil da vida, têm uma relativa proteção cardíaca, assim, normalmente, a doença cardíaca ocorre mais tarde na mulher do que no homem. Uma diferença de mais ou menos dez anos. Isso fez com que durante muito tempo se acreditasse que, se fosse feita a reposição dos hormônios femininos, que estão diminuídos após a menopausa, a mulher obteria novamente a proteção cardíaca e com isso teria menos doenças do coração, como infartos e insuficiência cardíaca.

Para tentar confirmar essa hipótese, foram feitos grandes estudos internacionais com reposição hormonal. Infelizmente, não houve proteção do coração. Ao contrário, observou-se um aumento de infartos, embolia de pulmão e câncer de mama nas mulheres que receberam reposição hormonal. Assim, não se recomenda o uso de reposição hormonal em mulheres assintomáticas com o intuito de prevenir doença do coração.

### QUAIS SÃO OS FATORES DE RISCO PARA O CORAÇÃO DA MULHER?

Os fatores de risco para doença cardíaca na mulher são semelhantes aos dos homens: idade, história familiar de infarto precoce, hipertensão, tabagismo, diabetes e aumento dos níveis de colesterol. Acredita-se também que a gordura que se deposita na região do abdômen seja particularmente mais prejudicial do que aquela que está presente na periferia do corpo, pois as células da gordura abdominal liberam, na circulação, fatores inflamatórios que aumentam a chance de trombose e lesão vascular. A presença de gordura abdominal aumentada também está associada a aumento da resistência à ação da insulina e ao desenvolvimento de diabetes e de hipertensão arterial.

### O ESTRESSE PODE ATINGIR O CORAÇÃO?

O estresse associado à ansiedade leva à liberação de hormônios, como a adrenalina, que têm efeitos ruins para a circulação, levando a aumento da pressão arterial e piora dos lipídios do sangue. O estresse também está associado a uma maior incidência de tabagismo e depressão, que são fatores conhecidos de aumento de complicações cardíacas e infarto.

No Brasil, há um aumento relativo do número de infartos em mulheres em relação aos homens, o que pode estar relacionado a vários fatores. Há uma piora dos níveis de fatores de risco nessa população com aumento de obesidade, diabetes, tabagismo e hipertensão. Em parte, isso pode ser explicado pelas crescentes pressões por resultados e pela competitividade no mercado de trabalho, e consequente aumento dos níveis de estresse.

## O INFARTO NA MULHER É DIFERENTE DO INFARTO NO HOMEM?

Sim. Ela tem menos dor no peito. Algumas vezes, o único sintoma pode ser falta de fôlego ou náuseas, o que faz com que se demore mais tempo para o diagnóstico e retarde o tratamento. Por isso, o infarto tem um pior prognóstico na mulher.

Enquanto todos os fatores de risco são importantes, alguns têm um peso maior, por exemplo, o tabagismo, em alguns estudos, está relacionado a um aumento de seis vezes no risco cardíaco, especialmente quando associado ao uso de anticoncepcionais, já a dieta tem uma influência relativamente menor na mulher.

## SE ELA JÁ TEM PREDISPOSIÇÃO GENÉTICA PARA A DOENÇA DO CORAÇÃO, O QUE DEVE FAZER?

Ainda que a predisposição genética seja algo que as pessoas não podem mudar, muito se pode fazer atuando nos fatores de risco que são modificáveis. Assim, a interrupção do tabagismo, a prática de atividade física regular, a restrição da quantidade de gordura saturada e sal na dieta são medidas que todas as mulheres deveriam tomar. Aquelas que já têm fatores que aumentam a chance de doença do coração devem ser particularmente cuidadosas em controlá-los. É muito importante manter os níveis de pressão, açúcar no sangue e colesterol dentro dos níveis recomendados. O uso crônico da aspirina em mulheres de idade inferior a 65 anos sem sintomas não é recomendado, mas o uso de aspirina em pacientes com suspeita de infarto agudo é, sem dúvida, importante. Fazer acompanhamento clínico regular e frequente é fundamental, e seguir sempre as orientações de seu médico. É ele quem pode determinar quais são os exames que devem ser feitos e interpretá-los corretamente.

# *Elas falam*

> "Eu estava em casa quando senti uma dor no meu peito. Meus dois braços estavam doloridos, tudo parecia machucado. Pensei que fosse dor muscular, mas a dor persistiu. Fiquei enjoada e com o corpo quente. Fui pesquisar os sintomas de ataques cardíacos na internet e vi que eu tinha quase todos.
> Tomei uma aspirina, graças a deus, que vi num comercial de TV. Não liguei para a emergência.
> No dia seguinte, eu fui a um cardiologista, fiz um eletrocardiograma e o médico me mandou para o hospital, onde um *stent* foi colocado. Uma das principais artérias do coração estava 99% bloqueada.
> Eles chamam esse tipo de ataque cardíaco de "a fabricante de viúva", porque quase sempre é fatal.
> Eu tenho sorte de estar aqui.
> É importante conhecer os sintomas, ouvir a voz interior, o que todos nós tão facilmente ignoramos.
> Ligue para a emergência!
> Salve-se!"
>
> *Rosie O'Donnell's, comediante, apresentadora de um programa de entrevistas nos Estados Unidos, vencedora de vários prêmios Emmy, 50 anos.*

> "Estava em casa escovando os dentes quando senti o que eu chamo de 'estalo' no peito, comecei a suar frio, sentir tontura com sensação de desmaio. Chamei minha empregada, que por sorte estava em casa. Ela me socorreu chamando um táxi para me levar ao hospital. Chegando lá fui direto para o pronto-socorro fazer todos os exames até constatarem que eu havia enfartado. Durante os exames tive também uma parada cardiorrespiratória. Fui operada e coloquei um *stent*. Meu cardiologista diz que é bem provável que cigarro e estresse possam ter contribuído para isso. Na época estava tentando largar o vício do cigarro. Fumava quase um maço por dia e estava muito estressada com problemas de família."
>
> *Maria Isabel Rodrigues, 49 anos, empresária.*

# Menopausa

"E se me achar esquisita,
respeite também. Até eu fui obrigada a me respeitar."

*Clarice Lispector*

Eu ainda não cheguei à menopausa, mas me coloco no lugar de várias amigas que viveram ou vivem essa fase. Um dia, na fila no supermercado, bati os olhos nos produtos de uma mulher que estava com as compras atrás de mim. Ela tinha pegado quatro litros de longa vida de chá de amora. Como já tinha ouvido falar que o chá de amora minimiza os efeitos daquelas ondas de calor repentinas causadas pela menopausa, mandei mensagem para algumas amigas imediatamente para perguntar se elas sabiam que o suco já era vendido pronto.

Eu não sabia que existia isso pronto, superprático.

Dois dias depois, numa quarta-feira, fria e cinzenta, eu e minha amiga Maria jantávamos, quando, de repente, ela começou a suar tanto que a camisa de seda que ela usava grudou no seu corpo e os cabelos grudaram na sua testa. Ela disse que isso acontecia com uma certa frequência. Bom, caímos na gargalhada (para não chorar). E, na brincadeira, começamos a imaginar como seria se isso tivesse acontecido num jantar com pessoas menos íntimas. Dizer o quê? Desculpem, queridos, estou na menopausa? Não dá.

Começamos então a criar estratégias de salvação para esses momentos. Eu imaginei que ela poderia combinar tudo antes com o marido. Caso isso acontecesse e ela tivesse de sair rapidamente da mesa sem dar muitas explicações, ela pediria licença, daria uma piscada para ele ou faria um sinal preestabelecido entre eles. Se ele tivesse esquecido do combinado (o que não é raro no caso de alguns homens) e insistisse em perguntar, na frente dos outros, por que ela estava saindo da mesa, talvez uma canelada refrescasse rapidamente sua memória. Pelo menos, da próxima vez, com certeza ele se lembraria do que haviam combinado.

Outra opção seria pedir que o *maître* baixasse a temperatura do ar-condicionado. Mas se esse calor, como dizem, passa em menos de cinco minutos, fica complicado, porque, depois que o calorão passasse, teria de chamar o *maître* de novo e dizer que ele gelou tanto que o restaurante estava parecendo um iglu? É... isso não daria certo.

Uma boa dica é sair com uma blusa de manguinha ou sem manga e colocar por cima um *blazer*, um suéter ou uma jaqueta. Assim, quando começar o calorão, você tem como, elegantemente, tirar o casaco para amenizar um pouco o calor.

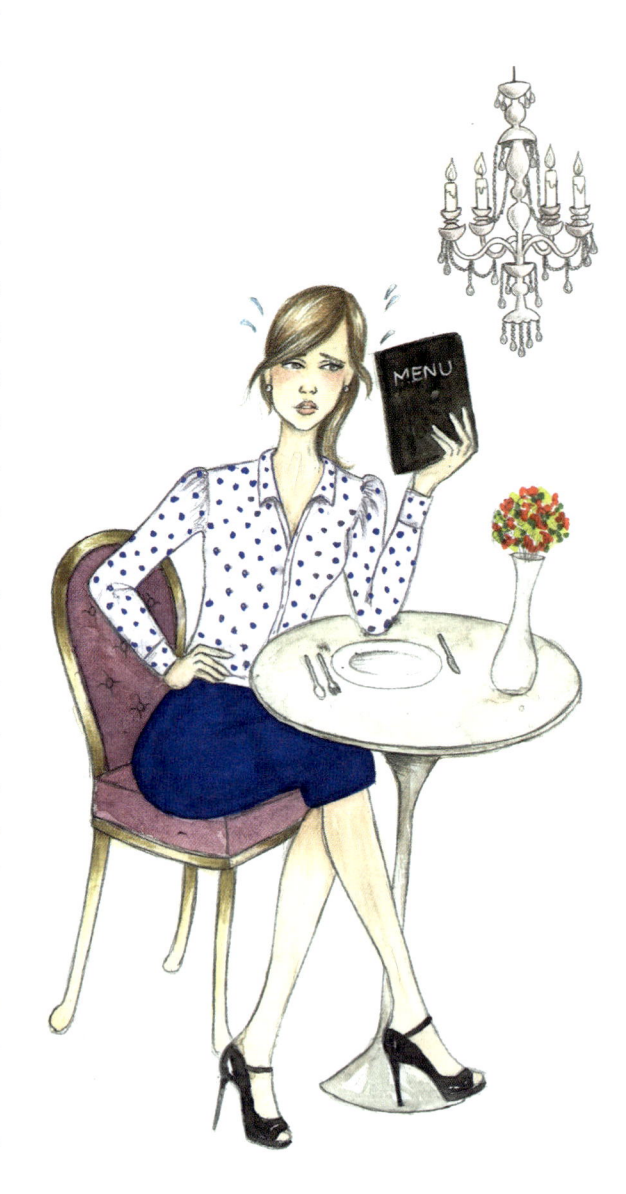

Enquanto ríamos com as nossas brincadeiras, aquela onda maluca de calor da Maria foi passando. Depois de alguns minutos, tudo tinha voltado ao normal. Apesar de ela estar praticamente sem roupa, abanando-se muito e com um coque no cabelo.

Também é bom comprar um lindo leque para essa fase e mantê-lo na bolsa! Assim não é preciso usar o cardápio do restaurante. Aliás, alguns restaurantes têm cardápios tão grandes e pesados que, se você fosse se abanar com eles, correria o risco de deixar seu companheiro de jantar com um hematoma na bochecha...

Essas ondas de calor são causadas por uma dilatação súbita nos vasos da pele, que levam o sangue quente do núcleo do corpo para a superfície. Esse é o mecanismo que o organismo usa para se refrescar, mas, na menopausa, em algumas mulheres, o mecanismo sofre um curto-circuito pela mudança dos níveis de estrogênio. Olha ele aí. Esse hormônio é responsável por muita coisa nessa fase. Os especialistas dizem que a temperatura da pele pode subir até 8 graus.

Minhas amigas também reclamam que ficam desanimadas e que a libido cai, ou seja, não sentem tanto tesão, perdem a vontade de transar. Nessa, os homens se dão melhor, porque, mesmo que estejam com dificuldades em ter relações, tomam a pílula azul na hora e pronto. Problema resolvido!

Outra coisa chata é a falta de sono. Puxa vida, passamos uma boa fase da vida acordando a noite toda para cuidar dos filhos que choram. Aí, quando eles crescem e podemos dar uma relaxada e dormir uma noite toda, não conseguimos?!

Entre os remédios estão os hormônios – que suavizam os sintomas terríveis da menopausa. Muitas mulheres fazem reposição hormonal e conseguem driblar bem esses sintomas, além de ficarem com a pele mais firme e uma disposição invejável. Mas é preciso ter muito cuidado para saber se isso é bom ou não para você. Há muitos riscos envolvidos. Eu não sei se faria. Já conversei algumas vezes com a minha médica para me informar e entender o que acontece com o corpo da gente nessa fase. É o que vocês vão saber numa entrevista com uma ginecologista no fim deste capítulo. É fundamental ter várias conversas, porque as opiniões são controversas entre os profissionais, não há unanimidade em relação à reposição hormonal. Então, para nós, leigas e mortais, fica difícil saber que decisão tomar. Não dá para fazer o mesmo que a nossa amiga, que está ótima, e linda fez porque um organismo é diferente do outro. A decisão é pessoal e intransferível. E confesso que tenho medo de tomar hormônios e provocar algum dano maior ao meu organismo, mas também fico com receio de não repor o que está faltando e meu organismo começar a entrar em decadência mais rápido do que eu gostaria. Acredito que, se não tenho uma opinião formada, tenho de me informar ainda mais para depois decidir.

Minha médica disse que tudo depende dos resultados dos exames de hormônios. Como os meus ainda estão bons, não irei repor nada, por enquanto. Não sou muito de remédios, não. Prefiro não tomar. Claro que, quando tenho de tomar, tomo e não discuto. Mas sou bem "natureba". Tento ter uma alimentação saudável para buscar sempre prevenir. Hoje penso que, se minha qualidade de vida estiver muito ruim, por causa da menopausa, eu farei reposição. Deve ser muito ruim viver tantos anos se sentindo mal, ainda mais se a gente tem como aliviar os sintomas. Mas os riscos também assustam, principalmente quando se fala em câncer de mama. Nesse caso, o histórico familiar conta muito para tomar uma decisão. Se eu sentir só esses calores infernais de vez em quando, talvez compre um leque, continue com meus exercícios físicos, minhas aulas de ioga e tente levar essa fase da vida, como levei a adolescência, a gravidez, pensando que elas têm um tempo finito.

E se você já está nessa fase e ainda não se decidiu, fale com seu médico, tire todas as dúvidas, fale de suas encanações, de seus receios. É um assunto complicado mesmo. Mas tendo todas as informações e os resultados dos seus exames, vai conseguir decidir o que é melhor para você. De qualquer maneira, nada melhor do que o bom humor para encarar mais essa fase!

Para muitas mulheres, a menopausa chega com sintomas desagradáveis, como ondas de calor intensas, ansiedade, secura vaginal, insônia, redução de atenção e de memória.

E nós vamos focar aqui como aliviar esses desconfortos. Tem jeito para tudo, com uma alimentação adequada, atividade física, reposição hormonal – desde que com indicação médica.

# Elas falam

> "Tenho tido muita insônia por causa dos hormônios. Você precisa se cuidar de dentro para fora. Acho que as mulheres quando chegam numa certa idade sentem o 'efeito Madonna' (risos). Elas querem mostrar que ainda são jovens, lindas, querem mudar o vestuário. É importante, mas nem tanto. O mais importante é cuidar da saúde."
>
> *Luiza Brunet, 51 anos, modelo e empresária.*

> "Estou mentalmente preparada e não tenho medo nenhum. Defendo a homeopatia e vou usar todas as alternativas que esse recurso me oferecer. Só farei tratamento com hormônios se realmente precisar."
>
> *Monica Bellucci, 48 anos, atriz italiana.*

## BATE-PAPO COM O ESPECIALISTA

**Dra. Leila D. O. Corrêa** é médica graduada pela Faculdade de Medicina da USP, com residência médica em ginecologia e obstetrícia pela FMUSP. É especialista em ginecologia, obstetrícia e mastologia pela AMB.

### QUAL A DIFERENÇA ENTRE CLIMATÉRIO E MENOPAUSA?

O climatério é a fase de transição entre o período reprodutivo e não reprodutivo da vida da mulher. Ele abrange a menopausa, que é definida pela última menstruação da mulher. Porém, o diagnóstico de menopausa só pode ser dado após doze meses da última menstruação.

### QUAIS OS SINTOMAS DA MENOPAUSA? POR QUE ISSO ACONTECE? A PARTIR DE QUE IDADE?

Os sintomas da menopausa são ondas de calor, sudorese, irritabilidade, insônia, ansiedade, palpitações, diminuição da libido, secura vaginal com dor na relação sexual, cistite recorrente, cansaço, dores articulares, instabilidade emocional, queda dos pelos, atrofia da pele, ganho de peso. Acontecem pela diminuição da produção hormonal, principalmente do estrogênio, porém existem outros hormônios envolvidos. O climatério pode ocorrer entre 40 e 65 anos, sendo que a menopausa pode ocorrer em todo esse período, sendo mais frequente próximo aos 50 anos.

### TEM COMO EVITAR A MENOPAUSA?

Não tem como evitar a menopausa já que o esgotamento dos folículos ovarianos é um processo fisiológico. Com o passar dos anos, as mulheres vão tendo uma diminuição do número de folículos nos ovários, que são os maiores produtores desses hormônios. Nós podemos prolongar os ciclos menstruais por um tempo maior, podemos amenizar os sintomas com medicamentos, mas a mulher continuará no climatério.

### O QUE FAZER PARA DIMINUIR AQUELE CALORÃO QUE VEM DE REPENTE E NAS HORAS IMPRÓPRIAS? TEM COMO EVITAR?

O ideal é ter hábitos de vida saudável, como alimentação equilibrada e atividade física, e encarar o envelhecimento como um processo normal. No momento da onda de calor que começa subitamente, tentar manter-se calma e respirar fundo. Podemos também utilizar tratamentos medicamentosos hormonais ou não hormonais. Além disso, existem terapias complementares, como a acupuntura, a homeopatia e a fitoterapia, que podem ajudar algumas mulheres.

### ALIMENTAÇÃO À BASE DE SOJA AJUDA? EM QUAL QUANTIDADE?

Soja contém isoflavona, que tem efeito semelhante ao estrogênio. A quantidade não está bem estabelecida, mas existem efeitos indesejáveis relacionados ao uso de soja não fermentada.

### EU LI QUE AS MULHERES JAPONESAS NÃO TÊM ESSES SINTOMAS POR CAUSA DA ALIMENTAÇÃO À BASE DE SOJA.

Sim, as mulheres japonesas têm menos sintomas provavelmente por causa da alimentação e do estilo de vida.

### DÁ PARA TENTAR DISFARÇAR O CALORÃO? CHÁ DE FOLHA DE AMORA FUNCIONA? VALE COMER A AMORA TODOS OS DIAS?

Muitas vezes, é difícil disfarçar as ondas de calor, mas opte por roupas leves e fáceis de serem removidas. Além disso, tente manter-se calma e respirar mais profundamente. O chá da folha de amora parece funcionar para algumas mulheres, mas não existe evidência científica para tal afirmação.

### A MENOPAUSA DURA QUANTO TEMPO? A PESSOA PODE TER ESSES SINTOMAS POR ANOS?

A menopausa, por definição, seria caracterizada pela última menstruação da mulher. Já o climatério seria a fase de transição que contém a última menstruação e pode durar anos, sim. Em média, as mulheres são mais sintomáticas nos três primeiros anos após a menopausa.

### A MULHER TAMBÉM TEM DE CUIDAR MAIS DO CORAÇÃO?

Sim. O estradiol tem função protetora para o coração da mulher. Com sua queda, ocorre um aumento no risco de doenças coronarianas e infarto. A mulher passa a ter um risco semelhante ao dos homens para doenças coronarianas após a menopausa e deve fazer também um acompanhamento preventivo.

## O QUE MUDA NA VIDA SEXUAL DA MULHER?

Diminuição de libido com alguma perda do interesse pela vida sexual, demora mais para atingir o orgasmo, secura vaginal e ardor na penetração durante a relação sexual, maior risco de cistite, principalmente após as relações sexuais.

## A MAIORIA DAS MULHERES ENGORDA NESSE PERÍODO?

Sim. Existem alguns fatores envolvidos nesse processo:

1. Diminuição do metabolismo, que exige um consumo de menos calorias.
2. Diminuição de atividade física.
3. Aumento da ingestão calórica por ansiedade.

## ATÉ QUE PONTO OS TRATAMENTOS DISPONÍVEIS SÃO CAPAZES DE RESOLVER O PROBLEMA DOS SINTOMAS DA MENOPAUSA? QUAIS SÃO ELES? EXISTEM TRATAMENTOS NATURAIS?

Os tratamentos existentes são: terapia de reposição hormonal, com diversas opções de medicamentos e vias de administração; medicamentos que servem para melhorar algum sintoma específico (por exemplo, alguns antidepressivos podem ser usados para diminuir ondas de calor e ansiedade). Os fitoterápicos também podem ajudar algumas mulheres. A acupuntura pode ter benefício para diminuir a ansiedade da paciente, a qual pode piorar os sintomas do climatério.

## A TERAPIA DE REPOSIÇÃO HORMONAL MELHORA OS SINTOMAS? QUAIS OS RISCOS QUE UMA MULHER TEM QUANDO FAZ REPOSIÇÃO HORMONAL?

A terapia de reposição hormonal melhora os sintomas, mas está associada ao aumento do risco de câncer de mama, de trombose venosa e embolia pulmonar para algumas mulheres, em estudos realizados na população. Esse risco parece não ser o mesmo para todas as mulheres e, por isso, cada caso deve ser individualizado quanto aos riscos e benefícios da terapia de reposição hormonal.

## MUITAS MULHERES TOMAM TESTOSTERONA. QUAIS OS BENEFÍCIOS E MALEFÍCIOS DESSE HORMÔNIO?

Benefícios: pode ajudar a melhorar a libido, a falta de motivação e cansaço para algumas mulheres. Pode também aumentar a força muscular.

Malefícios: efeitos colaterais em doses altas – aumento de pelos, acne, engrossamento da voz, queda de cabelo e aumento do clitóris.

Pode também sobrecarregar o fígado, assim como os outros hormônios esteroides.

## QUEM FAZ A REPOSIÇÃO TEM DE TER UM ACOMPANHAMENTO MÉDICO MAIS RÍGIDO?

Toda mulher deve ter um acompanhamento ginecológico preventivo, fazendo ou não terapia hormonal. A mulher nessa faixa etária deve passar em consulta médica e deve ser submetida a exames periódicos com frequência de, pelo menos, uma vez ao ano. Os exames são: colpocitologia oncótica (Papanicolau), mamografia e, em alguns casos, ultrassom das mamas, ultrassom endovaginal – principalmente para mulheres em terapia hormonal –, densitometria óssea e exames bioquímicos (sangue, urina e fezes).

## COM HORMÔNIOS BIOIDÊNTICOS, AS MULHERES NÃO CORREM RISCOS?

Os hormônios bioidênticos são substâncias que possuem estrutura molecular e química exatamente às encontradas nos hormônios produzidos pelo nosso próprio organismo, mas também podem apresentar efeitos adversos, sendo necessário fazer acompanhamento ginecológico da mesma forma.

## O ASPECTO PSICOLÓGICO INFLUENCIA OS SINTOMAS DA MENOPAUSA?

Sim. Quando a paciente está bem emocionalmente, os sintomas podem ser mais amenos ou mesmo imperceptíveis.

## A SENHORA TEM ALGUMAS ORIENTAÇOES OU DICAS PARA QUE A MULHER PASSE POR ESSA FASE COM MAIS QUALIDADE DE VIDA?

As orientações referem-se a ter hábitos de vida saudáveis, como fazer dieta equilibrada com alimentos bons para a saúde, evitar o uso rotineiro excessivo de bebidas alcoólicas, evitar o tabagismo, praticar atividade física regular com frequência de, pelo menos, três vezes por semana, incluindo exercícios físicos aeróbicos e que trabalhem a força e resistência muscular. Tudo isso vai levar a um bem-estar maior e controle da manutenção do peso corpóreo. Ainda acho essencial ressaltar a importância de aceitar que esse é um período da vida de toda mulher que tem o privilégio de viver até essa fase e deve ser encarada com naturalidade.

### Sex and the city 2

Num determinado momento do filme *Sex and the city 2*, Samantha, interpretada pela atriz Kim Cattrall, entra em desespero.

A polícia do aeroporto de Abu Dhabi, nos Emirados Árabes, retém o estoque de medicamentos da personagem. São 44 comprimidos que ela ingere todos os dias, no café da manhã. Chiquérrima e hilária, Samantha perde a compostura. "Eu estou passando pelo labirinto da menopausa!", diz ela aos atônitos fiscais da alfândega.

O motivo da aflição da cinquentona são os efeitos colaterais da menopausa.

– Convenci meu corpo de que ele é mais jovem do que é – explica Samantha candidamente se referindo aos hormônios que toma.

# ALIMENTAÇÃO NA MENOPAUSA

A nutricionista **Fernanda Prudente**, especializada em transtornos alimentares, nutrição oncológica e pós-graduada en nutrição clínica funcional, dá dicas de alimentação que podem aliviar os sintomas da menopausa.

Invista:
- Coma alimentos ricos em fitoestrógenos (substâncias usadas como repositores hormonais naturais), como soja e seus derivados - leite de soja, tofu -, e linhaça. Os fitoestrógenos (isoflavonas da soja e lignanas da linhaça) são os compostos bioativos com maior capacidade de se ligar aos receptores de estrogênio, exercendo efeitos estrogênicos e, desta forma, diminuindo alguns sintomas característicos dessa fase.
- Inclua mais cálcio no seu cardápio: leite e seus derivados, como queijos e iogurtes. A redução dos níveis de estrogênio impacta também a massa óssea. Dê atenção ao consumo do cálcio inclusive antes da menopausa, após os 46 anos, pois estudos demonstram que ocorre uma aceleração da perda óssea de 2 a 3 anos antes das últimas menstruações (levando em conta que a idade média da menopausa nas brasileiras é de 49 anos de idade).
- Vegetais verde-escuros, como espinafre, couve, folhas de mostarda, quiabo, agrião, brócolis, rúcula, assim como tofu, sardinha, gergelim e rabanete, também contêm altas doses de cálcio.
- Reduza o consumo de alimentos ricos em açúcares e refinados, como farinha branca e de trigo, e gordura.
- Os flavonoides da romã (luteolina, kaempferol, quercetina, naringina e coumestrol) interagem com os receptores de estrogênio podendo ajudar a amenizar os sintomas dessa fase.
- A geleia real também tem demonstrado melhorar os sintomas da menopausa.

Evite:

- Bebida alcoólica em excesso. Ela compromete, além das células ósseas, a metabolização e conjugação dos hormônios, que ocorre no fígado. E pode resultar em menor formação de hormônios e, consequentemente, maiores sintomas da menopausa como fogachos, irritabilidade, atrofia vaginal, insônia e distúrbios do humor.

- Manere no sal. O sódio, quando consumido em excesso, facilita a eliminação do cálcio pelo organismo.

- Fique 10 minutos ao sol por dia. Esse hábito estimula a produção de vitamina D, fundamental para a absorção do cálcio pelo intestino e para sua incorporação pelos ossos. Antes das 9 da manhã ou depois das 3 da tarde. Mas evite a exposição em excesso e lembre-se sempre de usar o protetor solar! A vitamina D também é encontrada em alimentos como: sardinha, gema de ovo (dê preferência ao ovo caipira/orgânico), óleos vegetais e cogumelos.

- Substâncias químicas que ingerimos junto com alimentação, também chamadas de xenobióticos, também são responsáveis por atrapalhar a produção normal de hormônios. São elas: agrotóxicos, inseticidas, migrantes de embalagens plásticas (Bisfenol A e ftalatos), metais tóxicos (presentes em peixes contaminados), entre outras. Essas substâncias interferem na produção dos hormônios (estrógeno e testosterona), liberação, transporte, metabolismo e ligação desses hormônios aos receptores. Portanto, evite guardar alimentos e bebidas em garrafas plásticas, e prefira consumir alimentos livres de agrotóxicos. O Brasil é o primeiro maior consumidor de agrotóxicos do mundo. Segundo estudos da Associação Brasileira de Saúde Coletiva (Abrasco) e dados da Agência Nacional de Vigilância Sanitária (Anvisa), cada brasileiro consome, por ano, cerca de cinco quilogramas de toxinas provenientes desses produtos por ano.

Na tabela abaixo, estão listados os xenobióticos ou toxinas ambientais e onde são encontrados.

| Xenobióticos | Onde são encontrados? |
|---|---|
| Metais tóxicos (chumbo, arsênio, mercúrio, cádmio, alumínio) | São originados na crosta terrestre, incineração ao ar livre, produção do aço, podem contaminar peixes, frutos do mar e estar presentes em herbicidas, fertilizantes, inseticidas, fungicidas, raticidas, fumaça dos automóveis, madeira tratada, tabaco, água tratada, desodorantes etc. |
| Bisfenol A e ftalatos | Água e alimentos quentes ou frios em contato com plástico. |
| Hidrocarbonetos policíclicos aromáticos | Originados da queima do carvão e contaminam o ar e alimentos como a carne. |
| Aditivos alimentares (conservantes, corantes, edulcorante, realçadores de sabor) | Alimentos industrializados em geral e, principalmente, sucos de pozinho, gelatina, balas, sucos de caixinha, refrigerantes. |

- Realize atividades físicas regularmente, para manter o peso e a pressão arterial sob controle e prevenir a osteoporose e doenças cardiovasculares.
- Não faça dietas restritivas e hipocalóricas, pois elas prejudicam ainda mais a produção hormonal natural.
- Pratique ioga e meditação, que ajudam a enfrentar melhor os sintomas característicos da menopausa. O estradiol age como neuromodulador, regulando as atividades de neurotransmissores como: serotonina, dopamina e acetilcolina. Dessa forma, alterações hormonais (redução do estrógeno característica da menopausa) levam a alterações neuroendócrinas (queda de serotonina e dopamina e aumento de cortisol), importantes gatilhos para o desenvolvimento de alterações de humor, ansiedade, insônia e redução da concentração.
- Algumas mulheres também acreditam que acupuntura pode auxiliar nessa fase.

## As "últimas" da reposição hormonal

Os médicos ainda não chegaram a um acordo sobre a reposição hormonal na menopausa. Uns consideram que a combinação de estrogênio e progesterona ajuda a amenizar os efeitos desagradáveis no corpo – como a insônia, os calores e a secura vaginal. Já outros afirmam que esses medicamentos podem provocar doenças graves – como o câncer – e sérios riscos ao organismo.

Na edição de maio de 2013 do *Up to Date*, um relatório americano que atualiza as últimas pesquisas científicas, é relatada uma revisão nos riscos e benefícios do uso do estrogênio pela mulher.

O estudo considera o estrogênio uma opção razoável de tratamento dos efeitos da menopausa – com exceção para aquelas que têm ou tiveram câncer de mama, problemas no coração, derrame, doenças do pulmão ou aquelas que possuem um alto risco de ter essas complicações.

No passado, essas terapias hormonais pós-menopausa eram usadas por no máximo cinco anos. Esse prazo está sendo revisto e reduzido para até dois ou três anos.

E os pesquisadores também concluíram que a combinação de progesterona e estrogênio não deve ser usada na prevenção de doenças coronárias nem de osteoporose.

### Vida sexual na menopausa

É uma fase difícil para a mulher. É quando ela perde a capacidade de reprodução, para de ovular e tem uma queda na produção dos hormônios estrógeno e progesterona.

A diminuição desses hormônios também contribui para a perda de elasticidade da pele, a redução da massa muscular e a inibição da reabsorção óssea – que aumenta o risco de osteoporose.

A vida sexual também muda. Algumas mulheres têm secura vaginal e respondem com menos intensidade aos estímulos. Mas os médicos garantem que a fisiologia do orgasmo não muda.

# Câncer de mama

*"Eu olho para a minha luta contra o câncer como um dom: ela me fez desacelerar e perceber as coisas importantes da vida e me ensinou a não me desgastar pelas pequenas coisas."*

*Olivia Newton-John*

A notícia de que Angelina Jolie tinha retirado os dois seios correu o mundo e em menos de 24 horas se tornou o assunto mais falado do planeta. Com certeza, daqui a alguns anos, a gente vai se lembrar de onde estava quando ficou sabendo disso, assim como quando ocorreu o ataque às torres gêmeas, nos Estados Unidos, ou quando Ayrton Senna morreu.

Fazer uma cirurgia dessas preventivamente, com base no fato de que ela tinha 85% de chances de desenvolver a doença, já é de assustar, mas o que mais surpreendeu é ter vindo de uma das mulheres mais bonitas do mundo. Ter vindo do maior símbolo sexual, da mulher com os peitos mais empinados de Hollywood, com a boca mais invejada e desejada e ainda casada com um dos homens mais cobiçados do cinema. Mas Angelina nunca foi de meias verdades e também nunca se preservou muito. Radical, sempre nos deixou saber que fez pacto de sangue com um ex-namorado, deixou um homem para namorar uma mulher e roubou o marido da queridinha dos americanos, Jennifer Aniston. Essa não veio ao mundo a passeio, veio para marcar, e viver intensamente. Talvez por isso tenha divulgado sua decisão. A mesma compulsão por aparecer sempre com um fato que parecia querer chocar as pessoas começou a ser usada para fazer o bem, ajudar os refugiados, tornar-se embaixadora da ONU, adotar crianças para dar voz a lugares esquecidos. De conviver com problemas mais importantes que os de Hollywood, nasceu a vontade de ser mãe. E como foi! Teve três e adotou três. Com isso, formou uma família, a sua família. Acredito que a perda da mãe, também por câncer, e o amor aos filhos a fez tomar a decisão. Querer viver mais junto das pessoas que ela ama.

Foram duas as escolhas de Angelina. Fazer a retirada dos seios e contar para o mundo o que ela havia feito. Ela poderia ter feito e não ter contado. A coragem de Angelina pode ser entendida de duas maneiras: o gesto por ela divulgado dá força às mulheres que passam pelo mesmo problema ou, ao contrário, é negativo, na medida em que pode influenciar milhares de mulheres a tomar a decisão errada, precipitada? Daqui a um tempo vamos saber, mas isso não muda o que nós, mulheres, sentimos quando recebemos essa notícia.

Vi ali desmoronar um símbolo, um mito, e surgir um ser humano. Uma mulher com a qual a gente se identifica, com problemas iguais aos nossos, com dúvidas iguais às nossas e que sofre para tomar decisões como nós. Angelina poderia ser uma amiga nossa, uma vizinha com quem a gente toma um café e divide os perrengues que tivemos durante o dia ou os problemas com o marido. E, sim, Angelina também tem de fazer escolhas. Isso nos mostra, ou melhor, nos esfrega na cara o quão frágil somos e o quanto uma cara e um corpo bonitos significam apenas uma cara e um corpo bonitos, nada mais, nenhuma vantagem a mais no que realmente importa, no que é essencial.

Talvez tenha ficado mais fácil tomar essa decisão pensando nos filhos. Esses pequenos que nos mostram, nos ensinam e que tomam conta dos nossos corações assim que aparecem para a gente pela primeira vez.

Ela não ficou menos feminina, nem menos atraente. Não sei se para os homens. Para mim, continua sendo uma linda mulher. Não mais a heroína Tomb

### Câncer de mama: melhor não bobear!

É um assunto chato, difícil, mas temos de enfrentá-lo de frente, porque o risco é real, o perigo está muito perto.

Uma em cada oito a dez brasileiras correm o risco de desenvolver câncer de mama. É o tipo de câncer que mais atinge as mulheres em todo o mundo. Os dados são do Instituto Nacional do Câncer (INCA).

Raider ou a Sra. Smith do mundo da ficção. Mas uma mulher como nós, que sofre, se fragiliza. Toma uma decisão e segue em frente.

Angelina Jolie é apenas uma das mais recentes numa longa lista de mulheres famosas que tiveram de enfrentar, de um jeito ou de outro, o drama do câncer de mama: Patrícia Pillar, Joana Fomm, Norma Blum, Elba Ramalho, Cynthia Nixon, Sheryl Ceow, Sharon Osbourne, entre outras.

É um mal raro antes dos 35 anos, mas depois dessa idade a incidência cresce rapidamente. A gente vê casos da doença em amigas, primas e vizinhas e nos assustamos por estarem tão perto de nós. Lembro-me da primeira vez que ouvi sobre câncer. Eu tinha uns 17 anos. Uma vizinha que tinha a mesma idade que eu descobriu que estava com a doença. Nem sabíamos direito do que se tratava.

No mundo de hoje, o mundo da revolução da informação, com acesso instantâneo a praticamente qualquer fonte, ouvimos falar do câncer com mais frequência. Até porque o diagnóstico é feito mais precocemente, com tantos exames modernos. Já acompanhei muitas amigas diagnosticadas com câncer de mama e o que pude observar em todas elas foi uma vontade enorme de se curar.

É admirável como algumas delas ainda têm energia para sair com amigos depois de passar por diversas sessões de quimioterapia ou radioterapia.

Eu acho que o que manda em tudo no nosso corpo é a cabeça. As que foram mais positivas, acreditaram que iam ficar boas e que ainda tinham muito para viver, passaram melhor por essa fase. Fácil não deve ser. Mas mesmo as mais frágeis reagem bem, têm uma força absurda. A família tem um papel fundamental no apoio que dá à pessoa que está doente e é uma motivação enorme para a pessoa querer viver.

O câncer na mama atinge a região dos seios – um símbolo de feminilidade, uma região sensível, erógena, uma marca da vaidade da mulher –, e isso assusta.

A doença tem ainda todos os seus fantasmas – os efeitos colaterais de tratamentos como a quimioterapia e a radioterapia, e a possibilidade de retirada total das mamas. Dá para lidar com isso e ser feliz? Não tenho a menor dúvida. Depende apenas da nossa própria cabeça.[1]

# Elas falam

" Em março de 2011, fui tomar banho e senti dor no seio direito. Bom, fiquei alerta e marquei uma consulta no médico, que me pediu um ultrassom e uma mamografia (minha primeira, pois tinha 35 anos). O primeiro resultado não foi conclusivo e pediram que eu fizesse novamente o exame em seis meses. Mas o médico que me atendeu em Minas Gerais queria fazer uma biópsia. Diante disso, decidi vir a São Paulo para fazer outra consulta. A opinião foi a mesma.
Em 20/5/2011, fui para a cirurgia supertranquila, pois não imaginava que pudesse ser câncer, mas era.
Fiz a mastectomia com retirada de linfonodos do lado direito, e do esquerdo tiramos a mama por profilaxia.
Dureza ouvir que tinha câncer... A primeira semana foi difícil, tinha medo de morrer, mas depois, com o passar do tempo, com conversas com minha mãe, vi que não tinha jeito e íamos enfrentar.
Demorou para eu começar a fazer quimioterapia, porque minha cicatrização foi muito difícil. Fiquei careca após 17 dias da primeira aplicação. Não tive muitas complicações, engordei bastante (mais ou menos 15 quilos) e levei minha vida normalmente. Ia passear, ia ao supermercado, levava meu filho à escola. Não parei *em nada* minha vida.
Fiquei com algumas sequelas no braço direito, não tenho todo movimento, ele incha, mas tudo bem.
Aprendi que ninguém morre de véspera e acredito que até me tornei uma pessoa "pior", pois hoje não fico com muita pena de quem sente dor de cabeça, dor nas costas, essas coisas, porque sei o que é uma dor... Não fico mais calada diante das coisas com as quais eu não concordo. Tento viver da melhor forma possível, porém sem ser boba.
Lógico que tenho medo de o câncer voltar, mas também se voltar vamos combatê-lo. Ah, não sei te explicar, mas não gosto de ser chamada de guerreira... Acho que qualquer momento difícil nos faz ser fortes e lutarmos pela vida, acredito ser um instinto de sobrevivência!
Ah, uma coisa posso dizer: sou abençoada porque passei bem por todo esse tratamento e porque estou grávida de oito meses de uma menina. E a vida recomeça!"

*Gabriela Venegas, 37 anos, empresária.*

## BATE-PAPO COM O ESPECIALISTA

**Sergio Daniel Simon** é médico oncologista clínico do Hospital Israelita Albert Einstein e do Centro Paulista de Oncologia (CPO) e diretor-presidente do Grupo Brasileiro de Estudos do Câncer de Mama (GBECAM). Esta entrevista teve a colaboração de **Cláudia Vasconcelos**, que é médica oncologista pediátrica, executiva de operações do Grupo Brasileiro de Estudos do Câncer de Mama (GBECAM).

### QUAIS AS CAUSAS DO CÂNCER DE MAMA?

Muitas causas contribuem para o desenvolvimento do câncer de mama: idade avançada; história prévia de doenças mamárias; história familiar; hábitos de vida (alcoolismo, obesidade e sedentarismo); fatores hormonais: início da menstruação em idade precoce (antes dos 11 anos) e menopausa tardia (depois dos 52 anos); baixo número de gestações (mais gestações protegem contra o câncer de mama); pouca amamentação. A amamentação prolongada (de pelo menos um ano) de vários filhos diminui o risco de câncer de mama. Já a reposição hormonal usada na menopausa e a exposição a radiações são fatores de risco.

### EXISTE RELAÇÃO ENTRE O CONSUMO DE BEBIDAS ALCOÓLICAS E O CÂNCER DE MAMA? E O CIGARRO?

O consumo exagerado e frequente de bebidas alcoólicas aumenta o risco não somente do câncer de mama, mas de vários outros (de boca, laringe, fígado, esôfago e pulmão – no caso do tabaco). Esses fatores (álcool e cigarro), quando associados, aumentam ainda mais o risco de desenvolvimento do câncer. Ambos colaboram para o desenvolvimento do câncer pelo dano que causam nos tecidos e pela capacidade de provocar alterações no DNA das células (o que geraria uma alteração nas células – tranformando-as em cancerígenas). Mas não há comprovação da ligação entre o tabagismo e o câncer de mama.

### ELE É HEREDITÁRIO? EM CASO DE CÂNCER DE MAMA NA FAMÍLIA DEVE-SE EVITAR A REPOSIÇÃO HORMONAL?

Sim, é o caso do câncer de mama hereditário, ou seja, transmitido dentro de uma família por meio de mutação genética (alteração em um gene). Mas o câncer de mama familiar corresponde somente de 6 a 8% dos casos.

Pode-se suspeitar de uma alteração genética familiar quando algumas mulheres de determinada família já tiveram câncer de mama ou de ovário. Mas o diagnóstico de câncer de mama familiar só pode ser confirmado pela realização de um exame do DNA da família.

E, sim, a reposição hormonal deve ser evitada em todas as mulheres, sempre que possível, e não somente nas que têm histórico familiar.

## IMPLANTES DE SILICONE DIFICULTAM OU RETARDAM O DIAGNÓSTICO DE CÂNCER DE MAMA?

Não, mas mulheres que possuem próteses devem informar ao técnico que realizará a mamografia, pois é necessário realizar uma técnica específica nesses casos. Ela é chamada "manobra de Eklund": a prótese é empurrada para trás para que somente o tecido mamário seja radiografado.

No caso de próteses muito volumosas, podem ser necessários outros exames, como a ressonância magnética, por exemplo.

## DOR NA MAMA PODE INDICAR CÂNCER?

Infelizmente, no geral, o câncer de mama não dói. A dor aparece como sintoma em apenas 15% dos casos. Se a dor fosse mais frequente, a paciente procuraria mais cedo o médico. O sinal mais comum é a palpação de um caroço (nódulo) endurecido (que tem a consistência de uma pedrinha).

A paciente pode ter dor no caso de um nódulo muito profundo no seio ou de câncer em estágios mais avançados, que já comprometeu outras partes do corpo.

## QUAIS SÃO OS TRATAMENTOS? EM QUE SITUAÇÕES DEVEM SER EMPREGADOS E QUAIS OS EFEITOS COLATERAIS?

As opções de tratamento contra o câncer dependem do estágio da doença (por exemplo, inicial, isto é, confinado ao local do tumor, ou metastático, disseminado para fora do local primário do tumor – osso, fígado etc.), de possíveis eventos adversos (que possam ser causados pelos medicamentos), da preferência e das condições gerais de saúde da paciente (por exemplo, pacientes com problemas cardíacos que não podem tomar alguns medicamentos).

Os tratamentos para o câncer dividem-se basicamente em dois tipos: local e sistêmico. O local é direcionado diretamente à região em que o tumor inicial se encontra (mama e gânglios). A terapia local tem como objetivo a retirada do tumor (cirurgia) ou o controle local (radioterapia), com o objetivo de destruir o tumor ou as células tumorais que sobraram – as chamadas micrometástases.

Tipos de tratamento locais para o câncer de mama:

- Cirurgia: mastectomia (retirada de toda a mama) e cirurgia conservadora, que engloba a setorectomia ou quadrantectomia (retirada apenas da parte da mama onde se localiza o tumor) e a tumorectomia (retirada apenas do tumor). Talvez seja necessário também retirar linfonodos ou gânglios perto da mama, que podem estar comprometidos pelo câncer.
- Radioterapia: é a radiação sobre a mama para destruir as células cancerosas remanescentes, geralmente feita depois da cirurgia. Em geral, é fácil tolerar a radioterapia, e seus efeitos adversos são mais limitados ao local de tratamento.

> Linfonodos: são gânglios linfáticos que estão distribuídos por todo o corpo, mas mais perceptíveis no pescoço, nas axilas e nas virilhas. Podem aumentar de tamanho em decorrência de infecção ou acometimento por células do câncer (nesse caso, são conhecidos popularmente como ínguas).

O tratamento sistêmico é aquele em que a medicação circula no sangue para atingir e destruir as células cancerosas tanto no local de origem do câncer (por exemplo, a mama) quanto nas outras áreas do corpo (como fígado, ossos, pulmão). Os tratamentos sistêmicos mais utilizados para tratar o câncer de mama são:

- Quimioterapia: procedimento com remédios que atacam e destroem células do câncer por todo o corpo. Podem ser administrados por via oral (comprimidos) ou injetável (na veia).
- Terapia endócrina (ou hormonioterapia): tratamento com remédios que diminuem os níveis hormonais de estrogênio (hormônio feminino) ou bloqueiam a ação do estrogênio nas células tumorais. A terapia endócrina

também pode ajudar a diminuir ou retardar o crescimento do câncer de mama em estágios mais avançados.

- Tratamento com drogas-alvo: medicações que atingem especificamente as células cancerosas. Por exemplo, a proteína HER2, que, ao ter sua quantidade aumentada na superfície das células do tumor, estará relacionada com o desenvolvimento e crescimento do tumor. As drogas-alvo conseguem ser mais eficazes e menos tóxicas, representando avanços importantes para o tratamento do câncer de mama.

Os efeitos colaterais dependem do tipo de tratamento. Os principais efeitos colaterais da quimioterapia são: náuseas e vômitos; queda de cabelos; diminuição no número de células do sangue que são muito sensíveis à quimioterapia (anemia, leucopenia e plaquetopenia); ressecamento vaginal e perda de apetite (anorexia). Os da radioterapia são alterações no local de aplicação, como ressecamento e/ou escurecimento da pele e coceira (prurido).

## A QUEDA DE CABELOS PODE SER EVITADA? QUANDO OS CABELOS VOLTAM A CRESCER?

A queda de cabelos acontece porque a quimioterapia ataca as células sensíveis da raiz do cabelo. Esse efeito varia conforme o tipo de quimioterápico; alguns não causam queda de cabelos e outros podem provocar perda parcial ou total. Quando ocorre, a queda de cabelos acontece na segunda ou terceira semanas após o início do tratamento. Antes da queda, o couro cabeludo pode ficar sensível e "formigar" um pouco. Outros pelos do corpo também podem cair, como sobrancelhas, cílios e pelos pubianos. Algumas pacientes preferem raspar os cabelos a vivenciar a queda. Depois do término do tratamento, os cabelos e pelos voltam a crescer.

## QUAL A POSSIBILIDADE DE A DOENÇA VOLTAR? E DE SE ESPALHAR PELO CORPO?

A chance de a doença voltar, no caso de mulheres que tiveram câncer de mama inicial, depende das características do tumor (tamanho na época do diagnóstico, tipo de tumor e extensão da doença) e da paciente (idade, situação da menopausa, condição clínica geral). Se a paciente foi bem operada e realizar os tratamentos complementares (radioterapia, quimioterapia, hormonioterapia) de forma adequada, não apresenta evidência de doença, pode-se considerá-la curada, embora seu acompanhamento deva ocorrer por tempo indeterminado.

Todo tumor maligno tem risco de se espalhar (metástase). Esse risco também depende da agressividade do tumor (isso é determinado em exames de laboratório) e do estágio da doença (tumores em estado mais avançado têm maior possibilidade de se espalhar). Daí a importância da detecção precoce.

> Metástase: ocorre quando as células cancerosas se espalham a partir do tumor primário para outras partes do corpo (exemplo: da mama para o fígado, os ossos, o cérebro etc.).

## QUAIS SÃO AS CONSEQUÊNCIAS DA RETIRADA DA MAMA NA VIDA SEXUAL DA MULHER?

As consequências são muito mais psicossociais do que físicas. O câncer de mama fere os símbolos de feminilidade e sexualidade da mulher, causando um grande impacto negativo na autoimagem, na autoestima, na sexualidade e nas relações pessoais. O acompanhamento com um psico-oncologista é importante para que a mulher aprenda a conviver com sua nova condição e a "gostar de si mesma". Esse profissional pode ajudar a entender questões ligadas à doença e que podem interferir diretamente no bem-estar da mulher. Hoje, as técnicas cirúrgicas são muito avançadas. A reconstrução mamária é um procedimento cirúrgico que devolve o volume e o contorno da mama à mulher submetida à mastectomia, às vezes complementado pela reconstrução da aréola (área circular que envolve o mamilo). Pode ser realizada imediatamente após a retirada do tumor (reconstrução imediata) ou depois de algum tempo, meses ou anos (reconstrução tardia).

## DEPOIS DO TRATAMENTO, A PESSOA PODE TER UMA VIDA NORMAL? FAZER ATIVIDADES FÍSICAS, VOLTAR AO TRABALHO? E DURANTE O TRATAMENTO?

Tanto durante quanto após o tratamento, a mulher deve buscar manter um equilíbrio de suas atividades habituais, respeitando seus limites e condições físicas. Essa é uma orientação generalizada, mas cada caso deve ser considerado especial. O ideal é que a paciente tenha o aval de seu médico para qualquer atividade. E é importante que ela esteja atenta aos fatores de risco evitáveis, como manter peso, ter alimentação saudável, evitar consumo de álcool e tabaco.

### USAR SUTIÃ APERTADO AUMENTA O RISCO DE TER CÂNCER DE MAMA?

Não há nenhuma evidência científica dessa associação.

O uso do sutiã apertado não é recomendado, pois causa desconforto e alguns fisioterapeutas advertem que pode inclusive levar a uma mudança na postura, porque a mulher tende a colocar os ombros para a frente para aliviar o desconforto.

### USAR DESODORANTE ANTIPERSPIRANTE PODE CAUSAR CÂNCER DE MAMA?

Também não há nenhuma evidência científica dessa associação. Esses desodorantes podem irritar a pele e, com isso, ajudar a desenvolver uma infecção chamada hidradenite supurativa, que começa na glândula que produz o suor, na axila ou região inguinal. Essa infecção aparece como um nódulo avermelhado e doloroso, semelhante a um furúnculo. Como no início parece um nódulo, pode provocar alarde até que seja diagnosticado corretamente pelo médico.

### AMAMENTAR PROTEGE CONTRA O CÂNCER DE MAMA?

Sim. Vários estudos científicos comprovaram que a amamentação reduz o risco de desenvolvimento de câncer de mama, provavelmente porque a amamentação diminui os níveis de alguns hormônios relacionados ao câncer no sangue das mães. Amamentar por mais de doze meses, de forma contínua ou não, reduz o risco do desenvolvimento do câncer de mama em 5%. Assim, por exemplo, uma mãe pode amamentar dois bebês, cada um por seis meses ou mais, ou um bebê por doze meses ou mais. Quanto maior o tempo em meses de amamentação, maior é a proteção.

### A MAMOGRAFIA PODE CAUSAR CÂNCER DE TIREOIDE?

A mamografia não expõe a tireoide a doses de radiação consideradas nocivas. O uso do colar protetor de tireoide em exames de mamografia não é recomendado como rotina. Só é usado a pedido da paciente e pode dificultar o exame.

## O ÔMEGA 3 PROTEGE CONTRA O CÂNCER DE MAMA?

Existem evidências de que a linhaça e as nozes contêm ômega 3, um ácido graxo poli-insaturado ("gordura boa") essencial na fabricação de moléculas anti-inflamatórias, que fortalecem o sistema imunológico e previnem o desenvolvimento do câncer. Seu uso é recomendado, mas não há garantias de que o câncer possa ser prevenido, até porque o efeito protetor do ômega 3 depende da quantidade consumida e da frequência do consumo.

Há maior evidência de alimentos que podem estar envolvidos com um aumento no risco de desenvolver câncer, como os alimentos ricos em gorduras. Seu consumo deve ser reduzido ou evitado.

Os médicos insistem na alimentação adequada também porque as mulheres obesas têm maior risco de desenvolver câncer de mama, especialmente depois da menopausa. Isso porque a maior taxa de produção de hormônios (principalmente o estrógeno) pode ocorrer no tecido adiposo em excesso dessas pacientes. Os tecidos tumorais que apresentam receptores hormonais são expostos a uma maior concentração desses hormônios, estimulando o crescimento e a progressão do câncer de mama.

## SER OTIMISTA CONTRIBUI COM A CURA?

Sim. A relação entre os estados emocionais e o câncer é algo observado há mais de 2 mil anos. Comprovadamente, em muitos casos, há uma grande relação entre níveis elevados de estresse e aparecimento do câncer de mama. Elevados níveis de estresse emocional podem levar a uma supressão do sistema imunológico, causando um aumento na sobrevida de células anormais e favorecendo, assim, o aparecimento de doenças como esse tipo de câncer. Dessa forma, o convívio com amigos e familiares e a manutenção de hábitos saudáveis e prazerosos devem ser muito valorizados e mantidos, pois podem ter, na maioria das vezes, uma função positiva em todo o processo.

### Toque de coragem

Devido à importância desse assunto, e para ajudar na conscientização das mulheres sobre a saúde das mamas e da detecção precoce desse tipo de câncer, aceitei com o maior orgulho, no ano passado, ser embaixadora da campanha mundial Breast Cancer Awareness (BCA), que no Brasil intitulou-se "Toque de coragem". Uma campanha criada há vinte anos por Evelyn Lauder, junto com o laço cor-de-rosa, símbolo tão forte divulgado no mundo todo. Em 2010, o BCA entrou para o Guinness World Records como "o maior número de monumentos iluminados por uma causa em 24 horas". O Brasil também participou, com o Masp iluminado de cor-de-rosa.

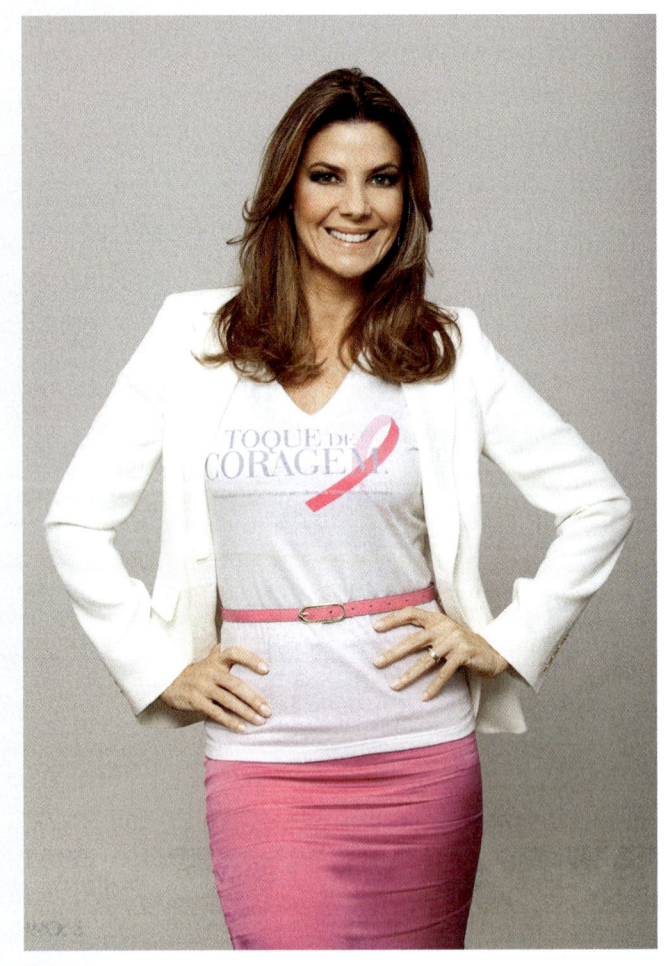

Campanha Estée Lauder Companies, representada no Brasil pela Clinique, feita em 2012, para conscientização sobre o câncer de mama.

## FIQUE ATENTA!

Para detectar precocemente a doença, são recomendados o autoexame e a mamografia anualmente, a partir dos 40 anos de idade.

No caso das mulheres que tiveram ou têm casos de câncer de mama na família, essas recomendações já devem ser tomadas a partir dos 35 anos.

A amamentação, a prática de atividade física, a alimentação saudável e a manutenção do peso também ajudam a reduzir o risco de desenvolver esse câncer. E tem mais um detalhe: apesar de ser considerado um câncer fácil de ser tratado, aqui no Brasil as taxas de mortalidade por esse tipo de câncer ainda são altas, porque o diagnóstico é feito em estágios avançados. Depois de cinco anos do diagnóstico, a sobrevida média nos países desenvolvidos é de cerca de 85%. Nos países em desenvolvimento, essa porcentagem é de somente 60%. Por isso, não dá para bobear. Vamos conhecer mais sobre o assunto...

## COMO PREVENIR

- Fazer periodicamente exames clínicos com um médico e a mamografia anualmente a partir dos 40 anos – para mulheres com risco mediano.
- Cuidar do corpo com uma alimentação saudável, exercícios físicos regulares, manutenção do peso e evitar bebidas alcoólicas em excesso.
- Fazer o autoexame mensal alguns dias após o fim da menstruação. O melhor momento é o sétimo dia após o início da menstruação. No caso de mulheres na menopausa ou que retiraram o útero, o autoexame pode ser feito em qualquer dia do mês.

## COMO FAZER O AUTOEXAME

*1.* Observação

Ficar em pé, com os braços soltos ao lado do corpo, de frente para o espelho e com a coluna reta, e observar a forma, a cor e a textura da pele das mamas. Verificar se há marca do sutiã em uma só mama, o que pode indicar que ela está inchada. Fazer o mesmo com as mãos na cintura e com os braços elevados atrás da cabeça.

**2.** Toque

Tocar as mamas, de preferência no banho e ensaboada, para que os dedos deslizem mais facilmente. Ficar com a coluna reta e colocar o braço atrás da nuca. Com a ponta dos dedos e de forma delicada, mas firme, percorrer todas as áreas da mama em movimentos circulares, de fora para dentro, procurando por alterações na pele ou caroços. Usar a mão direita para examinar a mama esquerda e vice-versa. As axilas também fazem parte do autoexame das mamas, devendo ser examinadas da mesma forma.

O mesmo autoexame das mamas e axilas deve ser feito na posição deitada de costas, com um travesseiro embaixo do ombro direito e, com a mão esquerda, examinando toda a mama e axila direita. Depois, o processo deve ser invertido. Por fim, apertar delicadamente os mamilos e observar se sai algum líquido.[1]

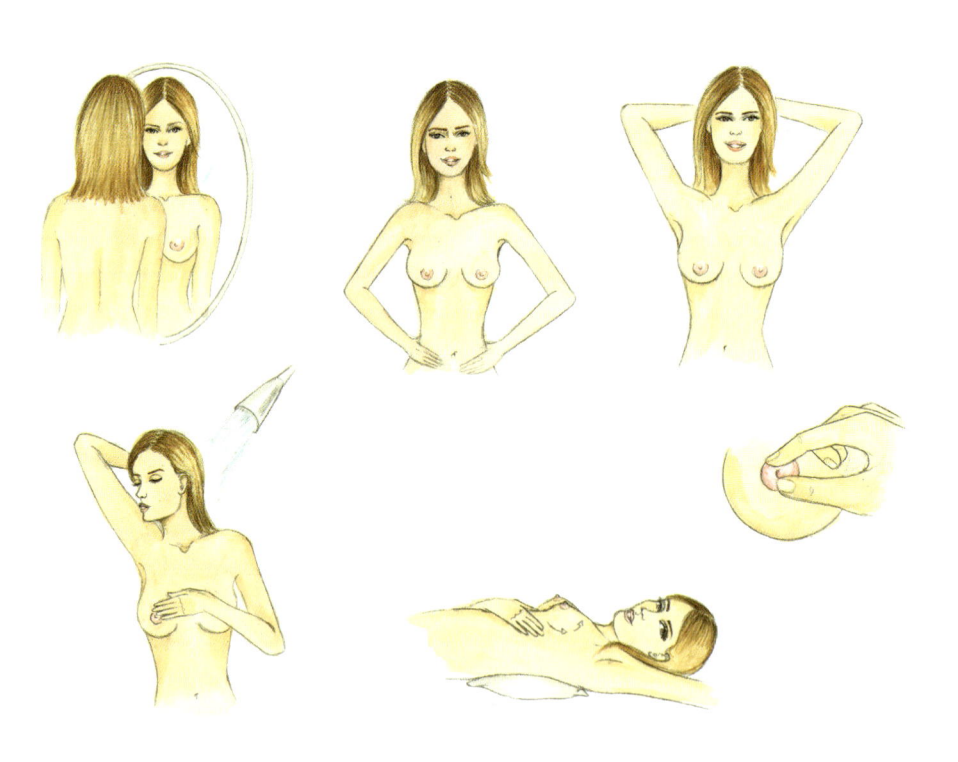

# Atividade física

> "Atividade física fortalece o coração e os ossos, melhora a circulação, reduz a obesidade, engrossa a pele e pode ajudar com a depressão"
>
> *Jane Fonda*

Todas as sociedades desenvolvidas, não importa sequer a época, dão importância à atividade física. Para homens e para mulheres. Não praticar exercícios é a exceção, não a regra. E embora alguns países tenham associado períodos históricos a certas celebridades – como Jane Fonda e seus vídeos –, vamos encontrar ênfase na prática de exercícios físicos, inclusive por mulheres, já na Antiguidade Clássica. Em alguns momentos, cuidar da própria imagem virou símbolo de *status* social, não vamos esconder esse fato. Na minha opinião, as mulheres mais gordas que encontramos hoje têm muito mais a ver com o consumo desenfreado e mal-informado de alimentos industrializados do que por falta de consciência da prática de exercícios físicos. Nosso corpo existe para trabalhar e, se me permitem uma analogia perigosa, todo corpo (como toda máquina) que não trabalha acaba padecendo de algum mal, alguma enfermidade. Isso sem falar em problemas mentais, muitos deles – pura e simplesmente, desculpem – associados a hábitos sedentários, falta de movimento e por aí vai. Está certo que, hoje, frequentar uma academia não é mais questão de alto poder aquisitivo. Principalmente no Brasil, com essa importância enorme que nós atribuímos à aparência física; sempre houve um culto ao físico (garota de Ipanema, certo?) que, todo mundo sabe, não é simplesmente um dom natural. É trabalhado. Daí essa expressão tão usada que já ficou vulgar na imprensa toda, quando se diz que fulano ou fulana "esculpiu" seu corpo fazendo isso ou fazendo aquilo. Ninguém esculpe o corpo comendo batata frita enfiado num sofá.

No meu caso, atividade física faz parte da minha vida desde os 5 anos de idade. Minha mãe diz que me colocou no *ballet* clássico porque, na época, meninas pequenas faziam *ballet* e meninos faziam judô.

Eu era apaixonada pelo *ballet*. Não via a hora de dançar com aquele tutu.

Mas como eu não tinha idade para isso, me colocavam para dançar vestida de bichinhos. Meninas, já fui urso panda, macaco, coelho. Olha o quanto a pessoa aqui poderia ser traumatizada. Ao contrário dessas modernas psicologias, que associam tudo a *bullying*, nunca me senti constrangida ou maltratada.

> Vestido de tule que as bailarinas usam nas apresentações

Quando disseram que eu finalmente ia usar um tutu, quase tive uma síncope. E quando o vestido chegou da costureira? Eu não dormia à noite, só ficava olhando o vestido rosa. Era a coisa mais linda do mundo! Como é boa a sensação de conseguir algo depois que você desejou muito. Meu outro sonho era conhecer o Mikhail Baryshnikov. Consegui realizá-lo anos mais tarde, quando fiz uma aula com ele. Nossa, quase desmaiei. Como dizem no interior: tremia mais que vara verde! Não sabia se dançava ou olhava para ele! Deve ter sido a pior aula da minha vida, não conseguia me concentrar.

Mas sempre gostei de esportes. Para mim, fazer atividade física sempre foi prazeroso, divertido. Tinha muita energia. Participava todo ano das Olimpíadas do colégio. Jogava vôlei, fazia ginástica com fita, arco e flecha. Uma vez faltou alguém para participar de jogo de botão. Adivinha? Lá fui eu. Me chamaram porque sabiam que eu ia topar.

### Curiosidade

**Cerejas analgésicas**

Está dolorida por causa da ginástica? Cientistas do hospital John Hopkins, de Baltimore, nos Estados Unidos, compararam o efeito das antocianinas presentes no fruto com a ação de anti-inflamatórios a base de indometacina, que aliviam as dores musculares.

Só tive que dar uma "paradinha obrigatória" aos 13 anos. Sofri, um acidente de *kart*. Sim, adorava brincadeiras de meninos. Eram mais divertidas, mais desafiadoras. Numa dessas, escorreguei numa mancha de óleo, rodei na pista, quebrei o fêmur e triturei o tornozelo. Dá para imaginar o que isso significava para uma menina que sonhava em ser bailarina clássica? Cirurgia, gesso, muleta, fisioterapia... muita fisioterapia. Lembro-me de que naquele ano fui passar as férias na praia e, enquanto a criançada pedalava ou brincava na praia, eu ia para a AACD fazer fisioterapia. Todos os dias. Mas quando a gente é criança e não tem noção da dimensão do que acontece com a gente, facilita muito.

Meu foco era voltar a dançar e, para isso, não medi esforços e dores, muitas dores. Para você ter uma ideia, colocaram um extensor para colocar meu fêmur no lugar, só que não viram que meu tornozelo também estava quebrado. Eu urrava de dor. Mas sempre fui muito disciplinada, esforçada e resiliente, aliás, continuo assim. Quando pego uma coisa para fazer, tento fazer o melhor. Falo para as minhas amigas manicures, se um dia eu tiver de fazer unhas para sobreviver, por exemplo, vou estudar, praticar e tentar fazer o meu melhor. Brinco que vamos ter de dividir as clientes! Enfim, naquele ano fiquei na plateia e assisti minhas amigas dançarem. O que me ajudou muito nessa fase foi minha mãe ter me levado num curso onde as pessoas trabalhavam o pensamento positivo. Eu e mais centenas de pessoas mentalizavam o que queriam que acontecesse com o seu organismo. Eu mentalizava a regeneração dos meus ossos, tudo cicatrizando e, principalmente, eu no palco dançando. Isso me ajudou muito. Direcionar nossa mente para coisas boas e positivas é fundamental quando a gente passa por uma fase mais difícil, porque nossa cabeça tende a pensar em bobagens. Sabe que aprender isso aos 13 anos foi um privilégio? Afinal, a gente pode usar isso a vida toda.

Muitos dos médicos que cuidaram de mim disseram que eu poderia dançar, mas não como antes, e disseram que eu deveria desistir de ser bailarina. Claro que não ouvi os médicos. No ano seguinte, voltei a fazer aulas e foquei tanto em melhorar e voltar a dançar que, no fim do ano, lá estava eu, vestindo o meu tutu no palco. Claro que convidei todos os médicos que haviam cuidado de mim. Inclusive, e principalmente, os que não acreditavam que eu poderia voltar a dançar. Aí foi uma choradeira só. Foi muito emocionante para todos. Eu queria tanto aquilo que consegui. Ali descobri que tinha coragem, força e perseverança. Até hoje não desisto quando quero uma coisa para valer. Funciona como um desafio para mim mesma. Uma meta a cumprir. Aprendi o que era superação. No *ballet*, além de me formar em *ballet* clássico pela Royal Academy of London, dancei flamenco (como é difícil a coordenação de braços e pernas), *jazz*, sapateado...

Quando comecei a trabalhar, parei o *ballet* porque eu não conseguia levar a dança apenas como *hobby* (talvez seja um problema para resolver no psiquiatra qualquer dia...).

Experimentei outros esportes, mas não levei adiante porque eu não gostava para valer. E isso é o que me move. O que me faz acordar cedo depois de ter trabalhado até tarde.

Tentei nadar por um tempo, mas sentia um sono terrível. Um dia, quase dormi no meio de uma reunião. Mas dormir de pender a cabeça para a frente, sabe? A natação é um ótimo esporte para quem tem problemas respiratórios e nas articulações. Trabalha muito o cardiovascular.

Tentei também musculação, mas não fui em frente. Eu não sentia prazer nem achava divertido. Sei que os especialistas dizem que, a partir da nossa idade, é muito bom porque previne a osteoporose, fortalece os ossos, os músculos e as articulações. Talvez um dia eu tenha de fazer e pronto.

Faço ioga, principalmente por causa da meditação, que ajuda a esvaziar a mente. Na verdade, a gente adquire um poder de concentração enorme. Mas ela também dá força, flexibilidade, melhora a respiração. Ali, você aprende a respirar. Tento meditar 15 minutos de manhã e 15 minutos antes de dormir. Tem de se tornar um hábito como escovar os dentes. Eu me sinto mais tranquila para enfrentar o dia e deito bem relaxada para aproveitar tudo o que o sono pode me trazer de bom.

Mas o prazer que eu sentia quando fazia *ballet* clássico senti também no pilates. Foi onde me encontrei. O fato de eu ter encontrado uma professora supergabaritada e competente ajudou. É muito importante ter alguém que a corrija quando estiver fazendo algum movimento errado. A gente pode se machucar feio se não for corrigido. Quem acha que o pilates é só alongamento está enganado.

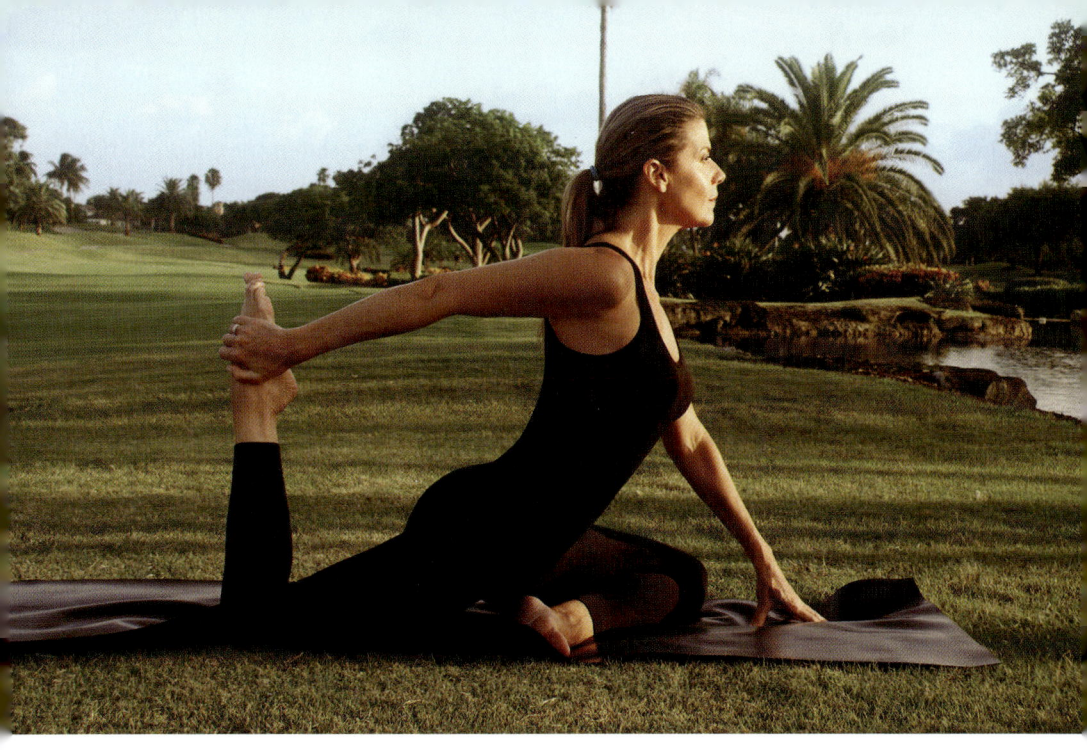

Hoje eu faço pilates três vezes por semana. Subo 12 andares de escada para já chegar aquecida para a aula. Trabalho meu coração e ainda fortaleço as pernas. Quando a gente sobe as escadas, trabalha músculos diferentes de quando a gente desce. E os glúteos agradecem. Algumas pessoas lá do pilates já aderiram. Penso: já que eu tenho de ir, aproveito e faço um pouco de exercício aeróbico. No começo, parecia que eu estava escalando o Everest, que nunca ia chegar. Depois foi ficando mais fácil. Tem dia que está mais difícil, claro, o organismo não está sempre igual. Outro dia mesmo, eu estava exausta e, quando fui olhar, nem tinha chegado ao sexto andar. Respirei, fui mais devagar, mas não desisti. Cheguei esbaforida, mas cheguei. Aliás, uso pouco o elevador. Sempre que posso subo escadas, em vez de pegar elevador. Vira e mexe estou batendo na porta de serviço da casa das minhas amigas. Quando elas abrem, dizem: você subiu pelas escadas? Sim, adoro. Aderi. É quase como andar de bicicleta em vez de pegar o carro. É mais saudável e a gente acostuma. Algo não muito saudável, mas que já fiz, foi subir e descer de salto, também. Claro que tomo muito cuidado na hora de descer para não despencar na escada.

Esse costume das escadas apareceu porque é difícil arrumar tempo para fazer caminhadas. Quando posso, vou até o parque, porque adoro exercício ao ar livre, tem outro astral. Mas quando não tenho esse tempo, encontro nas escadas uma maneira de me movimentar. É puro hábito.

Nos fins de semana, procuro jogar tênis com o meu marido, meu filho e com amigos. É divertido. Tem uma interação saudável. E praticar exercícios em família é muito legal. A gente tira sarro um do outro o tempo todo. Essa talvez seja a melhor parte. Ali não estamos competindo para ganhar. É muito divertido. Com a descontração, as gargalhadas, jogo fora o estresse acumulado.

Se você não joga tênis, pode pegar o maridão para fazer caminhadas. Na era da tecnologia, se está sozinha, coloque o fone com uma boa música no ouvido e bora caminhar!

Não tem desculpa para ficar parada. Não mais!

O importante é descobrir uma atividade de que você goste, que lhe dê prazer. Fale com um instrutor físico, conte os seus problemas de saúde, diga qual a sua expectativa, quais são os seus desafios. E, juntos, montem um plano de trabalho. Comece no seu ritmo. Não adianta ir para a esteira e correr que nem um *hamster* logo nos primeiros dias. Vai ganhar bolhas nos pés e ficar toda dolorida como se tivesse tomado uma surra. Conclusão: vai ficar uma semana sem conseguir fazer nada.

Fazer exercícios por conta própria pode causar uma série de problemas. Na coluna, nos joelhos... Pelo amor de Deus, a essa altura da vida a gente tem de se preocupar em consertar o que não está tão bom e não em piorar ainda mais!

A frequência com que você vai se dedicar também faz toda a diferença. Para funcionar, tem de ter disciplina, concentração e força de vontade. Exercícios físicos junto com uma alimentação saudável, da qual já falamos no capítulo *Pesos e medidas*, fará você se sentir muito melhor. E, se perder um pouco de peso for o seu objetivo, a atividade física vai ajudá-la muito.

Você pode achar que para mim é mais fácil falar porque tenho uma genética que favorece. Não é não. Já passei dos 40, e aí estamos no mesmo barco. Temos de pensar daqui para a frente. O que importa é como a gente vai querer passar os próximos 40 anos, já que a expectativa de vida no Brasil aumentou para 74 anos para os homens, segundo o último censo.[1]

O professor Antonio Lancha Jr., professor de nutrição, diz que o DNA é 50% de vantagem que a pessoa tem, mas se você estragar os outros 50%, não vai adiantar ter essa vantagem.

Se para você, hoje, fazer exercícios é a pior coisa do mundo, seria ótimo se, a partir de hoje, você mudasse de ideia.

Quando a gente faz exercícios, libera endorfina, o hormônio responsável pela sensação de bem-estar.

Você fica mais calma, dorme melhor, trabalha as articulações, fortalece os músculos e ainda, se preciso, perde calorias. E não dá para pensar em ser saudável sem praticar exercícios. Não dá para evitar esse passo.

Então, mexa-se!

## ADORO PILATES!

A professora e educadora de pilates, Sandra Tófoli, explica o que o pilates faz no nosso organismo:

Nossos corpos sofrem desequilíbrios posturais no decorrer de nossas vidas, acarretados por maus hábitos, por movimentos mecânicos diários ou devido ao estilo de vida que se leva.

O pilates é um programa de treinamento físico e mental que pode trazer muitos benefícios aos seus praticantes. Ele tem uma abordagem originada ao mesmo tempo da tradição oriental – que leva ao caminho da calma, concentração e percepção de si mesmo – e ocidental – que enfatiza o movimento, o tônus muscular e a força. Restaura o equilíbrio; estimula a circulação, a oxigenação sanguínea; auxilia na drenagem linfática, na liberação de endorfinas e no fortalecimento do sistema imunológico; aumenta a consciência corporal; melhora força, concentração e memória, autoestima, entre outros benefícios.

O pilates é constituído de exercícios de força e alongamento com movimentos controlados e precisos, de esforço e resistência variáveis em posições distintas, procurando evitar o impacto e a pressão sobre as articulações.

Trabalha o corpo integralmente de forma harmônica, com ênfase maior aos músculos da coluna, do quadril, das coxas e do entorno do abdômen – o centro do corpo.

É uma técnica antiga e nova ao mesmo tempo. Foi criada durante a Primeira Guerra Mundial, pelo alemão Joseph Pilates, porém seus princípios são inovadores e atuais.

No pilates, aprendemos a utilizar nosso corpo de forma mais adequada para realizar as atividades de vida diária (AVDS), com saúde, boa postura e o mínimo despendimento de energia. Praticar pilates auxilia na melhora da qualidade de vida.

## Onde, quando e por quê!

### Academias

Em qualquer esquina há uma. Beatriz de Almeida escolheu a que fica no seu bairro. Começou aos 17 anos e hoje, aos 28, carrega a roupa de ginástica tão naturalmente quanto os operários do início do século levavam a quentinha dentro do bonde.

### Condomínios

Os lançamentos imobiliários já têm espaço para malhação no seu cardápio. Os antigos já começaram a reformar velhos salões de festas para instalar aparelhos de ginástica.

Elisa Santos, 38 anos, começou a usar a esteira e a bicicleta assim que o médico alertou: ou ela fazia 20 minutos de atividade por dia ou o colesterol não baixaria.

Agora, ela também sobe e desce escadas para chegar à academia. Aposentou o elevador.

### Em casa

Sônia Carvalho de Souza é meio antissocial. Quando os pneuzinhos começaram a surgir no seu abdômen, já na casa dos 40, decidiu investir a poupança numa miniacademia em casa. Contratou um *personal* e pratica três vezes por semana. Nas horas vagas, olha para a esteira e pensa: acho que vou dar uma corridinha!

### Na rua

Quem mora perto da praia não tem desculpa. Além de poder nadar, dá para caminhar no calçadão. Longe do mar, a opção são os parques. Muitos já têm até aparelhos para musculação. Dona Lili prefere dar uma volta na beira do rio. E que rio! Ela mora em Macapá, a única capital que tem um calçadão à beira do gigante rio de água doce: o Amazonas!

# *Elas falam*

> " Tenho obsessão por bambolê. Treino 20 minutos todo dia com ele. Mas o meu não é aquele de plástico que a gente tinha quando criança. Tenho um que é menor e mais pesado, ideal para exercícios. [...]
> Os exercícios me ajudam muito a controlar meu humor. Isso é muito importante para pessoas bipolares como eu. Não tenho um treinador. Loucura, né? Mas realmente não preciso de ninguém para me motivar."
>
> *Catherine Zeta-Jones, 43 anos, atriz.*

> " Adoro ciclismo e natação. Preciso do treino físico para o corpo e para a mente. Cuido muito da alimentação, bebo bastante água e sou feliz. Adoro feijoada e chocolate."
>
> *Gabriela Sabatini, 43 anos, uma das principais tenistas das décadas de 1980 e 1990. A argentina chegou a ser a número 3 do* ranking *mundial.*

> [A supermodelo chamada de "o corpo" dá preferência aos esportes que pode praticar durante as viagens.]
> " Faço atividade física porque adoro. Sou australiana e sempre estive ao ar livre. Eu surfo, esquio na neve e na água, ando a cavalo etc."
>
> *Elle Macpherson, 49 anos,* top model.

## BATE-PAPO COM O ESPECIALISTA

**Simone Lotito** é mestre e doutoranda em Ciências da Fisiologia pela Unicamp. Educadora física pela PUCCAMP.

### EU TENHO DE TER PRAZER EM UMA ATIVIDADE FÍSICA PARA LEVÁ-LA EM FRENTE. GOSTAR DA ATIVIDADE VAI FAZER COM QUE A GENTE TENHA MENOS CHANCE DE DESISTIR?

Existe um percentual de indivíduos que praticam atividade física por recomendação médica, mas certamente ter prazer ajuda. Estudos comprovam que o ser humano prioriza fazer o que gosta independentemente da atividade, portanto apreciar a atividade física facilitará muito a continuidade, e a continuidade é o que dá resultado positivo. Existem pesquisas que comprovam que 70% das pessoas procuram uma atividade para conhecer outras pessoas. Assim, para ter menor chance de desistir, o ideal é escolher uma modalidade física compatível com você e, se possível, se relacionar com pessoas que também praticam atividade física e que levam uma vida saudável, reduzindo o risco de desistir. Gostar vai cooperar para a disciplina. Difícil ter disciplina de algo que não gostamos.

Muitas vezes desistir leva a um efeito dominó para a produção dos precursores cerebrais da serotonina, da dopamina, da endorfina, que deixam de contribuir para o desenvolvimento da autoestima e da confiança do indivíduo. Quando desistimos, temos baixa da autoestima, fadiga, estresse e má qualidade de sono.

### COMO IDENTIFICAR A ATIVIDADE FÍSICA QUE COMBINA COM VOCÊ?

Você tem de avaliar seus parâmetros pessoais. Experimentar, vivenciar, conversar com um profissional.

Nós somos treinados para avaliar os traços da personalidade, o biótipo, a morfologia, a condição socioeconômica, a geografia, o clima, as habilidades físicas, as necessidades biomecânicas, a agenda, a logística, até encontrar a atividade física adequada ao seu ritmo de vida e ao seu objetivo.

## QUAL A DICA PARA A PESSOA TORNAR A ATIVIDADE FÍSICA ALGO ROTINEIRO?

Escolher uma atividade que proporcione satisfação. Ter disciplina, vontade ou necessidade são fatores que colaboram bastante. Estabelecer um horário possível. Traçar objetivos em médio prazo com metas intermediárias. E determinar um foco a longo prazo, por exemplo – um objetivo específico. Se seu objetivo é correr, escolha uma prova longa como uma maratona tradicional – correr 42 km. A partir daí, estabeleça metas menores tangíveis em médio prazo, como correr circuitos de 10 km; e em curto prazo, uma provinha de 5 km. Isso faz com que você encaixe na rotina a atividade que escolheu e, com a progressão da autoestima, vai inseri-la no dia a dia, como escovar os dentes.

## NADAR É UM EXERCÍCIO COMPLETO? VERDADE OU MITO?

Mito. Nadar é um excelente exercício, um dos esportes mais completos... Mais completo seria se também pudéssemos, nadando, ter impacto para que desfrutássemos do benefício de manutenção da densidade da massa óssea e, assim, evitássemos osteoporose, típica da mulher com a chegada da menopausa. A natação é um esporte maravilhoso para a saúde, mas deve ser completado com algum exercício de impacto. Por exemplo, combinar natação com corrida ou com musculação.

## ANDAR OU CORRER?

Andar é um excelente exercício. Comprovado cientificamente que combate doenças mentais, entre outros benefícios. Andar pode até parecer trivial, mas com certeza é a maneira mais barata, prática e prazerosa de se exercitar. Estudos mostram que aqueles que adotam esse hábito têm menor percentual de gordura corporal, menor percentual de adiposidade visceral, melhor pressão sanguínea e melhor tolerância à glicose. Caminhar reduz fatores de risco que levam à obesidade, à hipertensão, à diabetes, as consideradas doenças modernas da nossa geração. Caminhar também combate a demência e a velhice, controla ansiedade, evita depressão. Andar é o primeiro passo para passar a correr, caso não apresente nenhuma limitação biomecânica, nenhum histórico grave de lesão.

Tanto a caminhada quanto a corrida favorecem o bombeamento do retorno venoso, a circulação, o sistema cardiovascular e vascular. A caminhada tem baixo impacto, baixo risco de lesão. Quem não tem tempo de ir a uma academia pode caminhar em qualquer praça ou pelo próprio bairro.

### QUAL A ATIVIDADE FÍSICA IDEAL PARA QUEM TEM 30, 40, 50 ANOS?

Já existe um consenso mundial entre fisiologistas e especialistas em condicionamento físico de que o ser humano, e principalmente a mulher, para estar verdadeiramente em forma a partir dos 30 anos deve desenvolver ou manter algumas capacidades físicas, são elas: agilidade, flexibilidade, equilíbrio, força, resistência muscular e resistência cardiorrespiratória. O recomendado é diversificar as atividades para que a aptidão física seja estimulada em sua plenitude.

Vamos às atividades de acordo com as idades:

*Aos 30 anos:*

É quando começa a perda de elasticidade dos tecidos por causa da queda de produção de testosterona. A recuperação muscular é mais lenta. A massa magra começa a cair cerca de 1% por ano.

Modalidades para os 30 anos: caminhada combinada com musculação, ou pilates combinado com bicicleta, ou dança com ioga, ou corrida com treino funcional.

*Aos 40 anos:*

O ideal é evitar exercícios de grande impacto corporal. Já a musculação se torna muito importante, porque ajuda a reverter a descalcificação dos ossos. O ideal é trabalhar o centro de força do corpo (CORE) – músculos do quadril, do abdômen e das costas que estabilizam a coluna. O pilates é ótimo para trabalhar essa região.

Modalidades para os 40 anos: caminhada combinada com pilates, ou musculação combinada com natação, ou ioga combinada com corrida, ou qualquer atividade aeróbica combinada com uma atividade anaeróbia.

*Aos 50 anos:*

Aos 50 anos temos de ficar atentas à linha tênue entre evoluir e se machucar, porque se a mulher não tem um bom histórico esportivo ou uma boa base e excelente lastro fisiológico, o risco de intensificar a atividade ou aumentar o volume é o de deixá-la suscetível a uma lesão. A orientação é a supervisão de um bom profissional a partir dos 50 anos. Isso é fundamental.

Exercícios de baixo impacto na água, como hidroginástica, porém isolados, não adiantam. A mulher não pode abrir mão da musculação e deve reforçar toda a estrutura e a massa óssea e manter a densidade muscular.

Modalidades para os 50 anos: manter a atividade que vivenciou até aqui, incluir uma caminhada e evoluir no volume e intensidade dela. O pilates, a dança, a hidroginástica, a natação, a bicicleta, a ginástica localizada, a ioga, todas são excelentes recomendações desde que muito bem supervisionadas por um educador físico.

## MALHAR É UMA QUESTÃO ESTÉTICA OU MÉDICA?

A estética é uma consequência dos benefícios metabólicos, bioquímicos e fisiológicos. Considerando que quem se exercita reduz o estresse e a produção dos hormônios relacionados a ele, como o cortisol, malhar é uma questão médica. Malhar vai muito além da estética.

> O cortisol é um hormônio intimamente ligado ao sistema emocional, que serve para controlar inflamações, alergias, os níveis de estresse, diminuir a imunidade, manter a estabilidade emocional, estimular o açúcar no sangue e criar proteínas.

## OS APARELHOS DE GINÁSTICA PASSIVA FUNCIONAM?

Não existe poção mágica.

Aparelhos de ginástica passiva não estimulam nossas funções cognitivas, nosso sistema vascular, não mantêm nosso cérebro vivo, oxigenado e renovado como a ginástica ativa convencional. Ginástica passiva pode prevenir a atrofia muscular, pode ser uma estratégia a ser explorada por pessoas acidentadas ou limitadas de forma sazonal. Ginástica passiva com eletroestimuladores de alta intensidade, quando muito bem empregada por fisioterapeutas treinados, pode trazer alguma melhora estética ao tônus muscular, mas a maior parte é promessa enganosa sem benefícios.

**Para ter em mente!**

1. Exercício aeróbico é indicado sempre e em qualquer idade depois de uma avaliação médica. Ele é essencialmente ligado ao movimento. Fundamentalmente a energia necessária para executá-lo é proporcionada pelo uso do oxigênio, ou seja, o oxigênio funciona como fonte de queima dos substratos que produzirão a energia a ser transportada para o músculo em atividade. Caracteriza-se como atividade aeróbica o exercício contínuo, dinâmico e, na maioria das vezes, o ideal é ser prolongado para estimular a função dos sistemas cardiorrespiratório e vascular e acelerar o metabolismo, porque aumenta a capacidade cardíaca e pulmonar para suprir de energia o músculo a partir do consumo do oxigênio, por isso o chamamos de aeróbico. São eles: pedalar, caminhar, andar, nadar, dançar ou fazer qualquer atividade que obrigue a pessoa a sustentar seu peso corporal durante longo período enquanto se movimenta.
2. O exercício anaeróbico é o que pode colaborar para sua taxa metabólica basal (TMB). Ele pode ajudá-la a manter um gasto calórico alto mesmo quando terminou de executá-lo. É o caso da musculação e dos estímulos neuromusculares. Por definição, é um exercício de força.

### Caminhar e correr

Os gastos de caloria em uma caminhada dependem do ritmo. Por exemplo:

✓ andar devagar consome 240 kcal/hora, rápido, 520 kcal/hora. Correr tem todos os benefícios da caminhada, sendo que o gasto calórico da corrida é muitas vezes maior. Uma corrida consome de 500 a 900 kcal/hora, dependendo do ritmo.

### 10.000

É o número de passos que devemos dar por dia para ter uma rotina saudável, segundo os cientistas japoneses. A melhor maneira de controlar esses números é comprando um pedômetro. Faça o teste. Você vai se surpreender em saber que anda bem menos do que deveria.

### Seis desculpas comuns para não praticar exercícios físicos

1. Não tenho tempo.
2. Estou muito cansada.
3. Nunca fiz ginástica. Por que vou começar agora?
4. Não tenho dinheiro.
5. Não quero ficar marombada.
6. É chato.

### Seis motivos que acabam com essas desculpas[2]

1. Acorde meia hora mais cedo, almoce meia hora mais tarde, faça esteira enquanto vê a novela, dance enquanto espera o hidratante secar.
2. Está cansada porque está fora de forma. Quando começar a se exercitar, vai perceber que o pique aumenta e dá para fazer tudo com mais disposição.
3. Não tem dinheiro? Vá pedalar ou caminhar no parque, no quarteirão, na praça. Vá fazer compras do mês num supermercado bem grande – além de andar bastante, vai fazer musculação tirando e colocando os produtos no caixa e depois no carro. Para comer uma boa massa, você tem dinheiro, né?
4. Por que começar agora? Pense que precisa prevenir a osteoporose, fortalecer os músculos e exercitar o cérebro, além de entrar nos seus *jeans*.
5. Não se preocupe com a possibilidade de ficar musculosa. A maioria das mulheres não tem essa capacidade por mais que elas treinem. A testosterona, hormônio masculino, é que estimula o músculo a crescer.
6. É chato! OK, tem dia em que é chato mesmo. Mas varie, um dia você pode pedalar, outro andar, dançar, varrer a casa. Mexa o esqueleto de alguma maneira, nem que seja fazendo sexo! Oba!

# Bem-estar

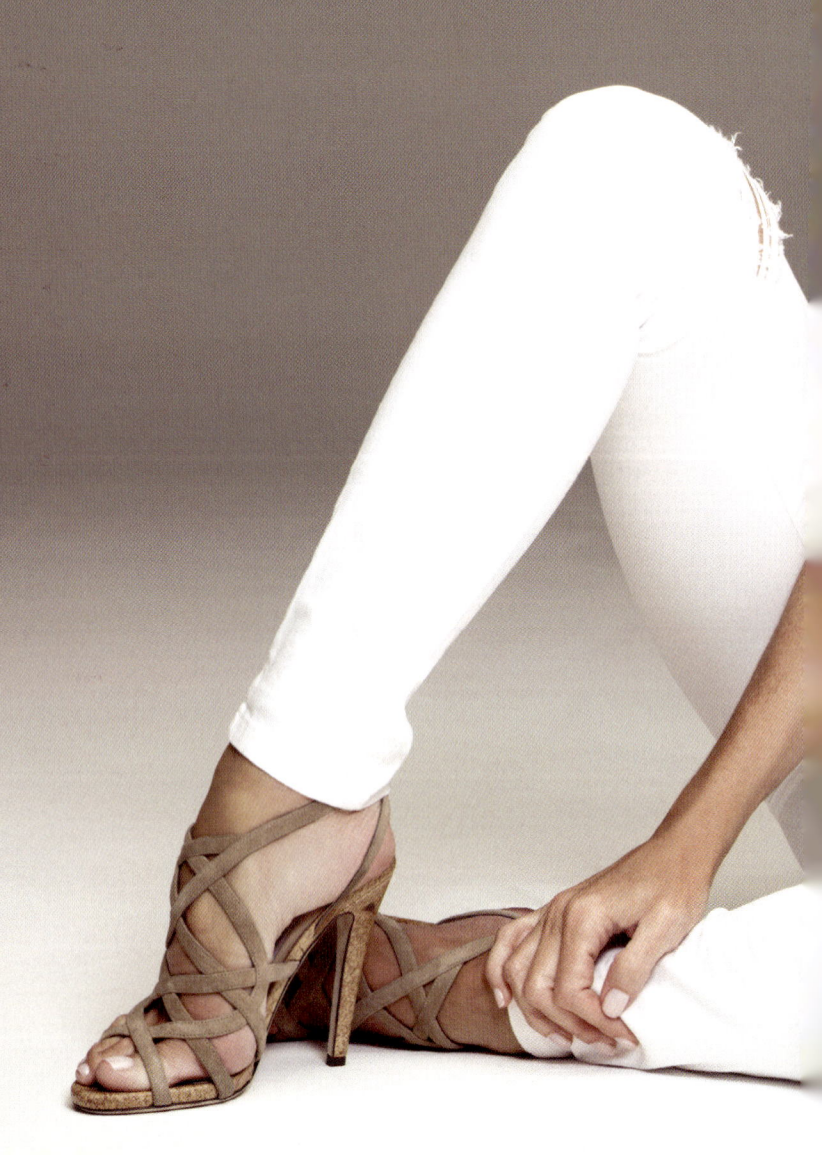

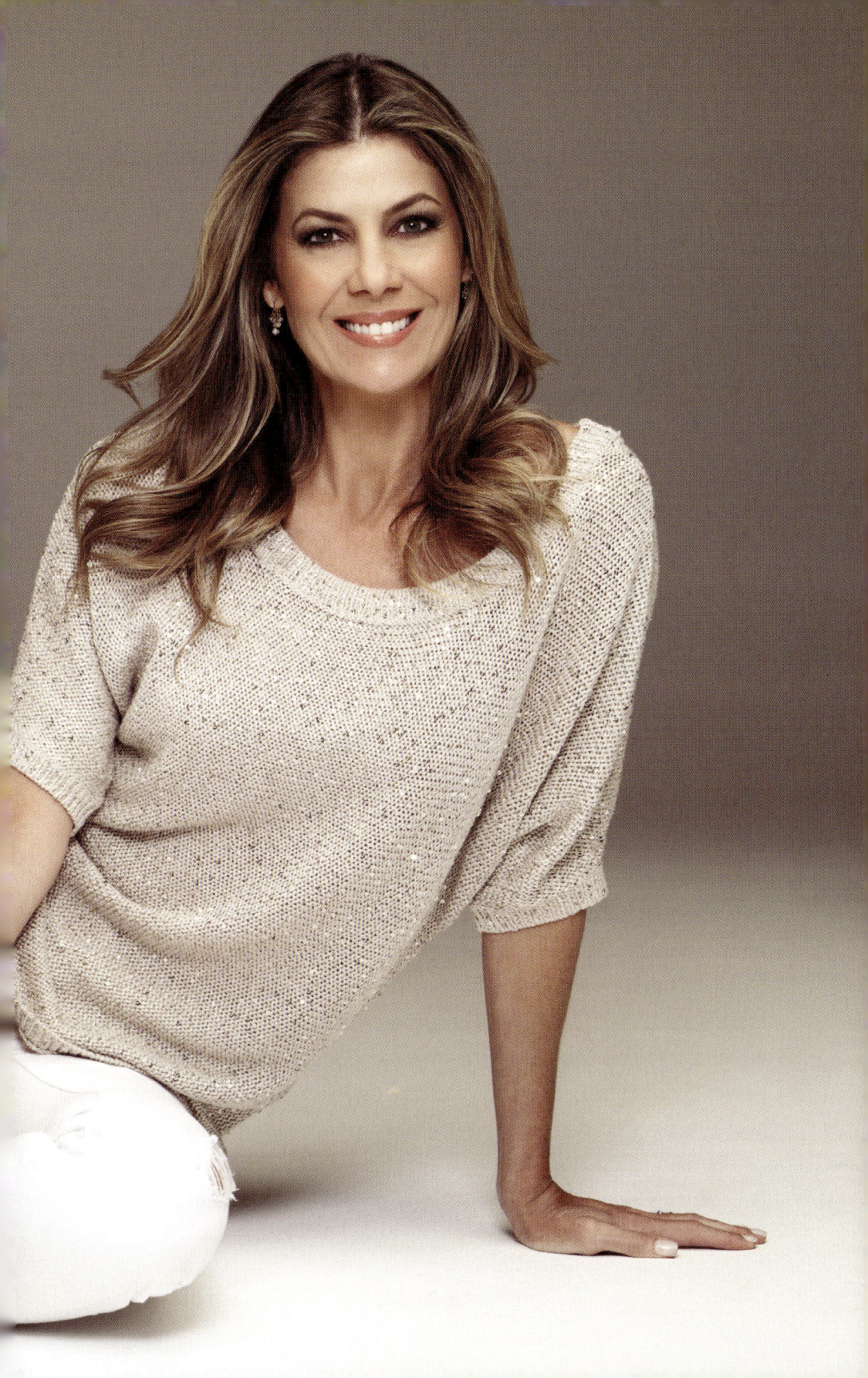

# Saber ficar só

"Estarei só. Não por separada, não por evadida.
Pela natureza de ser só."

*Cecília Meireles*

Jornalistas, assim como médicos e policiais, trabalham no esquema de escalas em fins de semana e feriados. No fim do ano também: metade da redação trabalha no Natal, outra metade no Ano-novo. Em um fim de ano, eu estava apresentando um telejornal à noite na TV Globo quando comecei a ver que os congestionamentos estavam enormes nas estradas. Eram umas sete e pouco da noite. Eu havia começado um namoro havia menos de um mês e combinei que, assim que terminasse o telejornal, eu pegaria o carro e iria encontrá-lo na praia. Adoro dirigir na estrada. Ligo o som alto e lá vou eu. Sinto-me livre para dublar aquela música que me remete a um filme que assisti, chorar muito com uma música que me lembre um momento triste, ou simplesmente berrar com a música de alguma dupla sertaneja. O problema dessa última alternativa é que depois você não tira o refrão da cabeça, gruda feito chiclete. Essas são um perigo! Quando você menos espera já está cantarolando a dita cuja na fila do supermercado. Mas gosto muito de ouvir música no carro. É como se o controle remoto fosse só seu, praticamente isso. E aí eu penso: "É isso mesmo, estou ouvindo essa cafonice? E daí? Tenho mais de 40 anos e todos os direitos (e deveres) de me divertir comigo mesma".

Pensava na estrada que deveria pegar, mas a situação era desesperadora. Os repórteres diziam que as pessoas levariam quatro, cinco horas para chegar a qualquer lugar. Com certeza eu iria passar a meia-noite parada na estrada e ainda correndo o perigo de, sozinha, ser assaltada. Estava muito cansada, vinha de um plantão de sete dias trabalhando doze horas por dia.

Resolvi ficar em São Paulo. Liguei para o meu namorado na época e expliquei o que estava acontecendo. Claro que ele, além de ficar bravo, ainda achou que eu estava arrumando uma desculpa para não estar com ele. Fiquei tão furiosa e ao mesmo tempo tão sem paciência de explicar mil vezes que não era nada daquilo, que terminei o namoro naquele exato momento pelo telefone. Puxa, ele deveria ter pensado em me poupar, deveria ter ficado preocupado que eu iria pegar a estrada cheia, mas não, preferiu pensar só nele. Aliás, aquele namoro nunca deveria ter começado. Está bem, foi fácil terminar, porque eu estava namorando havia bem pouco tempo e sem grande entusiasmo.

Como meu filho estava viajando com os avós, estava sozinha em São Paulo. Minha mala estava pronta no carro, então resolvi passar a noite num hotel bem bacana. Cheguei à recepção e pedi um quarto. Eu ainda estava maquiada e penteada, pois tinha acabado de apresentar o telejornal. A gerente do hotel me reconheceu, foi toda educada e disse que eu estava convidada para confraternizar com os outros hóspedes no restaurante. Eu agradeci e disse que não.

Depois, ela me perguntou se eu tinha uma lista com o nome das pessoas que eu iria receber no apartamento para passar a meia-noite comigo. Eu novamente respondi que não.

Veio, então, a terceira pergunta:

– Mas a senhora vai passar a virada de ano sozinha?!

Percebi que um simples "não" não iria resolver. Tive de argumentar, com bom humor:

– E vocês acham pouco? Eu sou uma ótima companhia para mim mesma. Tá tudo certo.

Todos os que estavam na recepção me dirigiram um olhar de espanto enquanto a gerente me fazia a quarta pergunta da noite:

– Dona Fabiana, me desculpe, mas a senhora está bem? Está tudo bem mesmo?

Eu podia ouvir os pensamentos daquelas pessoas: "Não é possível, essa mulher vai se jogar lá de cima e vai estragar nossa noite de *réveillon*!"

Conto essa história para mostrar como as pessoas estranham ver uma mulher sozinha e feliz. Por que a gente tem de estar sempre acompanhada? Por que estar sozinha é sempre visto como sinal de depressão? Às vezes não é. Naquele fim de ano, eu só queria ficar comigo mesma. Eu não tinha planejado daquela forma, mas tudo bem. E me diverti assim. Subi para o quarto, liguei uma música (claro), preparei um banho de banheira com óleos essenciais, acendi umas velas, relaxei. Depois, jantei e, olhando os fogos pela janela, brindei. Brindei à vida e agradeci. Agradeci por ter saúde, por ter uma família, ter um filho lindo, ter amigos.

E, quer saber, foi um dos melhores *réveillons* que eu já tive. Diferente de alguns anos em que eu, mesmo acompanhada de muita gente, me senti sozinha.

## EU, EU MESMA E O TEMPO

Esse é o nome de uma canção de Demi Lovato, que fala do direito de ficar só. Simplesmente só, em nossa companhia. Mesmo que você esteja experimentando os questionamentos da meia-idade, ou vivenciando um processo depressivo, ainda assim a solidão pode ser sua aliada. Deixe a poeira assentar. Ficar em silêncio pode nos religar com a natureza divina da vida.

E mesmo se tudo estiver indo de vento em popa – filhos felizes, marido apaixonado, amigos presentes, trabalho produtivo, saúde em cima –, você pode reivindicar o direito de ficar só, sem se importar com as críticas de que isso é uma atitude egoísta, antissocial.

No mundo de hoje, querer ficar só virou quase uma aberração. Vai ser difícil alguém entender como uma mulher de bem com a vida pode querer ficar em casa, de pantufas, vendo uma comédia romântica, em pleno sábado à noite, ou passar um fim de semana sozinha na praia, curtindo o sol e o mar... Ou simplesmente recusar um convite para sair e ficar em casa meditando. Você pode e deve, se é isso que você deseja. Para enfrentar as feras lá fora, só conhecendo as que habitam a sua alma.

> **Uma cena para guardar na memória...**
>
> No filme *As pontes de Madison*, dirigido pelo brilhante Clint Eastwood, a dona de casa Francesca, interpretada pela também extraordinária Meryl Streep, tem uma rotina entediante. Marido correto, mas sem graça. Filhos adolescentes. Sem contar a paisagem monótona de uma fazenda em Iowa, nos confins dos confins dos Estados Unidos. Enfim, Francesca, como mulher, e suas necessidades, era invisível para a própria família. No meio desse cenário, ela ganha de presente quatro dias só para ela. Marido e filhos viajam para uma feira agropecuária. E, antes de ela viver um caso de amor com o fotógrafo da *National Geographic*, interpretado pelo próprio diretor Clint, Francesca desfruta alguns momentos de solidão. O estar consigo mesma! A primeira coisa que ela faz, quando o bando se retira de casa, é simplesmente trocar a estação de rádio imposta pelos filhos. E, na cozinha, lavando louça, ela ouve ópera. A música que lhe remete à sua terra natal, à sua infância e juventude. A música que alimenta sua alma. São esses pequenos prazeres que fazem o "ficar com a gente mesma" valer a pena.

## A BAHIA, SUA RÉGUA E SEU COMPASSO...

Outra experiência minha com a solidão foi durante uma visita ao Club Med, em Trancoso. Tinha acabado de ser inaugurado. Pensei: pouca gente sabe, vai ser tranquilo. Estava com meu filho Felipe e queria um lugar que, além de irmos à praia juntos, andar de quadriciclo, pegar jacaré no mar e tomar sorvete na cidade, ele pudesse também brincar com outras crianças. E, enquanto isso, eu pudesse fazer o meu segundo programa predileto: ler.

Tudo começou com as mesas do café da manhã que estavam disponíveis: eram comunitárias. Isso às oito da manhã faz toda a diferença. O café é minha refeição preferida. Fico horas indo e vindo com pratinhos diferentes do *buffet*. Granolas, frutas, pão com manteiga, pão com geleia, sucos daquelas frutas com nomes esquisitos (que eu amo!), tapioca!

Meu filho tinha acabado de tomar o café e foi correndo encontrar os amigos para as atividades. E eu fiquei sozinha na mesa com um monte de pessoas que eu nunca tinha visto. Quem me conhece sabe que eu adoro falar, ouvir e fazer amizades, mas de manhã, bem cedo, prefiro ficar quieta, na minha. E adivinhem o assunto predileto da turma? Televisão! E eu tinha ido para lá para descansar...

Enfim, eu me adaptei. Faz parte da minha profissão e da boa educação. Expliquei com a maior boa vontade tudo sobre o jornalismo, sobre como a gente trabalha, se a gente lê ou decora o que é dito. E não faltaram perguntas sobre a vida pessoal das atrizes e das apresentadoras de TV. Muitas são minhas amigas. E, mesmo que não fossem, não posso e não quero responder nada sobre a vida dos outros. E é difícil, porque, se você diz que não sabe nada e não conhece as pessoas sobre as quais eles perguntaram, você passa por antipática.

Umas duas horas depois consegui me deitar numa rede com meu livrinho, meu chapéu, meu filtro solar e meu radinho para me comunicar com meu filho (sim, sou daquelas mães que querem sempre saber onde o filho está, com quem, se comeu, se passou filtro solar...). Pensei em ficar quietinha em cima das falésias olhando para aquele céu e para aquele mar maravilhoso da Bahia.

Quinze minutos de sossego e começam a surgir os monitores do hotel.

– Oi, tudo bem? Vamos jogar vôlei na piscina?

– Não, obrigada.

Mais quatro deles brotam nem sei de onde e insistem.

– Ah, vamos, vai? Só falta um para formar o time. Você não vai fazer isso com a gente, né?

– Desculpe, mas é que estou lendo (se é que não dava para perceber).

– Vamos, vamos.

– Eu já disse que não quero. Obrigada. – E cada vez que tentava voltar ao meu livro vinha outra pergunta.

– Então vamos participar do campeonato de arco e flecha?

– Não, obrigada. Não quero fazer nada, só ficar aqui lendo meu livro.

Um integrante da turma dos superanimados começou a fazer uma pequena sessão de psicanálise.

– Tá tudo bem? Por que você não quer se divertir, vem com a gente, vem se distrair, você tá com uma carinha...

Pensei: carinha, que carinha? Vou ficar lendo dando gargalhadas?

O radinho tocou e eles saíram de perto para eu falar. Ufa!

Naquele momento, eu não queria me distrair, eu só queria continuar lendo o livro do Sándor Márai, De verdade. Aliás, recomendo! E eu não estava infeliz. Por que as pessoas cobram das outras essa socialização o tempo todo? Por que a gente tem de sempre estar dando gargalhadas altas jogando a cabeça para trás, falando muito, sem pausa e mostrando-se a pessoa mais feliz do mundo?

A gente não tem de se isolar de tudo e de todos sempre. Não é saudável para ninguém, mas tem momentos que a gente precisa dar um tempo do barulho externo para escutar a si mesma. Simples assim.

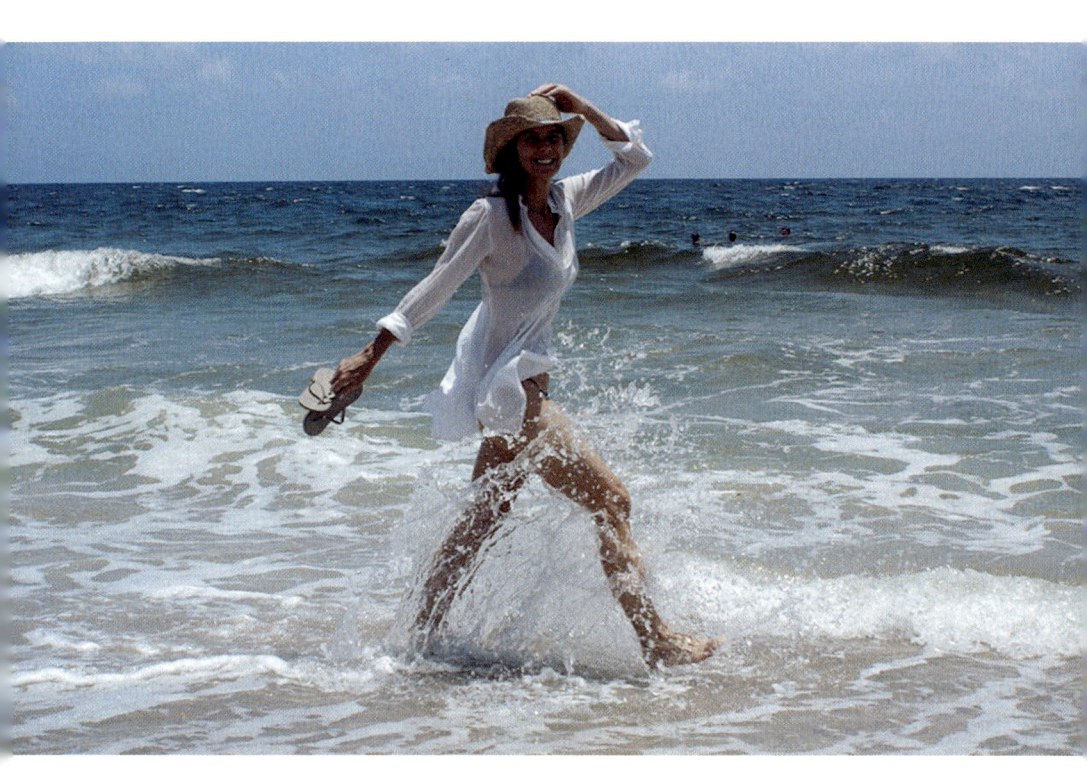

## Elas falam

> "Ficar sozinha nunca foi um problema para mim. Faço parte de uma geração que era fascinada pela cultura oriental, muito mais sintonizada com a introspecção. Estudei o I ching, fiz tai chi, li muito sobre budismo. Por isso, depois de me divorciar e já com os filhos crescidos, não estranhei o estar só numa casa vazia. Usei essa situação a meu favor e resgatei o eu interior escondido há anos dentro de mim. Comecei a praticar meditação. Enquanto o mundo lá fora grita, eu me recolho e desperto renovada."
>
> *Lucia Helena, 51 anos, microempresária.*

## BATE-PAPO COM O ESPECIALISTA

**Elisabeth Furigo** é psicoterapeuta.

### FICAR SOZINHO É SAUDÁVEL?

A solidão só se torna doentia quando a possibilidade de relacionamento estiver deteriorada e impelir o sujeito ao isolamento ou, ao contrário, lançá-lo compulsivamente a relacionamentos indiscriminados, sendo esta última uma forma patológica de solidão.

A solidão criativa é aquela em que a vida é engendrada nas suas melhores possibilidades de realização. Para examinar-se, às vezes, é preciso se afastar, fazer resgates, estabelecer limites.

Solidão não é o contrário de envolvimento, é parte dele e de como mantê-lo.

### VOCÊ PODE FICAR FELIZ SOZINHA?

Para ser feliz, me parece necessário saber ficar só. Quando temos coragem e/ou oportunidade de chegar ao fundo do nosso poço – e esse é um exercício de completa solidão – e de lá emergir, sabemos, então, o quanto são importantes espaços para estarmos sós e centradas.

### QUANDO FICAR SÓ É SINAL DE QUE HÁ ALGUM PROBLEMA?

Quando a pessoa não tem escolha e ficar só é a única prerrogativa da sua existência. Implica isolamento, dificuldade de vinculação, sofrimento.

### É IMPORTANTE FICAR SÓ PARA SE AUTOCONHECER?

O coletivo pressiona a mulher a ser sempre uma pessoa esclarecida, ser politicamente correta, ser controlada, que cada uma das suas iniciativas se transforme numa obra-prima. Quando nos adequamos a essas pressões no sentido de um conformismo racional, corremos o risco de fazermos uma socialização compulsiva e amargar um sentimento de solidão sem criação. Para examinar nossas circunstâncias mais profundas, precisamos estar sós, mesmo estando acompanhadas. Afastar-se, viajar sozinha, caminhar sozinha, sentar-se sozinha na varanda, não porque não seja capaz de estar com outros, mas para buscar seu próprio sentido de inteireza.

Jung diz: "a solidão não significa a ausência de pessoas à nossa volta, mas sim o fato de não podermos comunicar-lhes as coisas que julgamos importantes ou mostrar-lhes o valor de pensamentos que lhes parecem improváveis. Quando alguém sabe mais que os outros torna-se solitário. Mas solidão não significa oposição à comunidade; ninguém sente mais profundamente a comunidade do que o solitário, e esta só floresce quando cada um se lembra de sua própria natureza, sem misturar-se com os outros".

# Um momento de transformação

"O que é verdadeiramente imoral
é ter desistido de si mesmo."

*Clarice Lispector*

O momento mais triste da minha vida foi quando meu irmão ficou doente, há quinze anos.

Somos só nós dois, ele um pouco mais velho, e eu o adoro. Ele viveu a vida com uma intensidade de dar inveja, sempre divertido e de bom humor. Um dia, teve uma doença neurológica grave. Ficou com sequelas irreversíveis. Nossa vida virou de ponta-cabeça, principalmente a dos meus pais, que o receberam de volta. Meu irmão era casado e tinha uma filhinha, mas, com a doença, tudo mudou. Amor de pai e mãe é diferente, incondicional. Meus pais mudaram suas vidas para poder cuidar do meu irmão e o fazem com carinho e muita luta. Quem tem algum parente com deficiência sabe do que estou falando. Lutamos o tempo todo para melhorar sua comunicação, com fonoaudióloga, fisioterapeuta, neuro, médicos e mais médicos. É muito triste ver um homem forte, saudável, bonito e de um coração incrível interromper seus sonhos. Mas eu acho que tem duas formas de lidar com esse problema: encarar ou encarar. É isso. Dá para ficar chorando, se vitimizando o tempo todo? Claro que sim, mas não adianta nada. O problema não muda com a nossa tristeza. A gente pode fechar os olhos por um tempo, mas, ao abri-los, o problema vai estar lá. Se a missão veio para a gente, é preciso lidar com ela, de frente. É claro que a doença dele me dá uma tristeza imensa, dessas que pega no fundo do coração, mas a esperança de que ele viva melhor e com mais qualidade de vida é tão grande que me leva para a frente.

Não me deixo abater pela tristeza, porque ainda tenho muito a fazer por ele.

Há tristezas menores, dissabores, decepções. Resguardo-me ao máximo para que não me vejam triste. Quantas vezes fui chorar no chuveiro, sozinha e de porta trancada, chorando enquanto a água escorria pela cabeça e pelo corpo, como se aquilo me ajudasse a pôr para fora tudo de ruim, seja uma má notícia, uma injustiça ou uma traição. Um amigo meu diz que todas as mulheres choram no chuveiro, mas eu não posso comprovar, porque nunca tomei banho com mulheres, ao menos depois dos 10 anos de idade. Mas, seja como for, todas nós temos nossos momentos de tristeza. No entanto, quando se tem de enfrentar uma dor imensa, como a que enfrentei com a doença do meu irmão, a gente aprende a colocar as coisas em perspectiva, e isso ajuda a não deixar a tristeza tomar conta. Tristeza, para mim, tem de ter prazo de validade, não me deixo ficar triste por muito tempo.

Tenho sorte por não ter tendência à depressão, mas fico com muito medo de ficar deprimida. É uma doença terrível. Clarice Lispector, que sofria da doença, escreveu que a depressão é um problema de uma alma doente que não pode ser compreendido pelas pessoas que têm a graça divina de serem sãs.

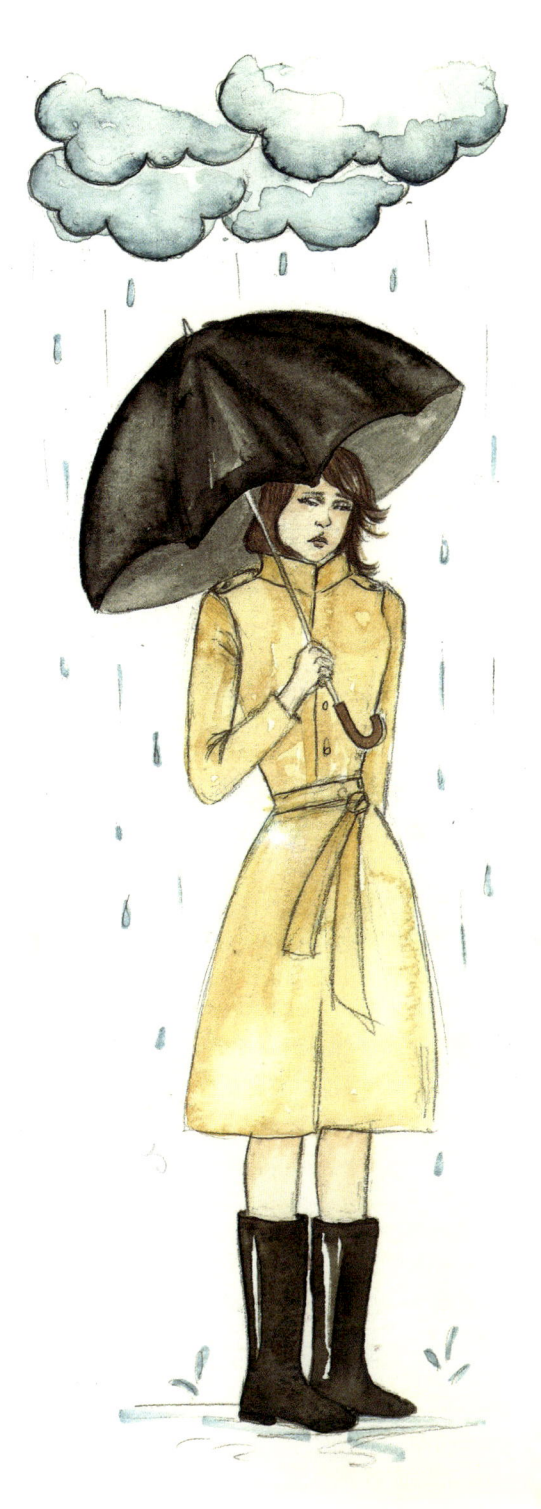

### De volta para a vida!

Volta e meia, nesses quinze anos de TV, recebo bilhetes de admiradoras. Mas uma vez recebi uma carta, longa, de duas ou três páginas. Era mais do que tudo um desabafo de uma luta de oito anos contra a depressão. Vânia havia passado por momentos muito tristes e marcantes. Não conseguia cuidar dos filhos pequenos. Havia perdido a vontade de viver, não tinha forças para cuidar das crianças. Seu marido, parceiro de verdade, nunca desistiu dela. Ajudou a cuidar das três filhas, lutando contra o preconceito das pessoas que diziam que ela era uma péssima mãe, desnaturada, uma fresca, porque depressão era coisa de quem não tinha o que fazer, coisa de rico.

A verdade é o oposto. Segundo o professor e psiquiatra Márcio Bernick, são os pobres, que mais sofrem com violência e com a falta de dinheiro para comprar remédios, que têm maior propensão a ter depressão. Hoje, Vânia tem 46 anos e conseguiu sair do buraco!

Para a minha surpresa, ela disse que se inspirou em mim para superar a doença. Assistia-me na TV, admirava minhas reportagens sobre pessoas que enfrentam problemas sérios, como viciados em drogas pesadas, compulsão sexual, anorexia e também depressão. Prometeu para si mesma que iria conseguir sair do buraco em que vivia e iria me conhecer para dizer isso pessoalmente. E foi o que aconteceu. Nós nos conhecemos, nos tornamos amigas e hoje comemoramos as conquistas, os quilos a mais ou a menos, a vontade de se cuidar e de cuidar dos outros à nossa volta.

No programa de tratamento que ela fazia, os exercícios físicos tinham um papel fundamental. Ela tinha de praticar alguma atividade pelo menos cinco vezes por semana. Conta que no começo não tinha a menor vontade e que vencer esse primeiro passo e ir até a academia foi muito difícil, já que não tinha vontade de levantar da cama nem de viver. Mas pensava nos filhos acima de tudo. A terapia e os medicamentos fizeram com que ela tivesse força e vontade de praticar exercícios e de ser uma mulher diferente daquela que ela não admirava mais, da qual sentia pena. Hoje olha para trás e sente muito orgulho de si mesma. Sempre agradece por eu ter servido de "meta", de objetivo que ela queria atingir. Fiquei muito emocionada por ter ajudado de alguma maneira. Que privilégio ter conhecido uma mulher como ela, com tanta força e coragem de enfrentar e vencer uma doença difícil e tão cheia de preconceitos como a depressão!

# *Elas falam*

" Foi difícil para J.K. Rowling terminar o capítulo 36 do sétimo e último livro da coleção, *Harry Potter e as Relíquias da Morte*.

— Os primeiros dois dias foram terríveis. Estava incrivelmente deprimida. Me senti devastada. Estava com dó de perder este mundo que havia escrito e amado por tanto tempo. O fim de Harry Potter me forçou a olhar minha vida 17 anos atrás. Comecei a recordar muitas coisas. Relembrei o nascimento de meus três filhos, duas perdas muito dolorosas, casamentos que não funcionaram. Muitas lembranças felizes também. O fim da série me fez regressar a tudo isso. Creio que as pessoas não entendem quão confusos foram esses 17 anos de trabalho para minha vida pessoal. Tudo se misturou numa coisa só. Eu me sinto mais leve e agora posso escrever o que quiser. Tirei um peso dos ombros."

*J. K. Rowling, 48 anos, escritora.*

" A depressão é uma doença. Com a menopausa piorei. Só quem sofre disso entende. É que nem o AA (Alcoólicos Anônimos), um dia de cada vez. Tomo antidepressivo desde os 30 anos, para me deixar mais animada. É para dar um *start*, ter vontade de fazer as coisas."

*Monique Evans, 57 anos, modelo.*

" A depressão mudou minha vida. Acho mesmo que ninguém sai dela ileso. Você se perde de você, sente a alma doer, a energia vital se esvair, a alegria evaporar. Nada parece ser importante, nada te estimula e você esquece tudo o que gostava de fazer antes de ela chegar. Pintado assim, o quadro parece assustador... e é mesmo. Mas não é apenas isso. A depressão também o obriga a olhar pra dentro de si mesmo em busca de luz, de força, de vida. E quando você encontra algo - por menor que seja a esperança - tem a certeza de que ninguém, nunca, nem nada neste mundo, será capaz de tirar isso de novo de você. Porque é seu. Não foi comprado, dado, emprestado, surrupiado. É s-e-u... simples assim. E quando a gente se dá conta de que o único responsável por nós somos nós mesmos, você não se perde mais."

*Maria Manso, 46 anos, jornalista*

## BATE-PAPO COM O ESPECIALISTA

**Arthur Guerra de Andrade** de é professor titular de Psiquiatria da Faculdade de Medicina do ABC e professor-associado do Departamento de Psiquiatria da Faculdade de Medicina da USP.

### QUAL A DIFERENÇA ENTRE ESTAR TRISTE E ESTAR DEPRIMIDO?

Tristeza é um sentimento normal, assim como a alegria, presente em todos os seres humanos. A tristeza, em geral, é decorrente de algum fato negativo e quase sempre de caráter passageiro. Já a depressão é um quadro clínico mais complexo. A pessoa apresenta diversos sintomas e sinais característicos. Por exemplo, sentimento profundo de tristeza sem aparente explicação, alteração do sono, forte diminuição do apetite e da libido, falta de energia, pensamentos sobre a morte e até, em casos mais graves, desejo de morrer. Além disso, é comum a pessoa ter dores inespecíficas pelo corpo e perder peso por conta da falta de apetite.

### QUAIS OS SINAIS QUE DEVEM SERVIR DE ALERTA PARA PROCURAR UM MÉDICO?

A pessoa deve procurar um médico quando essas alterações provocam um prejuízo na sua vida social, familiar, psicológica ou profissional. Ou seja, as pessoas que estão no seu entorno, familiares, amigos, companheiros de trabalho, vizinhos, têm grande participação nessa primeira fase da doença, a do diagnóstico.

### A DEPRESSÃO É GENÉTICA?

De todas as doenças mentais, a depressão é uma das que mais apresentam traços hereditários; o fato de ter uma pessoa na família com depressão não quer dizer que o familiar será afetado, mas que ele está mais vulnerável para ter a doença. Isso ainda dependerá de outros fatores, como os ambientais e os psicológicos, que podem acelerar ou não esse processo.

### A MULHER TEM MAIS DEPRESSÃO QUE O HOMEM?

Sem a menor dúvida. Mulheres são mais propensas a ter quadros depressivos do que homens. Muitas vezes, as mulheres, mais sensíveis às mudanças hormonais ou mais expostas a situações de grande competitividade no sistema social em que vivem (cabe à mulher gerenciar a casa, educar os filhos, continuar bonita e atraente para seu parceiro, além de desenvolver suas habilidades profissionais), têm na depressão um forte sinal de obrigatória desaceleração desse processo.

## A FALTA DE HORMÔNIOS PODE DESENCADEAR UMA DEPRESSÃO?
Talvez essa seja uma das causas mais frequentes de quadros depressivos em mulheres, mas em homens também.

## NA MENOPAUSA ISSO PIORA?
É comum a menopausa iniciar esse quadro, às vezes, complementa e, muitas outras, o deixa pior, mais intenso, mais grave. Nos homens, a queda acentuada dos hormônios, o que se chama de "andropausa", também expõe o paciente a esse quadro.

## SER OTIMISTA OU PESSIMISTA FAZ DIFERENÇA?
Ser otimista ou pessimista está ligado ao caráter de cada pessoa. Muitos nascem de uma forma ou outra e, ao longo dos anos, vão desenvolvendo habilidades nesse sentido. A mulher otimista vai levar um choque maior ao ser diagnosticada como depressiva, mas deverá sair do quadro (sim, o sucesso do tratamento é grande, felizmente) de forma mais rápida do que a mulher que teve, durante boa parte da sua vida, posturas pessimistas em relação aos diferentes aspectos da sua vida.

## O MEDICAMENTO RIVOTRIL É UM DOS MAIS VENDIDOS NO BRASIL E NO MUNDO? POR QUÊ?
O medicamento Rivotril pertence ao grupo do Clonazepam. Foi descoberto como um medicamento para o controle de crises convulsivas, mas logo em seguida foram percebidas propriedades antiansiolíticas, isto é, que diminuem a ansiedade,

e mesmo hipnóticas, isto é, que podem induzir ao sono. Trata-se de um excelente medicamento.

## QUANDO UM PACIENTE COM DEPRESSÃO PRECISA TOMAR REMÉDIOS?

Os medicamentos têm se tornado uma excelente ferramenta para o controle de quadros depressivos, especialmente por conta da diminuição do tempo de sofrimento e pelo caráter preventivo no aparecimento de novos quadros.

## NÃO ESTÁ HAVENDO UM EXAGERO NA PRESCRIÇÃO DE ANTIDEPRESSIVOS?

Os medicamentos antidepressivos são uma excelente ferramenta para combater os quadros depressivos, mas o seu uso deve estar limitado às condições médicas, isto é, àquelas situações em que a gravidade dos quadros sugere o uso do remédio como uma das suas principais alternativas. Por causa da resposta muitas vezes positiva, da ausência de quadros de dependência e dos poucos efeitos colaterais, o uso desses medicamentos tem se expandido até para outros casos clínicos, o que não é, em absoluto, recomendável.

## TER UMA NATUREZA MELANCÓLICA E INTROSPECTIVA É VISTO HOJE QUASE COMO UMA DOENÇA CONTAGIOSA. POR OUTRO LADO, NUNCA SE CONSUMIU TANTA DROGA COMO COCAÍNA E ECSTASY, QUE PRODUZEM EUFORIA INSTANTÂNEA. ESTAMOS VIVENDO UMA ERA DA DITADURA DA FELICIDADE?

Sem a menor dúvida. O mundo pós-moderno em que vivemos exige *performance* de superação em diversos campos: na vida familiar, na vida profissional, na vida sexual, na vida esportiva, no lazer, no campo econômico. As drogas, em especial a cocaína e o ecstasy, aparecem como muletas para ajudar as pessoas a resolver essas angústias de forma mais simples e mais rápida, evidentemente com menor eficácia e com graves problemas posteriores.

### Sinais dos tempos

Se você anda desanimada, triste, ansiosa e não consegue resgatar aquela despreocupação juvenil nem mesmo depois de ouvir toda a coleção de vinil de Chuck Berry – a mesma que aqueceu sua alma na adolescência –, não se desespere: você não é a única. Provavelmente está entrando na "crise da meia-idade", que nos faz repensar alguns comportamentos – e relacionamentos – que até então eram inquestionáveis. Em algum momento dos 40, você vai sentir isso. Geralmente, o *start* é acionado por um gatilho: uma separação, a morte de alguém querido, a insatisfação com o trabalho, os filhos saindo de casa ou o alarme do relógio biológico. Antes de se entupir de antidepressivos, pense que esse é um bom período para fazer uma jornada rumo ao autoconhecimento. A insatisfação é incômoda, mas pode nos impulsionar para novos caminhos: criar um plano B para o que até então representava nosso porto seguro.

No livro *Despertando na meia-idade*, a psicoterapeuta Kathleen A. Brehony mostra que podemos sair transformadas dessa transição. Num trecho do livro, há uma passagem em que ela explica bem o que surge quando enfrentamos com coragem esse doloroso processo. Encontramos dentro de nós nossa potencialidade, quem de fato somos. Alguém pergunta para Michelangelo como ele conseguiu moldar uma escultura magnífica a partir de um pedaço de mármore, ao que o gênio responde: "Não precisei fazer nada. Só lapidar, ela já estava lá dentro". Conosco é assim também. O deprimido se vê como uma pedra bruta, sem forma, sem vida. Lá dentro há a obra de arte, nosso ser único neste universo, mas é necessário lapidar a pedra para fazer surgir nossa verdadeira pessoa.

## PARA MELHORAR A SAÚDE MENTAL

- Fique atenta ao que é possível para você. Dar um "passo maior que a perna" ou prometer o que não pode cumprir são fontes de estresse que acabam por minar sua saúde mental.
- Pratique exercícios com regularidade para liberar a endorfina, hormônio parente próximo da dopamina, associada ao prazer.
- Fique atenta ao ritmo e à qualidade do sono. Muito sono ou a falta dele (insônia) são sinais que o corpo envia denunciando que algo não anda bem.

- Preste atenção ao seu peso. Mudanças repentinas do peso, tanto a mais como a menos, são indícios de algum problema.
- Pratique meditação ou outras formas de aprimorar seu autoconhecimento. Assim você ampliará seus recursos, que poderão ser usados em momentos de desconforto psicológico.
- Busque uma vida sexual satisfatória e com intimidade.
- Cuide da família e do trabalho, isso é muito importante, mas intercale com seus momentos de lazer, pessoal e intransferível.
- Preste atenção à sua alimentação. Lembre-se do ditado, "você é o que come"...
- Ter um bicho de estimação, como um cachorro, pode ajudar muito, pois diminui o hormônio do estresse, aumenta o hormônio do bem-estar, o coração desacelera e você ainda fica mais feliz!

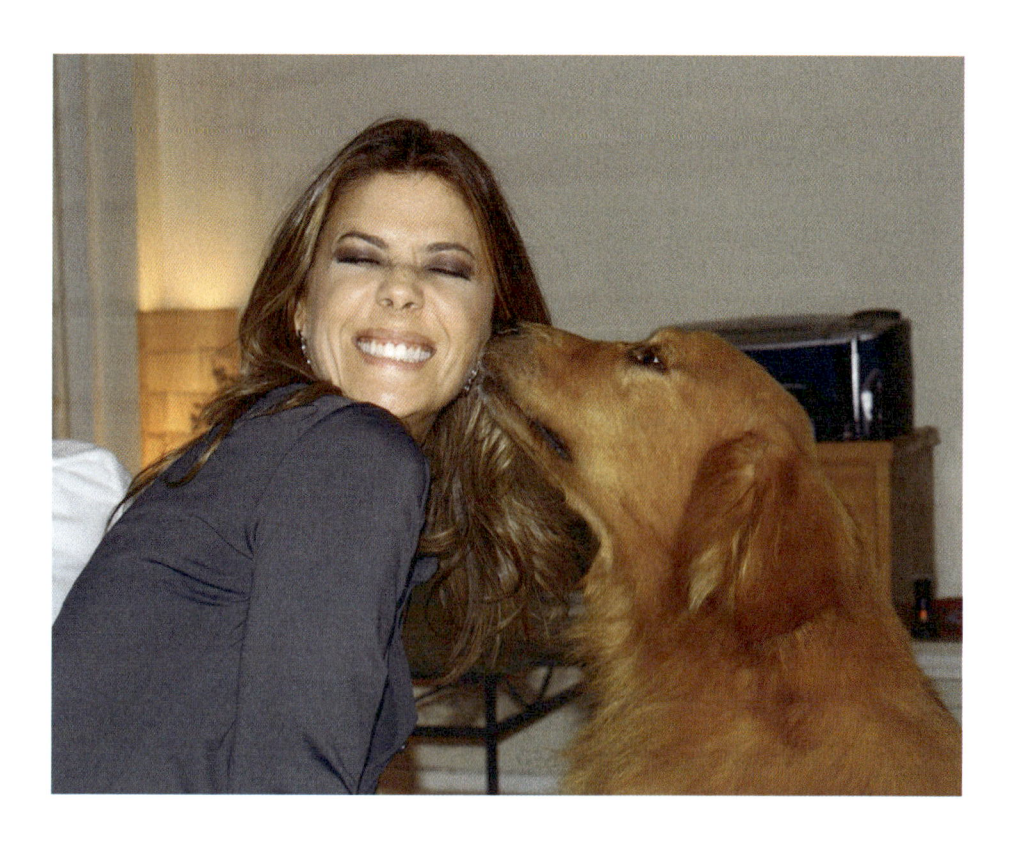

## TESTE DE DEPRESSÃO[1]

O questionário a seguir foi elaborado pelo Instituto de Saúde Mental (NIMH), dos Estados Unidos, para rastrear sinais de depressão na população que justifiquem ao indivíduo procurar um médico ou psicólogo para se orientar ou, se for o caso, começar um tratamento.

### Como fazer o teste

A seguir, você verá uma tabela com sentimentos e comportamentos. Assinale a frequência com que tenha se sentido dessa maneira durante a última semana. Em seguida, confira o resultado da sua pontuação.

| DURANTE A ÚLTIMA SEMANA | Raramente (menos que 1 dia) | Durante pouco tempo (de 1 a 2 dias) | Durante um tempo moderado (de 3 a 4 dias) | Durante a maior parte do tempo (de 5 a 7 dias) |
|---|---|---|---|---|
| 01. Senti-me incomodado com coisas que habitualmente não me incomodam | | | | |
| 02. Não tive vontade de comer, tive pouco apetite | | | | |
| 03. Senti não conseguir melhorar meu estado de ânimo mesmo com a ajuda de familiares e amigos | | | | |
| 04. Comparando-me às outras pessoas, senti-me tendo tanto valor quanto a maioria delas | | | | |
| 05. Senti dificuldade em me concentrar no que estava fazendo | | | | |
| 06. Senti-me deprimido | | | | |

| DURANTE A ÚLTIMA SEMANA | Raramente (menos que 1 dia) | Durante pouco tempo (de 1 a 2 dias) | Durante um tempo moderado (de 3 a 4 dias) | Durante a maior parte do tempo (de 5 a 7 dias) |
|---|---|---|---|---|
| 07. Senti que tive de fazer esforço para dar conta das minhas tarefas habituais | | | | |
| 08. Senti-me otimista com relação ao futuro | | | | |
| 09. Considerei que a minha vida tinha sido um fracasso | | | | |
| 10. Senti-me amedrontado | | | | |
| 11. Meu sono não foi repousante | | | | |
| 12. Estive feliz | | | | |
| 13. Falei menos que o habitual | | | | |
| 14. Senti-me sozinho | | | | |
| 15. As pessoas não foram amistosas comigo | | | | |
| 16. Aproveitei minha vida | | | | |
| 17. Tive crises de choro | | | | |
| 18. Senti-me triste | | | | |
| 19. Senti que as pessoas não gostavam de mim | | | | |
| 20. Não consegui levar adiante minhas coisas | | | | |

Pontuação

Para todas as perguntas, exceto as de número 4, 8, 12 e 16, conte:
- ✓ 0 nas questões em que você assinalou "raramente (menos que 1 dia)".
- ✓ 1 ponto nas questões em que você assinalou "durante pouco tempo (de 1 a 2 dias)".
- ✓ 2 pontos nas questões em que você assinalou "durante um tempo moderado (de 3 a 4 dias)".
- ✓ 3 pontos nas questões em que você assinalou "durante a maior parte do tempo (de 5 a 7 dias)".

Para as perguntas 4, 8, 12 e 16, faça o contrário, somando:
- ✓ 3 pontos nas questões em que você assinalou "raramente (menos que 1 dia)".
- ✓ 2 pontos nas questões em que você assinalou "durante pouco tempo (de 1 a 2 dias)".
- ✓ 1 ponto nas questões em que você assinalou "durante um tempo moderado (de 3 a 4 dias)".
- ✓ 0 ponto nas questões em que você assinalou "durante a maior parte do tempo (de 5 a 7 dias)".

**Pontuação total:** _____

Resultado

Quanto maior o número de pontos somados, maior é o número de sintomas depressivos que você apresenta. Se você marcou:
- ✓ **até 15 pontos** – não há indícios de depressão.
- ✓ **16 a 21 pontos** – há indícios de depressão leve a moderada. Procure orientação médica e psicológica.
- ✓ **22 pontos ou mais** – há indícios de depressão grave. Se necessário, peça que alguém o ajude a procurar orientação médica e psicológica.

# Um projeto para o futuro

"Não nos tornamos ricos graças ao que ganhamos, mas com o que não gastamos."

*Henry Ford*

Sempre quis ser independente. Pagar minhas contas, ser dona do meu nariz. Nunca quis depender financeiramente dos meus pais nem de marido. Já pensava assim na adolescência. Se ficasse independente financeiramente, teria liberdade e autonomia. Sonhava em viajar, conhecer outras culturas, outros povos e, para isso, eu precisava de dinheiro. Eu dava aulas de *ballet* para crianças, quando fui convidada para ser modelo fotográfico e ir para o outro lado do mundo, o Japão. Eu que nunca havia viajado para fora do Brasil, nem para estudar, nem para passear.

O convite me suscitou sentimentos confusos e muitas vezes conflitantes. Tinha medo de ir para um lugar desconhecido e distante, mas, ao mesmo tempo, era forte a vontade de conhecer outros países, falar outros idiomas e conquistar a tão sonhada independência.

Acabei indo. Viajei para muitos países na Ásia, na Europa e para os Estados Unidos. Descobri quais mercados pagavam melhor pelo meu trabalho, quais os trabalhos que eram mais interessantes, quais fotos eu tinha de fazer por prestígio e quais fotos eu tinha de fazer para ganhar dinheiro. A escolha dos trabalhos é imprescindível nessa profissão. Gastava quase tudo o que ganhava porque quando a gente é jovem gasta mais do que precisa (às vezes, quando é mais velha também!). Comecei a pagar minha faculdade, já que não deixei de cursá-la enquanto trabalhava como modelo. Eu viajava seis meses e ficava outros seis no Brasil para cursar um semestre da faculdade. Demorei bastante para concluir minha primeira graduação, mas consegui conciliar as duas coisas, estudar e trabalhar. Terminada a faculdade, abri mão da carreira de modelo. De toda forma, sempre tive na cabeça que, se um dia eu tivesse filhos, não queria pesar para eles na velhice.

Tirei minha carteira de trabalho quando entrei para trabalhar na agência de publicidade W/Brasil. Nunca me esqueço, eu ficava olhando toda hora para a carteira, toda orgulhosa, como se fosse uma conquista mesmo. Mas depois, quando me formei em jornalismo e comecei a trabalhar na televisão, sempre tive contratos como pessoa jurídica, ou seja, a tal carteira ficou ali dentro de uma gaveta junto com outros documentos.

Isso me dava uma certeza: eu não receberia benefícios por tempo de trabalho ou por idade.

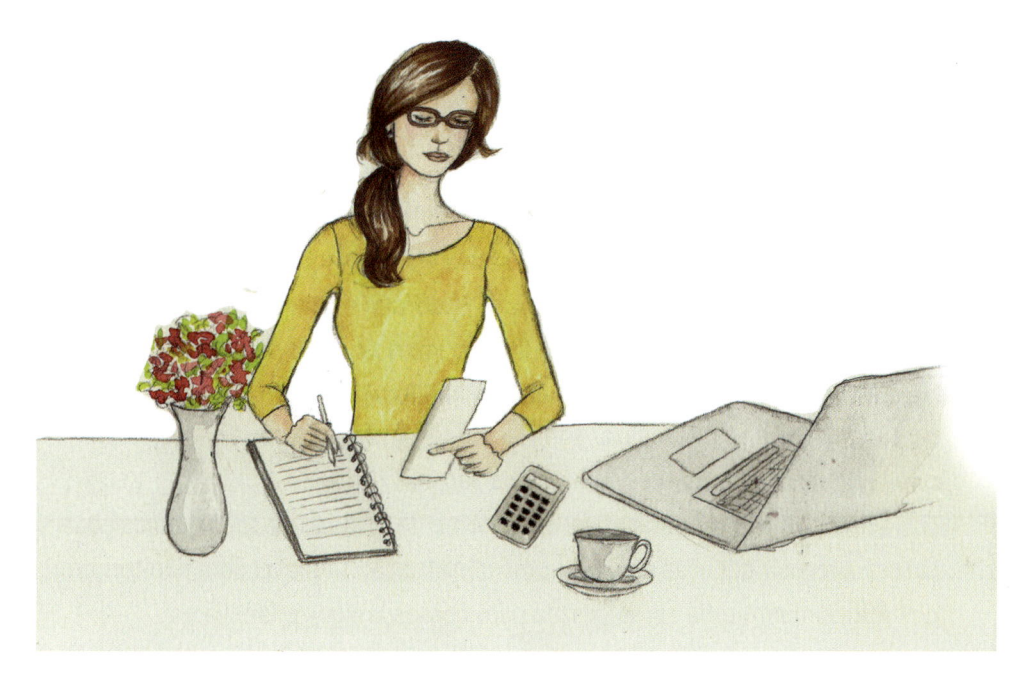

Foi quando comecei a me preocupar mais com o meu futuro, principalmente depois que meu filho nasceu, e abri uma caderneta de poupança. Em primeiro lugar, pensava em ter um dinheiro guardado para ter certeza de que nada faltaria ao meu filho. Poupava sempre que sobrava um dinheirinho. Também nunca fui de gastar muito. Claro que uma vez ou outra enfiei o pé na jaca, principalmente quando estava na TPM, vocês sabem bem do que estou falando. Nessa fase, a mulher fica mais sensível, mais chorosa, mas também fica mais poderosa e acha que pode tudo. Aí a gente compra umas coisas... Depois que o tempo passa se pergunta: por que eu fui gastar com isso? Poderia viver sem isso minha vida toda. Mas aí já foi.

Há uns quinze anos também fiz um plano de previdência privada. Não confio em planos governamentais que acabam dilapidados em termos reais. Poupo de uma forma pensada: assim que recebo meu salário, destino uma porcentagem fixa para meu plano de previdência privada. Sinto-me mais segura porque sei que vou ter um futuro mais tranquilo. Comprovadamente, nós mulheres somos mais previdentes e cuidadosas com os recursos financeiros do que os homens.

---

**O que você pretende fazer quando se aposentar?**

a) Comprar uma pousada de frente para o mar no litoral sul da Bahia.
b) Visitar todos os lugares do mundo que não teve chance de conhecer.
c) Montar um negócio próprio e virar patrão.
d) Não fazer absolutamente nada, viver de renda.
e) Mudar para a Califórnia, alugar uma casa à beira do Pacífico e fazer como os bons e velhos *beatniks*: só sombra, *rock and roll* e muita cerveja.

Qualquer uma das alternativas acima é válida desde que você tenha planejado seu futuro. Não há sonho que se realize sem um bom planejamento. E planejar, nesse caso, é se preparar agora para ter uma vida digna de sonhos lá na frente. Então, garotas, sinto informar, mas, se vocês ainda não começaram a poupar, a hora é agora.

---

Bem, então vamos começar de novo. Envelhecer tem, sim, seus lados negativos, mas isso não significa necessariamente virar uma avó à moda antiga, como aquelas que cuidavam dos netos como forma de compensar o sustento que lhe davam os filhos. Eu quero, sim, cuidar dos meus netos, mas por puro prazer!

A aposentadoria é o momento em que podemos aproveitar o tempo livre para redefinir objetivos, realizar sonhos, descobrir talentos que ficaram esquecidos durante todos os anos de luta pela sobrevivência.

Temos de nos preparar para esse momento. Cuidar da saúde, cuidar da cabeça, prevenir doenças e manter uma alimentação saudável para não tornar o envelhecimento uma carga pesada para nossos amigos e familiares.

Além disso, precisamos de dinheiro. Daí a importância da poupança. Na entrevista do prof. Fabio Gallo, você verá muitas dicas. Mas, além das finanças, sua atitude faz toda a diferença. Para começar, você não precisa necessariamente deixar de trabalhar. A mãe de uma amiga, que foi funcionária de uma estatal até se aposentar, descobriu que pode ganhar um dinheiro a mais bordando toalhas de cozinha ou de banheiro, enxovais de bebê... Ela adora e ainda lucra um pouco. Você pode descobrir que a sua capacidade de organizar, por exemplo, pode fazer falta para outras pessoas. E transformar essa sua habilidade em um trabalho.

Tempo livre também pode ser um meio de você fazer o trabalho voluntário que sempre sonhou, mas nunca conseguiu encaixar na agenda. Eu ainda estou longe de me aposentar, mas, como voluntária, fiz muitas leituras para crianças com câncer e posso afirmar que me faz muito bem. A gente ajuda e ainda tem a oportunidade de se tornar uma pessoa melhor. Valoriza mais o que tem, não dá importância para coisas pequenas, bobas.

Fiz uma reportagem para a televisão sobre voluntários que me emocionou bastante. Uma das personagens buscava na favela um menino que estava em tratamento de câncer e o levava ao hospital, sem o qual o menino não sobreviveria. Ainda estava escuro quando ela chegava, às 5 horas da manhã, e tinha de pedir autorização aos traficantes para que a deixassem entrar e pegar o menino. Uma mulher e tanto.

Você pode levar quem precisa aos hospitais, acompanhar o estudo de crianças carentes, distribuir sopas ou alimentos para moradores de rua. São infinitas as possibilidades. Sem falar nas atividades para a terceira idade, programas e vantagens para esse público, como descontos em teatros e cinemas, prioridade nos ônibus e nas filas... Fala sério, dá para deixar a deprê lá para trás e curtir bastante os novos tempos, não é?

### *Você sabia?*

Dados de uma pesquisa divulgada pela feira de finanças pessoais, a Expo Money, de 2011, indicaram que mais da metade das mulheres (51,3%) pensa em fazer um plano de previdência. Entre os homens, esse número é menor, 41,08%.

Mas, por enquanto, os homens estão ganhando: 30,92% dizem já ter feito a aplicação. Das mulheres, apenas 23,3% responderam possuir uma previdência privada.

## BATE-PAPO COM O ESPECIALISTA

O **Prof. Fabio Gallo Garcia** é doutor em finanças pela EAESP-FGV e doutorando em Filosofia pela PUC-SP. Professor de Administração de Empresas da FGV-SP e PUC-SP.

### COM QUE IDADE A MULHER DEVE COMEÇAR A PENSAR NUMA COMPLEMENTAÇÃO PARA A APOSENTADORIA DO INSS?

A mulher deve planejar a sua aposentadoria assim que começa a trabalhar. Isso porque, graças à medicina e outros fatores da vida moderna, todos nós viveremos mais e melhor do que nossos avós. E, como na prática as oportunidades de trabalho escasseiam a partir de determinada idade, passaremos muito tempo aposentados.

O fato é que a expectativa de vida do brasileiro aumentou e, segundo as projeções, crescerá ainda mais. Precisaremos estar mais bem preparados em relação à saúde, porque os custos do tratamento de pessoas na terceira idade são muito maiores do que os de pessoas mais novas.

Não conte com o Estado. O INSS não dará conta de todos os nossos aposentados e dificilmente lhe proverá uma velhice digna. Não há saída: quem tem de cuidar disso é você. E quanto mais cedo começar, mais tempo haverá para a sua poupança crescer. Ponha o tempo a seu favor. Nunca é tarde para começar.

### COMO INVESTIR PENSANDO NA APOSENTADORIA?

A personalidade da pessoa, a idade e as experiências de vida fazem que cada um tenha o seu próprio grau de aversão ao risco, que representa o quanto a pessoa se ressente com perdas no seu investimento. Além disso, há circunstâncias específicas – quanto mais curto for o prazo de investimento porque, digamos, daqui a três meses você vai precisar do dinheiro, mais conservadora tem de ser a política de investimento. Outra consideração importante é a parcela que está sendo aplicada em projetos de risco. O bom senso recomenda que essa parcela seja relativamente pequena.

### POUPAR É A PALAVRA-CHAVE QUANDO O ASSUNTO É PREVIDÊNCIA?

Sim. Ou você investe diretamente seu dinheiro em fundos, sejam eles de renda fixa ou variável, ou se compromete com um fundo de previdência privada.

Os planos de previdência privada são administrados por seguradoras e têm duas fases: a fase de acumular, quando o investidor realiza depósitos (chamados aportes) periódicos de acordo com o contrato, e a fase de usufruir os benefícios, quando o titular passa a receber o resultado de seus investimentos.

## QUAIS SÃO OS TIPOS DE PREVIDÊNCIA PRIVADA?

Há dois tipos: PGBL (plano gerador de benefícios livres) e VGBL (vida gerador de benefícios livres). As vantagens comuns dos dois são as seguintes:

1. Portabilidade: você pode migrar de um plano para outro plano da mesma seguradora ou para um plano de outra seguradora.
2. Interrupção temporária das contribuições se o investidor assim o quiser.
3. O valor de contribuição pode ser alterado pelo investidor.
4. Atualização diária do saldo. O saldo é atualizado diariamente.
5. Não há imposto de renda durante a fase de acumulação.

A diferença básica entre os dois tipos de previdência está na tributação. Pergunte à sua seguradora qual o melhor tipo para você.

## QUAL O PERCENTUAL DO SALÁRIO QUE DEVEMOS POUPAR?

A poupança certa não é o dinheiro que sobrou no fim do mês, mas sim o valor planejado que nos permita atingir nossos objetivos. O primeiro passo é estabelecer os objetivos e o segundo é calcular quanto precisamos poupar para atingi-los. É um sacrifício que vale a pena, como fazer dieta para caber no biquíni novo.

## A APOSENTADORIA DO INSS É INÚTIL?

A previdência social brasileira é um seguro social para todos aqueles que contribuem. O plano do INSS não é o ideal para você, mas tem algumas vantagens porque a aposentadoria, ainda que pequena, é garantida pelo governo. Além disso, o plano é socialmente necessário nos casos em que a renda do trabalhador é afetada por doença, invalidez, idade avançada, morte e desemprego involuntário, além de casos de maternidade e reclusão.

### Dicas para antes da aposentadoria

1. Viva de acordo com a renda que terá durante a aposentadoria.
2. Mantenha o seu orçamento familiar sob controle.
3. Comece a investir cedo.
4. Reduza ao máximo suas dívidas, em especial as contraídas para comprar bens de consumo.
5. Faça um seguro de saúde.
6. Verifique as necessidades dos familiares nos próximos anos.
7. Diversifique seus investimentos. Nunca ponha todos os ovos na mesma cesta.
8. Permaneça em atividade enquanto você puder.
9. Preste atenção se seu plano tem contrapartida da empresa patrocinadora – se houver, contribua o máximo possível.

### Dicas para depois da aposentadoria

1. Acompanhe com atenção o desempenho dos seus investimentos.
2. Adapte seu padrão de vida ao rendimento de seus investimentos.

# *Elas falam*

" Já tentei me aposentar uma vez, mas eu adoro trabalhar. Isso me mantém feliz."

*Cindy Crawford, 47 anos, modelo, atriz e cantora.*

# Filhos adolescentes

"A melhor maneira de ter bons filhos é fazê-los felizes."

*Oscar Wilde*

Seu filho almoça e janta com o celular ao lado? Liga o som no último volume? Demora horas para sair do banho? Entra no quarto um *lord* inglês e depois de dez minutos sai parecendo ter sido mordido por uma vespa? Calma, ele chegou na adolescência!

Por que temos a impressão de que não fomos assim; tão intolerantes, tão sem paciência com os nossos pais? Mas devemos ter sido. Adolescente é mais ou menos tudo igual. Tem mais ou menos a mesma bula. Claro, uns passam por essa fase um pouco mais novos, outros, um pouco mais velhos, uns, mais contestadores, outros, mais inseguros, mas a fase de se acharem sábios e imortais todos vão ter.

E nós, passamos por uma reflexão profunda para tentar saber como aquilo está acontecendo? Onde nós erramos?

Eles adquirem vida própria de uma hora para outra, entendem de tudo e, o que é pior, têm argumentos para tudo. Aliás, os argumentos dos adolescentes não precisam de fatos para serem comprovados.

De um dia para o outro não somos mais os únicos ídolos, as únicas princesas. Passamos da categoria professor para a categoria aluno do fundão. Mas, como assim? Até outro dia eles diziam: "Mamãe, linda, princesa do meu coração!". Como é difícil aceitar esse processo. E olha que somos preparadas para esse momento. Lá atrás, no quarto da maternidade, enquanto estávamos completamente embevecidas segurando nosso bebê, alguma tia dizia: "Ah, você vai ver quando chegar a adolescência. Vai dar um trabalho!".

Mas imagina se naquele momento a gente acha que um dia isso possa acontecer. Não, não com aquele ser tão frágil do qual você vai cuidar, educar, dar até a última gota do seu amor, vai defender com todas as suas forças, vai amar mais do que tudo na vida.

É uma fase em que eles testam os limites, querem saber até onde podem chegar. Pois também é hora de continuarmos colocando limites, sempre defendendo os valores e princípios nos quais acreditamos. Dizer o que é certo e o que é errado também nunca é demais. Eu repeti incansavelmente muitas vezes. Tipo lavagem cerebral mesmo. E acho que funcionou. Eles podem não demonstrar na frente da gente, mas com os outros funciona que é uma beleza. Na nossa frente vale a contestação. De repente, tuuuudo o que a gente diz é questionável.

A gente tem de dar um desconto, afinal de contas isso faz parte do crescer, do se libertar, dos hormônios e de se descobrir como um ser que já não vive mais acoplado a nós.

Eu digo que educar é dizer muito "não" para poucos "sim".

Sempre usei as reportagens que fiz para iniciar um papo sobre algum assunto delicado em casa. E assim fui passando todas as mensagens de uma forma natural.

Uma vez fiz uma série para o *Jornal Hoje* sobre adolescentes. Uma garota de 15 anos me disse que não precisava nem saber o nome do garoto para beijar. E dizia que, enquanto os pais viajavam, eles marcavam festas, chamavam os amigos pelo *msn* e pronto. Era uma farra! Ela me disse que sim, se rolasse um clima, transavam ali na festa mesmo. Como se fosse a coisa mais normal do mundo. O que eu discuto aqui não é um problema moral, o certo ou errado, e sim a banalização das relações. É isso que preocupa. Será que esses jovens não vão ter um prejuízo emocional? Será que não vão achar que as relações são descartáveis? Ou será que quando lembrarem disso no futuro vão dizer: "Mãe, como você me deixou fazer isso?".

Os anseios, a sexualidade, o ficar ou namorar, a cobrança deles e dos pais em passar no vestibular, a difícil escolha da profissão, a responsabilidade de tirar a carteira de motorista, muita coisa importante acontece nessa idade. Muita coisa interessante, muitas decisões sérias para serem tomadas, muitas escolhas que têm de ser feitas e que vão influenciá-los a vida toda. É a hora de experimentar e talvez de errar, assim como nós fizemos. Mas queremos evitar que eles errem, que se machuquem. A gente sabe que eles têm de enfrentar os próprios obstáculos... mas a gente quer tentar evitar. Aliás, tentar evitar o inevitável.

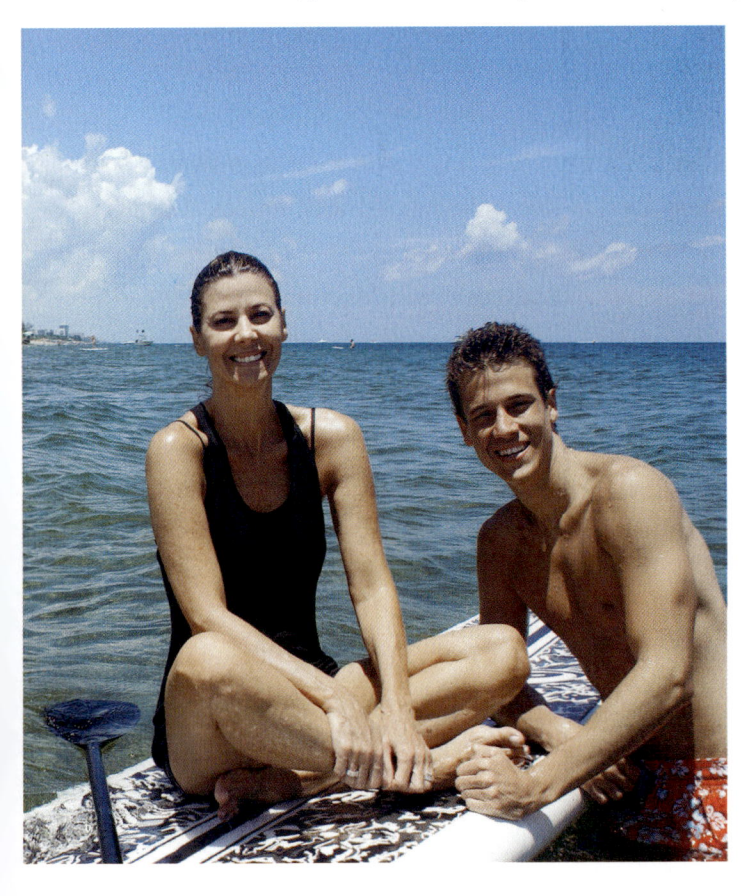

Quando meu filho nasceu, eu não quis ter babá. Queria ficar com ele o tempo todo durante a licença-maternidade. Estava tão apaixonada que não queria desgrudar um minuto do meu bebê (aliás, continuo assim até hoje). Tive filho aos 27 anos. Nova, para os dias de hoje. Queria saber o que significava cada choro, cada sorriso. Lembro-me quando o Felipe descobriu o dedão e logo colocou na boca. Talvez porque eu não tenha oferecido a chupeta. Os pediatras diziam que os dentes poderiam ficar para a frente. Eu também não queria criar dependências do tipo uma chupeta para cheirar, a outra para pôr na boca, um paninho para dormir, e aí sai aquela criança arrastando um monte de apetrechos, claro, dados pelos pais. E se um dos apetrechos some ou se a gente coloca para lavar é um horror. A criança já não dorme, fica irritada. Cria dependência mesmo.

Mas aí me disseram que o dedão era pior que a chupeta, porque poderia prejudicar mais ainda a estrutura bucal. Eu então resolvi dormir ao lado dele na cama para tentar tirar essa mania. Durante uma semana, orientada pelo pediatra, dormi com meu filho e, cada vez que ele colocava o dedo na boca, eu tirava. Foram noites cansativas, mas como eu já estava um caco mesmo, resolvi encarar logo e tentar resolver o problema. Valeu a pena, consegui fazê-lo esquecer o dedão e, melhor ainda, não pegar a chupeta. Venci pelo cansaço. Aliás, acho que é bem o que eles tentam fazer com a gente nessa fase da adolescência, vencer pelo cansaço. A boa notícia dessa fase é que tem prazo de validade. Ela acaba e, se serve de consolo, olha o que disse o poeta grego Hesíodo, no século VIII a.C.:

> Não vejo esperança para o futuro do nosso povo se ele depender da frívola mocidade de hoje, pois todos os jovens são indizivelmente frívolos. Quando eu era menino, ensinavam-nos a ser discretos e a respeitar os mais velhos. Mas os moços de hoje são excessivamente sabidos e não toleram restrições.

Então, amigas, tenham calma, porque se as mães do século VIII antes de Cristo conseguiram passar pela fase da adolescência, também vamos conseguir!

Sabendo que se trata de questões difíceis de serem abordadas, tanto na forma quanto no conteúdo, busquei com as minhas amigas algumas situações para ilustrar este capítulo. Usando nomes fictícios, é claro, porque poderíamos pagar um "mico" se seus filhos soubessem que estavam sendo citados. E você, que é mãe de adolescente, sabe bem do que eu estou falando. Sendo assim, levei essas dúvidas para a psicóloga Rosely Sayão, especialista em adolescentes, para me ajudar.

## BATE-PAPO COM O ESPECIALISTA

**Rosely Sayão**, psicóloga e consultora educacional.

### Saia justa 1

Minha amiga Elaine contou que estava de camisola, tomando café da manhã e lendo seu jornal, num domingo ensolarado e calmo, quando praticamente se materializa na sua frente uma garota vestida só com uma camiseta do filho.

Ela olha para cima, sem reação, pois não esperava ver ninguém naquele estado no qual ela se encontrava, a não ser seu cachorro, que tem 10 anos e catarata em um olho, seu filho de 18 e seu marido, que a conhece há 28 anos. A garota, mascando chiclete, diz:

– Oi, tiiiia!

Ela responde no susto:

– O-oi...

Constrangida, e ao mesmo tempo pensando em "esganar" o filho, diz educadamente:

- Não sabia que tínhamos visita... Quer tomar café?

A garota logo responde:

– Café, não. Tem Ovomaltine?

– Não. Tem Nescau.

– Não gosto. Gosto de Ovomaltine... Tem pão francês?

– Não. Tem pão integral, pode ser?

– Ah... Não gosto.

E sai e vai para o quarto, chamando o amado em questão:

– Moooore, não tem nada para comer. Vamos na padaria?

Ela ficou estática, e agora com vontade de esganar o filho e a namorada ao mesmo tempo, ou peguete, ou ficante, ou sei lá, são tantas variações hoje em dia, tantas *nuances* de uma categoria para a outra... Aliás, ainda vou pegar um adolescente que me explique esse *ranking*.

A história só não teve um fim pior porque o filho percebeu que o clima não estava bom para o lado dele e passou rapidamente pela sala, fez um tchauzinho de longe com um sorriso muito sem graça, com um moletom numa mão e com a garota na outra, já com a porta da casa aberta.

## ROSELY, COMO A GENTE DEVE AGIR QUANDO ISSO ACONTECE? FALAR COM O FILHO DEPOIS? PONTUAR AS COISAS COMO DEVEM SER?

Ah, Fabiana, situações desse tipo têm sido cada vez mais frequentes. Sabe por quê? Porque, de umas décadas para cá, não temos mais clareza a respeito do que é intimidade e privacidade, e, por isso, não temos ensinado essas questões aos filhos. Eles ficam com essa carência na formação: o que de suas experiências eles podem compartilhar na vida social (familiar também) e o que devem reservar como sua intimidade.

Sabe que os filhos não queriam que os pais soubessem de sua vida amorosa em um passado recente? Pois agora, eles compartilham quase tudo com os pais. E, quando digo tudo, é tudo mesmo, inclusive detalhes que seria melhor os pais nem saberem.

A partir dos 18 anos, mais ou menos, o filho precisa ser responsável pela própria vida. Ele pode não conseguir ser autônomo financeiramente, é claro, porque em geral estuda. Mas, no restante, deveria ser.

Entretanto, para que conquiste a autonomia possível, precisa conhecer bem seu contexto de vida, principalmente o familiar. Quando uma mãe tem uma surpresa desse tipo que você descreve, o fato aponta para uma questão importante: a vida familiar não é tornada clara para o filho.

Sabe jogo de futebol, em que todos os jogadores conhecem, antes de entrar em campo, todas as regras do jogo, o que é considerado falta e as penalidades correspondentes? De posse de todas essas informações, eles podem avaliar os riscos de cometer uma falta porque sabem qual penalidade terão de arcar antecipadamente. Quer dizer, sabem mais ou menos, porque dependem da avaliação dos juízes, não é verdade?

Assim deve ser o relacionamento do filho adolescente com seus pais em casa. Ele precisa saber quais são os princípios da família – e deve saber isso explicitamente –, quais são seus direitos e deveres em casa e quais são os assuntos que precisam ser colocados para o diálogo para que sejam negociados.

Essa história de levar a namorada para dormir em casa pode ser um exemplo desses assuntos.

Esse processo de responsabilizar os filhos pela sua própria vida demora a adolescência toda. Ou seja: assim que entram nessa fase, passam a assumir, paulatina e progressivamente, suas responsabilidades, conduzidos pelos pais e sempre tutelados de perto por eles, que, dessa maneira, podem avaliar se os filhos têm êxito em cada passo dado, se estão prontos para dar o próximo ou se precisam de mais tempo para se apropriar daquele aspecto da sua vida.

Agora, depois que o fato aconteceu, pontuar na hora, na frente da namorada, não é uma boa. Afinal, trata-se de discutir o relacionamento e a vida familiar, e isso tem relação apenas com os integrantes da família.

O que vejo de positivo nessa história é que o filho percebeu que deu uma mancada. Talvez tenha apenas faltado a ele a explicitação do modo da família à qual pertence.

## Saia justa 2

Outra situação que gera muitas opiniões diferentes é se a namorada ou namorado da filha ou do filho podem dormir na casa dos pais. Outro dia coloquei esse tema numa conversa e as mães desembestaram a falar juntas e sem parar. Percebi que ali tinha uma polêmica. Umas diziam que não admitiriam porque isso seria falta de respeito. Uma dizia que não deixava nem o filho ou filha sequer fechar a porta do quarto. Eu questionava se não era mais seguro, já que iriam transar mesmo (quiséssemos nós ou não), que ficassem à vontade no quarto deles. Claro que não dá para levar cada dia uma moça diferente, mas está tudo tão perigoso que, entre pegarem uma doença num motel de quinta ou serem assaltados indo para um lugar horroroso, ou ficarem em casa, eu, particularmente, prefiro que fiquem em casa. E ainda tem sempre de perguntar se não estão esquecendo da camisinha, claro. Mas esse é um assunto muito particular de cada família. Tem muito a ver com a criação dos pais, com as experiências pelas quais eles passaram, com o que vivenciaram quando jovens. Eu odeio assuntos que não podem ser discutidos. Odeio aquele "faz de conta que não estou vendo" ou "faz de conta que está tudo bem". Acho que com filho a gente tem de ter a liberdade de falar sobre tudo, uma boa conversa esclarece muita coisa. Bom, lá vou eu perguntar a opinião da decifradora de adolescentes.

**ROSELY, NESSE CASO, TEM CERTO E ERRADO? SE TRANSAREM NO QUARTO DELES, VAI CARACTERIZAR FALTA DE RESPEITO? SE A GENTE DEIXASSE O FILHO OU FILHA FICAR EM CASA, SERIA BOM QUE A GENTE COLOCASSE REGRAS?**

Fabiana, vou começar a tratar dessa questão sem falar diretamente dela e sim de um conceito ainda pouco conhecido dos pais, chamado autocuidado.

Quando um filho nasce, ele exige muito cuidado por parte dos pais, não é verdade? E toda a infância é marcada por esse cuidado; os pais apenas mudam suas atitudes de cuidado com o filho à medida que ele cresce.

Ser bem cuidado na infância é o primeiro passo para desenvolver o que chamamos de autocuidado, mas não é o único requisito. A partir da adolescência, os pais precisam ajudar o filho a desenvolver o autocuidado já que, com mais autonomia de vida, os pais não conseguem mais cuidar do filho.

Autocuidado são as atitudes que temos conosco para ter e manter uma boa vida. E o autocuidado, apesar de parecer intimamente ligado ao corpo, não tem relação apenas com ele, mas também com as emoções, com a vida mental, com a convivência, com o outro, com as escolhas feitas etc. Com a qualidade de vida, enfim.

Vamos ao tema proposto então: será que, quando cedemos nossa casa aos filhos para que eles construam sua vida íntima, estamos colaborando para que eles se cuidem, ou estamos cuidando deles? Como parece que estamos mais é cuidando deles, será que isso os ajuda ou os atrapalha? Afinal, devemos oferecer segurança a eles ou favorecer o processo de eles se ocuparem da própria segurança?

Essas são as perguntas que os pais devem se fazer antes de tomar sua decisão em relação ao assunto. Outra questão é se os pais irão se sentir bem com a decisão tomada, se conseguirão conviver com a filha ou filho e sua namorada ou seu namorado sem constrangimentos ou pressão.

Outra questão ainda mais aguda: e se a escolha da filha ou do filho for homoerótica? Os pais agirão do mesmo jeito?

E uma coisa precisa ficar bem clara: não há escolha certa ou errada porque a solução depende de cada família, de seu modo de viver e encarar a vida.

## Saia justa 3

Durante o jantar, a filha de uma outra amiga disse aos pais que o namorado a tinha convidado para passar o feriado em Paris.

O pai quase infartou, depois de ter engasgado, porque não imaginava que a filha já transava com o namorado.

– Como assim? Paris? Namorado?

A filha respondeu com a maior naturalidade:

– Pai, o problema é Paris ou meu namorado?

E ele disse:

– O problema é transar com o seu namorado em Paris.

– Quer dizer que transar aqui em São Paulo tudo bem? Porque transar eu vou de qualquer jeito – disse ela, para espanto do pai.

Nem preciso dizer que o jantar não passou de meia salada.

**ROSELY, VOCÊ ACHA QUE OS PAIS DESSA MENINA, QUE TEM 20 ANOS, REALMENTE NÃO IMAGINAVAM QUE A GAROTA JÁ TRANSAVA COM O NAMORADO? OS PAIS FINGIAM NÃO SABER OU FECHAVAM OS OLHOS PARA NÃO VER?**
**COMO OS PAIS DEVEM AGIR NUMA SITUAÇÃO COMO ESSA? DIANTE DE UMA SINCERIDADE DESSAS? PORQUE DE ALGUMA MANEIRA A MENINA ESTÁ DIZENDO: ESTOU INDO COM FULANO PARA TAL LUGAR. O QUE NÃO É RUIM, POIS ELA NÃO ESTÁ MENTINDO, CERTO?**

Alguns pais preferem que as meninas mintam para não ouvirem que a princesa deles está tendo relações sexuais.

Que a sexualidade é a causa da vida dos adolescentes, esse é um fato conhecido pelos estudiosos e por quase todo mundo. Afinal, é um universo excitante a ser explorado que se abre a eles, então não podia ser diferente. Mas, convenhamos: parece que a sexualidade dos filhos adolescentes é a causa da vida de seus pais, não parece?

É claro que os pais da atualidade sabem – ou imaginam – que seus filhos têm vida sexual ativa. Não precisam conhecer os detalhes disso, mas a imprensa apresenta com regularidade resultados de pesquisas que mostram que a vida sexual ativa ao modo adulto tem começado cada vez mais cedo.

Apesar de saber disso na teoria, quando aparecem pistas concretas de que o filho ou a filha já tem um percurso nesse campo, isso sempre costuma assustar os pais. O susto é sinal da percepção da perda do filho e também do constrangimento de saber da intimidade dele.

E vamos falar a verdade: é difícil mesmo admitir que o filho cresce, concorda?

Mas eu não chamaria de mentira o que os filhos dizem aos pais para não desvendar a intimidade deles. Eu chamo de "administração da privacidade". Depois dos 18 anos, mais ou menos, como eu já disse anteriormente, o filho tem o direito de ter a própria vida, fazer suas escolhas e arcar com as consequências delas. E nem tudo o que fazem precisa ser do conhecimento dos pais. Aliás, aproveito para lembrar que ter segredos é sinal de maturidade.

Temos vivido uma época paradoxal: de um lado as crianças têm sido cada vez menos crianças, e de outro lado temos jovens adultos que não querem sair da adolescência nunca.

Como criamos os filhos para que eles cresçam, ou seja, se tornem adultos, nada melhor do que tratar dessas questões de modo adulto com eles. Respeitando os limites do que eles querem explicitar, certo?

**Saia justa 4**

Uma mãe fica muito brava com o filho que chega bêbado de uma balada. Ao ser indagado no dia seguinte, ele responde:

– Ué, vejo meu pai tomando uísque minha vida toda e agora o discurso é que bebida é uma droga, um perigo, e não faz bem pra saúde?

## E AÍ, ROSELY, COMPLICADO ESSE CASO, PORQUE OS PAIS NUNCA SE PREOCUPARAM COM A MENSAGEM ERRADA QUE FOI PASSADA PARA ESSE ADOLESCENTE, NÃO É? NÃO DEVERIAM TER CONVERSADO ANTES SOBRE ESSE ASSUNTO?

Os jovens estão bebendo muito hoje. Por quê? O que fazer? Qual o discurso que funciona, que eles realmente vão entender?

Você tem toda a razão nessa observação a respeito da ingestão exagerada de bebidas alcoólicas por parte dos jovens. O fato merece toda a nossa atenção.

A bebida pode funcionar como um mediador social, não é assim que a maioria dos adultos a usa? Entretanto, como vivemos nessa ideologia da busca desenfreada do prazer imediato, exagerar em tudo parece ser um modo de os jovens buscarem novas emoções.

Não deveria ser problema o uso moderado de bebida alcoólica pelos pais na frente da criança. Isso se o mundo infantil fosse totalmente apartado do mundo adulto. Mas como não é mais, a criança e o jovem acham que podem usar da mesma maneira que os pais.

Não podem, sabe por quê? Porque lhes falta um mecanismo que chamamos de autorregulação. Só com a chegada da maturidade é que temos a capacidade de conter nosso impulso, de praticar o autocontrole.

Da primeira bebedeira talvez os jovens não escapem mais. Mas podem e devem ser tutelados, com discrição, mas firmeza, para que não exagerem sempre.

Quando o filho sai, os pais devem lembrá-lo de que ele precisa observar o limite da ingestão de bebida alcoólica, e quando chega em casa, os pais precisam verificar se houve exagero. Caso tenha havido, nada melhor do que aplicar uma sanção para a próxima saída. Por exemplo (mas é só um exemplo): bebeu demais, fica sem sair na próxima vez. Pode ser que, dessa maneira, o filho passe a se regular nessa questão.

É bom lembrar que discursos moralistas não funcionam. E que os pais não devem autorizar a bebida antes dos 18 anos. Claro que eles poderão, mesmo com o impedimento, beber quando saírem. Mas terão de observar um limite para não "dar bandeira" em casa com os pais.

Hoje temos muitas pistas de como evitar consequências ruins com o uso da bebida alcoólica. Por exemplo: tomar muita água ou comer uma barra de chocolate enquanto bebe. Ensinar essas dicas ao filho pode ser uma boa maneira de ajudar o jovem a se cuidar.

## Saia justa 5

Uma outra mãe estava arrumando o armário do filho quando achou um pacotinho de maconha. Ficou chocada e não sabia se tocava no assunto ou não. Como era separada, pediu ajuda ao ex-marido, pai do seu filho. Esse, calmamente, disse que, como isso tinha acontecido na casa dela, ela teria de resolver. Um fofo!

Ela tentou um diálogo com o menino, que respondeu que a vida era dele, que ele não ia se tornar um viciado, pois tinha total controle da situação.

Ela falou que não ia admitir isso em casa. O filho, então, pegou as malas e foi morar com o pai.

**A MINHA PERGUNTA É: ELES NÃO DEVERIAM TER CONVERSADO ANTES? O PAI ACEITANDO O MENINO, NÃO PARECE QUE O PROBLEMA ERA COM A MÃE?**
**E COMO AGIR NUMA SITUAÇÃO DESSAS?**

Sexo, drogas e baladas! O terror dos pais de adolescentes, não é verdade? Mas vamos enfrentar o assunto tão delicado do uso das drogas.

Se prestarmos bastante atenção, vivemos num mundo que estimula o uso de drogas, lícitas ou ilícitas. Desde crianças ensinamos isso aos filhos com nossas ações. Sentiu dor de barriga? Remedinho! Gases? Remedinho! Insônia? Remedinho! Falta de apetite? Remedinho! Falta de foco? Remedinho! E assim por diante.

Qual o princípio que ensinamos a eles agindo assim? Que quando houver um mal-estar ou ele quiser sentir-se melhor, pode recorrer ao uso de alguma substância para resolver a questão.

Esse é o princípio do uso de drogas, lícitas ou ilícitas.

O problema é que, quando chega a adolescência, eles descobrem as drogas ilícitas e, da mesma maneira que também ensinamos o consumo de tudo o que é ofertado, eles as consomem. Hoje não temos mais o princípio de que o jovem que usa droga tem algum problema. Não: ele a usa porque ela está aí para ser consumida.

Então, a família precisa tratar dessa questão, com clareza, desde o início da adolescência. Explicações, informações não terroristas, conversas e princípios familiares devem ser associados.

Conheço um livro que ajuda muito: *Que droga é essa?*, de Aidan Macfarlane, Magnus Macfarlane e Philip Robson. Os pais podem ler antes para a própria informação, depois dar ao filho e, juntos, trocar ideias a respeito.

Por último, um alerta: os pais costumam fazer de tudo quando o filho é pequeno para que ele tenha tudo semelhante aos colegas, para que não se sinta excluído do grupo. Agindo assim, não adianta querer que eles sejam diferentes do grupo na adolescência, não é?

E o importante entre os pais, mesmo separados, é que tenham consenso entre o que consideram importante na vida dos filhos. O uso de drogas, por exemplo.

## Saia justa 6

Outra mãe me contou que passou um fim de semana desesperada. Seu filho saiu na sexta-feira à noite, como de costume. Na manhã de sábado, ela viu que a cama estava arrumada, ou seja, ele não havia dormido em casa. O combinado era que ele avisasse quando isso fosse acontecer. Ela ligou para o celular, e nada, só caía na caixa postal. Sábado à noite, nada. Ligou para poucos amigos do filho que ela conhecia do tempo da escola – porque, da faculdade, na verdade, não conhecia ninguém – e nada. Resumo da ópera: o filho apareceu no domingo à noite, quando ela já estava enlouquecida, já tinha ido à polícia e rezado para todos os santos. Quando ele entrou em casa e disse que estava tudo bem, que ele havia crescido e que não tinha de dar satisfação de tudo o que fazia, ela desmoronou. E ainda teve de ouvir que ela estava fazendo drama. Tiveram uma briga horrível. Ela disse que aquela casa não era hotel e que ele tinha de dar satisfação sim. Ela ainda não sabe o que fazer. Não quer mandar o filho embora de casa, mas disse que não aguenta viver essa situação desesperadora mais uma vez.

**ROSELY, COMO RESOLVER ESSE IMPASSE? O FILHO TEM 20 ANOS, MAS MORA COM ELA.**

Ah, essa é uma questão bem importante na atualidade, porque os filhos têm morado com os pais por muito tempo após a adolescência.

Sim, eles têm autonomia e direito de tomar as suas decisões, mas precisam, igualmente, ter respeito pelo grupo familiar, já que vivem com ele.

Nesse mundo urbano violento, precisamos saber se as pessoas queridas estão bem, não é verdade? Por isso, é bacana entrar num acordo de que todos – todos! – devem avisar qualquer mudança de planos no meio do caminho. Isso deve ser uma atitude incentivada e respeitada. Cumprida!

Precisamos lembrar que o jovem pensa em primeiro lugar em si, em segundo em si mesmo, em terceiro nele também. Ele se esquece de que há pessoas que se afetam com seu comportamento, e isso precisa ser lembrado a ele constantemente.

Mas não adianta dar sermão – blá-blá-blá, eles pensam –, porque essa é a maneira menos efetiva de conseguir o respeito da família por parte do filho jovem.

Ele apenas precisa ter clareza de que morar com os pais traz a ele ônus e bônus. Ele não pode simplesmente desfrutar do bônus: precisa, igualmente, arcar com o ônus.

Novamente, insisto: não podemos esperar que eles cheguem a tais conclusões sozinhos. Essa é uma geração imatura e que não aprendeu a ser sensível ao outro. Por isso, todos deveriam ter pequenos contratos em casa. Mas vale lembrar que contratos sempre precisam ser acordados e relembrados e dão clareza dos direitos e deveres de todos os envolvidos.

# Separação

*"Não deixe portas entreabertas. Escancare-as ou bata-as de vez. Pelos vãos, brechas e fendas passam apenas semiventos, meias verdades e muita insensatez."*

*Cecília Meireles*

Mudanças podem ser transformadoras. Separei-me do meu primeiro marido com um filho de um ano e meio, mudando de emprego e voltando a fazer outra faculdade. Um caos. Cuidar de um bebê sozinha, trabalhar e estudar não é tarefa fácil, como muitas mulheres sabem. Claro que, quando a coisa apertava, eu tinha sempre a ajuda dos meus pais. Mas geralmente saía do trabalho e, quando chegava em casa, começava uma outra jornada.

Mas passar por todas as fases junto com os filhos são momentos inesquecíveis, que recompensam qualquer cansaço. Estar presente nas primeiras palavras, fazer lição, pular na cama, andar de bicicleta no parque, dormir agarradinhos, levá-los para a escola bem cedinho e deixá-los sempre com aquele aperto no peito de saudade, ver o primeiro dentinho nascer e depois cair, fazer pegadas do coelhinho na Páscoa, rezar para a febre passar. Hoje, quase 20 anos depois, olho para o meu filho e vejo que todas as dificuldades valeram a pena. Passaria tudo de novo. Sempre fomos e somos muito próximos. O Felipe sempre foi meu melhor companheiro de viagem. Todas as férias, viajávamos nós dois e só voltávamos para o começo das aulas. É tão gostoso ficar 24 horas juntinhos! Conhecemos muitos lugares juntos. Eu também fiz questão de levá-lo a lugares que eu já conhecia mas queria lhe apresentar, queria que ele conhecesse comigo. Essa cumplicidade é maravilhosa. Fica para a vida toda. Que privilégio ter tido essa relação com meu filho. E hoje, apesar de ele também viajar com amigos, ele não deixa de viajar com a gente. É muito divertido.

Tive relacionamentos sérios, meus namoros sempre duraram bastante tempo, mas até casar de novo fui cobrada. As pessoas perguntavam:

– Mas por que não está casada? Tão jovem, tão bonita... – É curioso observar como pessoas falam sobre as mulheres que estão separadas ou solteiras. É como se elas não estivessem solteiras porque querem estar. Isso é tão machista! É tolo e antigo.

Eu dizia:

– Tá tudo bem. Estou feliz assim. Essa é uma opção minha.

E é isso mesmo, hoje as mulheres estão sozinhas porque podem e querem. Diferente de antigamente, quando as mulheres tinham de viver com o mesmo homem a vida toda porque a sociedade impunha essa forma de viver ou porque não tinham condições de se sustentar.

Hoje as coisas mudaram. Dados do IBGE mostram que, no ano 2000, 22,2% das famílias eram chefiadas por mulheres. No último censo, em 2010, o índice chegou a 37,3%.

Elas são independentes, donas do próprio nariz e ainda pagam suas contas (e, muitas vezes, as do marido e dos filhos). Essa liberdade de escolha não tem preço. Conheço mulheres que se submetem a relações horríveis por não terem como se sustentar sozinhas. Muito triste. Mas também conheço muitas que não saem do casamento porque se acomodaram. Fecham os olhos para tudo o que o marido faz, sofrem humilhações e sufocam seus sentimentos. Mas a minha teoria é que uma hora a conta vem. Na forma de estresse, de doença ou de depressão. Eu não conseguiria passar a vida ao lado de uma pessoa pela qual não sentisse mais nada. Para o outro, que está casado com você, também deve ser horrível. E não vai me dizer que o outro pode não perceber... Percebe sim. Pode se fazer de bobo ou boba, mas percebe. Impossível dormir e acordar todos os dias com a pessoa e não perceber que as coisas não vão bem. Um faz de conta que faz mal. É claro que o tesão e a paixão se transformam ou até diminuem com o tempo, mas o amor tem de continuar existindo. A felicidade em acordar e dormir com aquela pessoa na qual você confia, com a qual pode contar e dividir suas alegrias, e principalmente suas fragilidades e tristezas, tem de continuar existindo. O casal tem de ter projetos juntos, compartilhar dos mesmos sonhos, vibrar com as conquistas de ambos, beijar na boca, andar de mãos dadas. Senão, não faz sentido ficar junto. O homem tem de conhecê-la e aceitá-la e vice-versa. Tem gente que briga a vida toda querendo modificar o outro. A diva Rita Hayworth se casou cinco vezes, mas dizia que não tinha sorte no amor. Daí surgiu a frase célebre: "Eles vão dormir com Gilda e acordam comigo".

Várias mulheres me dizem que esperam os filhos crescerem, se encaminharem, para tomar outros rumos. Por favor, não estou fazendo apologia à separação. Muito pelo contrário! Tenho amigos que são casados há 25, 50 anos, e acho o máximo! Meus pais são casados há 52 anos. Adoro estar casada. Acho muito bom ter alguém ao nosso lado, seja homem ou mulher, cada um sabe o que é bom para si. Só acho que tem de ser verdadeiro. O que eu defendo é que não dá para fingir que não está acontecendo nada se você está infeliz. E estar infeliz não é passar por aquelas brigas nas quais cada um defende seu ponto de vista. São anos de uma tristeza profunda porque a relação com a qual você sonhou não deu certo. Pense que talvez tenha dado certo por um tempo.

O medo do desconhecido e o medo de ficar sozinha também são motivos que fazem as pessoas se retraírem e não tomarem a decisão de se separar. Mas quantas vezes, mesmo casadas, as mulheres se sentem sozinhas?

Passar por uma crise, seja ela no casamento, na vida financeira, na saúde, na família, é dolorido. Claro que no meio do furacão é difícil ouvir que quando aquilo tudo passar a gente vai ser uma pessoa melhor, mas é a pura verdade. Gosto muito da palavra resiliência. E sinto orgulho quando olho para trás e vejo que passei por situações difíceis, tristes, mas consegui me reerguer e continuar em frente.

Coragem é a base para a gente recomeçar sempre que necessário, quantas vezes for necessário, não importa em que momento da nossa vida. E coragem para enfrentar o que a vida nos coloca na frente, nós, mulheres, temos de sobra.

Minha avó Alice, assim como eu, mas por outros motivos, também teve de recomeçar e é um exemplo disso. Casada por 35 anos com meu avô Antonio, teve três filhas. Meu avô era minha paixão. Lembro que, quando eu dormia na casa deles, no interior de São Paulo, era ele quem cuidava de mim. Ele me levava para passear, me dava remédio (lembro do Melhoral infantil), me colocava para dormir. À noite, acendia as lamparinas – sim, eles não tinham luz elétrica. Cozinhava que era uma beleza. Como o fogão era a lenha, a comida tinha um cheirinho, um sabor diferente... Bom demais. Nós nos divertíamos fazendo bolos. E um detalhe raro nos homens: ele lavava toda a louça depois da bagunça. Meu avô se foi quando eu tinha 15 anos, mas as lembranças dele ainda são muito vivas na minha memória. No dia em que ele morreu, achamos que minha avó não fosse sobreviver. Ela havia trabalhado numa fábrica durante trinta anos, mas era muito dependente do meu avô, que fazia tudo para ela. O tempo foi passando, e ela, com coragem, foi aprendendo a viver sozinha. Como mora numa cidade do interior, ela anda muito a pé. Tem pernas firmes e torneadas de causar inveja. Ela é muito simples, mas anda sempre arrumadinha, e é vaidosa – troca de brinco para combinar com a roupa todos os dias (que ânimo!). Também frequenta a missa aos domingos e sempre vai aos bailes no asilo. E não fica parada, não. Dança muito. Dança de tudo. Ela tem problemas de audição, mas não quer colocar aparelho. Eu insisto e ela diz que já ouviu muita coisa na

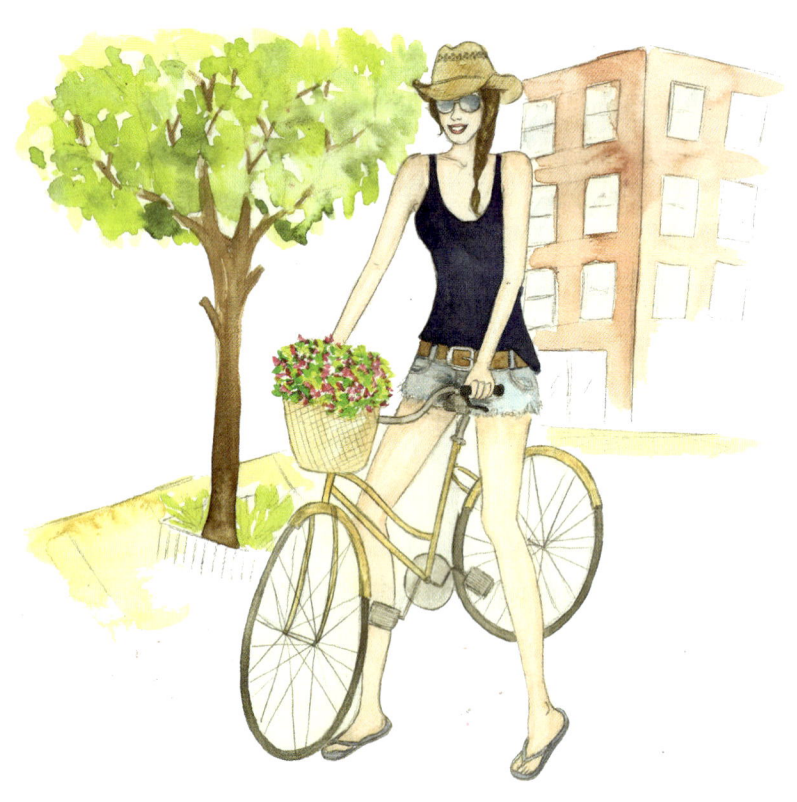

vida, que ouve o suficiente e que o resto deve ser bobagem. Vem sempre passar umas semanas com a gente em São Paulo. Depois de uns dias, começa a dizer que nessa cidade ela se sente presa, que aqui na cidade grande a vida passa e a gente não vê. Talvez ela tenha razão. Com toda a coragem, aprendeu a viver de um outro jeito, teve forças para recomeçar e optou por ser feliz em vez de ficar reclamando da vida. Ela fica contando os dias para voltar para a sua cidade, para a sua casa, para a sua vida. Diz que tem muita coisa para fazer. Detalhe: minha avó Alice tem 92 anos.

## BATE-PAPO COM O ESPECIALISTA

**Carmita Abdo** é médica psiquiatra, doutora e livre-docente pela Faculdade de Medicina da USP, onde fez residência em Psiquiatria. Fundou e é Coordenadora do Programa de Estudos em Sexualidade (ProSex) do Instituto de Psiquiatria do Hospital das Clínicas de São Paulo, um grupo multidisciplinar de ensino, pesquisa, assistência, prevenção e serviços à comunidade.

### COMO APIMENTAR UMA RELAÇÃO QUE ESTÁ DESGASTADA?

Relação desgastada não tem como apimentar. Precisa ser revigorada, enquanto e se ainda tiver solução. Para saber o quanto vale ou não investir, é preciso se dar tempo, aguardar, controlar a ansiedade e o medo da solidão. Caso contrário, o investimento pode resultar em descompasso, decepção e sofrimento.

### E POR QUE NOS DESINTERESSAMOS POR QUEM FOMOS MUITO APAIXONADOS?

Mágoas, ressentimentos, decepções são inevitáveis em relacionamentos de longa duração. E, se cumplicidade, confiança e envolvimento não são maiores e mais fortes, o afeto se transforma no "avesso" do que era.

### DÁ PARA RECUPERAR UM CASAMENTO APÓS UMA SEPARAÇÃO?

Há casamentos que são recuperáveis e para os quais a separação significa uma pausa, antes de um "recontrato", em bases diferentes daquelas da primeira vez.

Por outro lado, há casamentos irrecuperáveis, nos quais a separação é definitiva, mesmo que o casal tente se reconciliar. Cada um seguiu por um caminho próprio, muito pessoal, e o afastamento trouxe a ausência de um projeto de vida comum a ambos. Sem esse projeto, só diferenças e conflitos caracterizam essa relação. Diferenças todos os casais têm, mas são amenizadas pela parceria que muitos conseguem estabelecer naquilo que é importante e vital para ambos.

## O QUE VOCÊ DIRIA PARA UMA MULHER QUE FICOU CASADA MUITO TEMPO E ACABOU DE SE SEPARAR? E AS PERSPECTIVAS AFETIVAS DEPOIS DO DIVÓRCIO?

Eu recomendaria que a mulher se desse um tempo, antes de se lançar em um novo casamento. Não se trata de não namorar, não ter uma companhia amorosa e sexual. Trata-se de não se precipitar e colocar "no lugar" o primeiro que se dispuser. O primeiro pode não ser o mais interessante, assim como ela ainda não deve estar na sua melhor condição. Um tempo solteira vai fazer bem, para a mulher se reencontrar, se atualizar e também para cicatrizar eventuais feridas e espantar "fantasmas".

As perspectivas serão tanto mais interessantes quanto mais a mulher aceitar sua nova condição, sem baixa autoestima; quanto menos ela se atribuir toda a culpa ou, pelo contrário, não assumir sua parte nesse divórcio. Também serão melhores as perspectivas para aquelas que estiverem "ocupadas" com atividades que realmente as interessem e com pessoas que lhe sejam caras, como filhos e amigos.

## E O QUE VOCÊ DIRIA PARA QUEM ESTÁ PENSANDO EM SE SEPARAR OU ESTÁ NO MEIO DE UMA CRISE?

Pensar em separação não significa necessariamente estar pronta(o) para isso. O casamento tem suas vantagens e desvantagens, assim como a vida de solteiro(a) ou separado(a).

Quem não exercitou a tolerância, imprescindível para a vida a dois, talvez não tenha estrutura para viver a crise do rompimento e, muito menos, a sensação de fracasso que geralmente acompanha essa crise. Portanto, a decisão de se separar deve ser baseada também em autocrítica e bom senso. Não pode ser uma tentativa de escape; ninguém escapa de si próprio. E crise conjugal se faz a dois, por mais que o outro pareça o culpado. E mais: revanchismo não cura quem sai machucado.

## POR QUE ALGUMAS MULHERES RESISTEM TANTO PARA CASAR DE NOVO DEPOIS DE MUITO TEMPO SOZINHAS?

Cautela, descrédito, culpa diante dos filhos, desejo oculto (até de si mesmas) de reconciliação... Ou simplesmente desejo de liberdade, sensação de autossuficiência. E, quem sabe, a espera do parceiro "dos sonhos".

# *Elas falam*

> ❝ Edson e eu nunca brigamos. Juntos, éramos muito bacanas, torcemos um pelo outro. Mas acabou a poesia. Passamos algum tempo tentando resgatá-la. Não conseguimos. Eu nunca pensei que um dia iria me separar do Edson, não concebia a ideia. Mas depois de um longo casamento, saber que existe um mundo novo pela frente é muito excitante. Você tem de aprender a recomeçar."
>
> *Claudia Raia, 46 anos, atriz.*

> ❝ Eu me casei para dar certo e, no meio do caminho, isso se modificou. Fui casada por 22 anos, mas tomei a iniciativa para a separação, já que a relação tinha esfriado. Tive pensão por três anos, mas depois fui à luta. Saía com as amigas e ia a baladas, mas achando aquilo muito diferente da minha geração, especialmente a forma de os homens se aproximarem. Essa fase de deslumbramento durou uns dois anos, quando refleti sobre o que valia realmente a pena. Gostaria de ter uma relação estável, mas não seguindo o modelo de provedor emocional e financeiro."
>
> *Maria Isabel Orihuelea, 53 anos, engenheira e artista plástica.*

# Sexo

"Amor é literatura. Sexo é cinema.
Amor é prosa, sexo é poesia."
*Arnaldo Jabor*

Qual o papel do sexo na vida da gente?
Vamos pelo mais óbvio. Sexo ocupa um lugar central na vida dos seres humanos. Alguns historiadores chegam a dizer que as duas únicas coisas imutáveis em milênios é a condição humana (não sabemos de onde viemos e não sabemos para onde vamos) e o relacionamento entre os sexos. Pode-se encarar o sexo de várias maneiras, mas a sua importância na vida dos seres humanos está consagrada pela Organização Mundial da Saúde (OMS), que coloca a atividade sexual como um dos índices que medem o nível de qualidade de vida das pessoas e, por lógica, também de sociedades e países. Como todos sabemos, porém, sexo não se limita aos aspectos de saúde do físico e pronto. É muito mais abrangente, e tratar apenas disso seria escrever mais do mesmo. Minha proposta aqui é examinar a participação do sexo nisso que se chama, em inglês, de *wellness* (sentir-se bem).

A gente começa com a primeira pergunta. Que importância tem? Ou, melhor, que importância devemos atribuir ao sexo quando estamos tratando da totalidade, do jeito que nos sentimos, vivemos, nos conduzimos? Não acredito, aqui, em fórmulas prontas que sirvam para qualquer indivíduo em qualquer lugar. Antes que alguém se queixe da falta de um tipo de aconselhamento que, em rigor, normalmente não existe em parte alguma, deixem-me explicar o que penso.

Como vocês já devem ter notado ao longo destas páginas, minha postura é sempre pela busca do equilíbrio. Não haveria motivo para ser diferente quando se trata de sexo. Gostaria de afirmar aqui, sem meias-voltas, que falar do assunto em público para mim é difícil, é até penoso, e me sinto constrangida. Seria esse um sinal de que eu deveria mudar e me comportar como outras pessoas que até gostam de explicitar, exibir, mostrar-se em público com todos os aspectos da sua vida íntima?

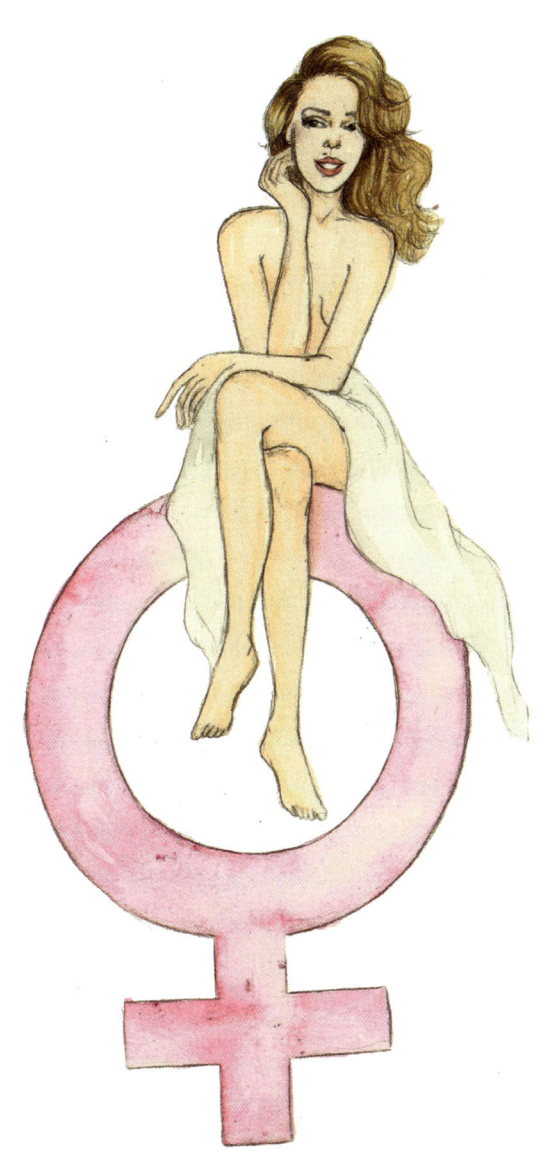

Não acredito. Começa pela minha própria definição do que é sexo. Tento tirar disso, dentro da minha proposta de equilíbrio, o que há de melhor, mas, para mim, o lugar principal, com toda sua importância (como assinalado anteriormente), é bem no centro da minha intimidade. E intimidade, na minha maneira de encarar a vida, é algo que se protege – falando-se ou não de sexo ou de qualquer outra coisa. Acho que faz parte do equilíbrio de qualquer ser humano também ter sua intimidade protegida, preservada, tratada com cuidado e muita cautela. Não poderia ser diferente quando o assunto é sexo.

Com isso não pretendo empurrar para ninguém meu jeito de viver, de apreciar, tratar e falar de sexo. Como todos sabem, durante muitas décadas, minha vida profissional consistiu em me expor. Sempre diante de câmeras, de fotógrafos ou de estúdios de TV ou fazendo reportagens de rua. É um trabalho difícil esse, o de se expor. Pode ser fácil para alguns colegas de profissão, mas, para mim, buscar esse equilíbrio entre a exposição pública, obrigatória, trazida pela minha profissão, e a proteção da minha esfera individual, particular, nunca foi fácil. Não se trata de falsa modéstia ou de exigir para mim um tratamento diferente que se dá a outros indivíduos. Poucas vezes na minha vida senti-me invadida na minha esfera pessoal. Sempre tratei de me proteger.

Há uma grande diferença entre o que é exposição e o que é exibicionismo. E no sexo também é assim.

Tirando isso que é especial na minha biografia, acho que tratar de sexo requer, sim – e o digo sem nenhum constrangimento –, um grau de parcimônia, de cuidado, de preservação (desculpe o trocadilho), que acaba sendo, estou convencida, benéfico para isso que é meu interesse principal ao escrever este livro: em como se sentir bem.

Portanto, o que estou fazendo aqui, quero deixar claro, não é dar conselhos sobre a vida sexual de ninguém. Quero expor quais são meus valores, minha forma de conduta, pois acho que a defesa desses valores e o jeito com que levei minha vida permitem-me reafirmar o que já disse em outros lugares deste livro: sinto-me hoje mais bela, mais feliz, mais equilibrada e mais contente do que em outras fases. O que isso tem a ver com sexo? Muito. Está relacionado com o fato de que, ao longo da minha vida, o sexo passou por variações. Não penso do mesmo jeito que pensava quando tinha 20 anos (ainda bem!). A gente evolui também. Como eu disse anteriormente, não me preocupava com alimentação até ficar grávida, não comia fibras e não bebia água suficiente até ficar doente e aprender, tomava muito sol até saber o quanto aquilo tinha prejudicado a minha pele. E com sexo também evoluí. Antes tinha mais ansiedade. Hoje sou mais desencanada. O que quero dizer com isso? Não tenho mais o compromisso de ter filhos. Não me preocupo mais como vai ser e o que vai acontecer. Sou mais leve, mais solta, quero apenas me divertir.

Na época da minha mãe, esse assunto era mais velado, não se falava sobre isso, então ficava tudo mais difícil. Tínhamos informações com amigas. As mães pensavam que, se falassem sobre isso, estariam incentivando suas filhas a fazerem sexo. Pura bobagem. Íamos fazer sexo de qualquer maneira, falassem sobre o assunto ou não. Claro, cada uma no seu momento. Esse mundo trazia muitos mistérios.

Hoje é diferente. Falamos com nossos filhos mais abertamente sobre isso. Até porque a internet está aí para mostrar tantas coisas esquisitas e bizarras que é melhor saberem por nós que sexo é saudável, é bom, é prazeroso. Não tem que esconder isso. Eu penso assim. Antes a gente quase se sentia culpada por querer falar sobre esse assunto. Hoje podemos falar abertamente com nossos filhos, inclusive, sobre como se prevenir de doenças sexualmente transmissíveis. A importância de usar preservativo. Falar sobre sexo já faz parte da educação atual.

Talvez a falta de informação mais fatores psicológicos levem algumas pessoas a situações extremas em relação ao sexo.

Uma vez fiz uma matéria sobre compulsivos sexuais, dependentes de sexo. Entrevistei uma mulher que paquerava os homens no carro a caminho do escritório e tinha de transar em algum lugar antes de chegar ao trabalho. Depois nunca mais encontrava o cara. Brigou com a família toda porque seduzia os cunhados. Só procurou tratamento no dia em que o filho de seis anos perguntou por que ela olhava para os homens de um jeito diferente. Ela ficou arrasada e percebeu que realmente precisava da ajuda de um profissional. Muito triste. A psiquiatra Carmita Abdo diz que, como em qualquer outra compulsão, a pessoa não consegue se controlar. Mas isso já é uma doença que tem que ser tratada. E é o que minha entrevistada está fazendo. Frequenta reuniões toda semana. Um tipo de terapia em grupo. E está bem melhor.

### O ápice do prazer

Uma pesquisa realizada pela revista britânica *Top Sante* descobriu que 81% das mulheres são mais aventureiras hoje, na casa dos 40, do que quando tinham 20 anos, e 63% são mais confiantes na cama nessa idade. Tudo indica que é quando atingem o pico da confiança sexual – sabem o que querem e não têm mais medo de perguntar! Essa pesquisa confirmou outro estudo, publicado em 2013 no *British Journal of Urology*, de que as mulheres entre 40 e 50 vivem mesmo o ápice sexual, com relações mais prazerosas.

Tenho outra amiga que não tem compulsão, mas não quer saber de compromisso na relação. Até gostaria, mas ficou traumatizada. Teve algumas decepções e um casamento de anos que acabou em briga. Ela sai com alguns homens de vez em quando só para transar. Se isso é bom para ela, tudo certo.

Acho estranho fazer sexo quase no anonimato. Para mim, sexo sempre veio com algum sentimento, amor, paixão. É uma coisa só. Uma parte que só existe com um todo.

Sob o risco de as pessoas dizerem que sou beata, reitero que meus valores são esses. Cada um tem direito de ter os seus.

Alessandra, uma amiga que está com 53 anos, diz que adora sexo, mas se sente mal porque tem vergonha de tirar a roupa na frente do marido, acha que o corpo não é mais o mesmo de quando era jovem. Digo que ela tem razão. Não é mesmo. Mas e daí? Será que seu parceiro vai estar tão preocupado com isso quanto você? Pouco provável. Precisamos ter certeza de que ser experiente e sábia é mais importante do que ser jovem. Essa é a minha opinião. Você deveria pensar nisso. E antes de acreditar que sexo faz bem para a pele ou que emagrece, pense que pode ser divertido e pronto. Simples assim!

## MULHERES X HOMENS

O estudo Mosaico Brasil foi desenvolvido em 2008, sob coordenação da psiquiatra Carmita Abdo, e avaliou o comportamento afetivossexual de mais de 8.200 participantes (51,1% homens e 48,9% mulheres), distribuídos por 10 capitais brasileiras.

Entre os aspectos pesquisados no Mosaico, destaca-se o *ranking* de Qualidade de Vida, para homens e mulheres. Para os homens, o sexo está em *3º lugar*, entre os vários itens relacionados como responsáveis pela qualidade de vida, na seguinte ordem:

1. Alimentação saudável
2. Tempo de convivência com a família
3. **Atividade sexual satisfatória**
4. Qualidade do sono

5. Trabalhar no que gosta
6. Prática regular de exercício
7. Convivência social
8. Prevenção de doenças e cuidados com a saúde
9. Ter tempo para atividades culturais/*hobbies*
10. Tirar férias regularmente

Para as mulheres, o sexo está em *8º lugar* entre os itens de qualidade de vida, só à frente de "exercícios físicos" e "férias regulares", conforme a ordem abaixo:

1. Alimentação saudável
2. Tempo de convivência com a família
3. Qualidade do sono
4. Prevenção de doenças e cuidados com a saúde
5. Trabalhar no que gosta
6. Ter tempo para atividades culturais/*hobbies*
7. Convivência social
8. **Atividade sexual satisfatória**
9. Prática regular de exercício
10. Tirar férias regularmente

Portanto, para os homens, sexo só foi menos importante do que boa alimentação e convivência com a família, para promover sua qualidade de vida. Para as mulheres, no entanto, a qualidade de vida depende de outros aspectos (saúde, trabalho, qualidade do sono, entre outros), mais do que do sexo.

Quanto à frequência sexual por semana, homens preferem três relações sexuais, em média, independentemente do estado civil. Já entre as mulheres, a frequência diminui conforme o estado civil: são três para as casadas, duas para as solteiras e separadas.

# *Elas falam*

> " A descoberta do sexo na juventude é uma delícia, mas na maturidade a mulher se apropria do prazer. Antes eu pensava que precisava apenas satisfazer o homem. Tinha medo de pedir sexo, achava vulgar. Atualmente, quando percebo que o parceiro fica perdido, vou guiando a mão dele, mostro onde desejo ser tocada."
>
> *Elaine, 39 anos.*

> " Depois dos 40 o sexo melhorou muito. Sinto mais necessidade, mais disposição, me sinto fogosa mesmo! Não sei se tem a ver com a autoestima ou com fatores hormonais, mas estou bem mais ativa."
>
> *Sônia Ayres Carneiro, 53 anos, advogada.*

> " Vibradores são ótimos. Salvam as pessoas de terem sexo estúpido. Recomendo a qualquer um."
>
> *Anne Heche, 44 anos, atriz.*

> " Para ser honesta, não sei para que quero um homem, pois tenho alguns componentes eletrônicos fabulosos para usar no lugar."
>
> *Teri Hatcher, 48 anos, atriz.*

## BATE-PAPO COM O ESPECIALISTA

**Carmita Abdo** é médica psiquiatra, doutora e livre-docente pela Faculdade de Medicina da USP, onde fez residência em Psiquiatria. Fundou e é Coordenadora do Programa de Estudos em Sexualidade (ProSex) do Instituto de Psiquiatria do Hospital das Clínicas de São Paulo, um grupo multidisciplinar de ensino, pesquisa, assistência, prevenção e serviços à comunidade.

### O QUE MUDA NA VIDA SEXUAL DA MULHER APÓS OS 40 ANOS?

Após os 40 anos, o interesse sexual da mulher, especialmente daquela que se encontra numa união estável, tende a diminuir. Esse arrefecimento se deve à idade do relacionamento, bem como às mudanças que passam a impactar o organismo feminino e o término do período de planejamento/desenvolvimento familiar.

A idade do relacionamento influencia negativamente devido à rotina, à monotonia, além do acúmulo de mágoas e ressentimentos que geralmente ocorre entre casais que convivem muitos anos sem se reconciliar. Soma-se a isso a proximidade do climatério da mulher, o frequente ganho de peso e o aparecimento dos primeiros sinais de envelhecimento, que contribuem para ela ter menos espontaneidade durante a atividade sexual.

Não se pode esquecer, também, de que outros níveis de interesse (oportunidades de trabalho, carreira, cuidados com pais idosos e filhos adolescentes) consomem muito da libido da mulher nessa fase da vida.

### DE QUE FORMA OS HORMÔNIOS AFETAM A LIBIDO E O HUMOR?

O hormônio feminino (estrógeno) é fundamental para a sensibilidade da pele, a saúde dos ossos, a cognição, a vascularização das mucosas. Portanto, ele é o responsável pela lubrificação da vagina durante a fase de excitação do ato sexual, além de ser o responsável pela manutenção do equilíbrio da flora vaginal.

Quando deixa de ser produzido pela mulher (com a entrada na menopausa), a vagina fica ressecada, a penetração do pênis pode causar dor e a mulher pode evitar o sexo.

O humor feminino também está na dependência da concentração de estrógeno circulante. Fases nas quais há baixa de estrógeno (período pré-menstrual, gestação, puerpério, climatério, menopausa) coincidem com picos de depressão nas mulheres.

## POR QUE ALGUMAS MULHERES SE SENTEM ATRAÍDAS POR HOMENS MAIS JOVENS?

Homens mais jovens remetem a mulher à sua própria juventude, e isso, por si só, já é muito instigante. Mas homens mais jovens são, em geral, mais vigorosos e "sarados". Ou mais indefesos, inexperientes, "desprotegidos", inspirando cuidados. Isso é muito atraente para algumas mulheres.

## POR QUE VOCÊ SE DESINTERESSA DE UMA PESSOA COM QUEM VOCÊ SEMPRE SE RELACIONA BEM SEXUALMENTE?

Porque era só sexo e acabou a novidade, o desafio. Ou porque era só atração física e aquele físico atraente envelheceu/mudou. Ou porque era só prazer e começou a "virar" obrigação.

# Casamento depois dos 40

"Se o amor é fantasia, eu me encontro ultimamente em pleno carnaval"

*Vinicius de Moraes*

Sempre achei que para casar tinha de me sentir como aqueles casais clássicos do cinema ou, por que não, clássicos da gastronomia, onde um não pode viver sem o outro, como pão com manteiga, goiabada com queijo, arroz com feijão, tomate com açúcar, bom esse último já não é tão clássico, mas é tão bom!

Para casar ou morar junto tem de amar e ter muitas afinidades com a outra pessoa, não adianta só amar. É preciso querer dividir o controle remoto da TV, deixar um pouco de lado aquele monte de artigos de revista que a gente empilha num canto do quarto, abrir mão de dormir com aquela máscara fedida que deixa a nossa pele maravilhosa, enfim, vocês sabem do que estou falando. Tem uma infinidade de coisas que a gente gosta de fazer sozinha e pronto.

Como eu já tinha me casado uma vez, sabia mais ou menos do que se tratava. Mais ou menos, porque uma história é diferente da outra. Não dá para ficar traumatizada porque um casamento não deu certo. Tem de seguir em frente. Mas fiz isso no meu tempo. Vivi meu luto, minha frustração, meus medos, minhas dúvidas. Até que o príncipe reapareceu. Digo reapareceu porque já havíamos nos encontrado dez anos antes. Mas eu havia acabado de sair de um namoro e não queria entrar em outro tão rápido. Não era para ser naquele momento. As coisas acontecem quando têm de acontecer e, claro, quando a gente permite que elas aconteçam. Não adianta o universo conspirar se você não está a fim.

Na maioria das histórias infantis, o príncipe aparece para salvar a princesa. Brinco que, no meu caso, o príncipe apareceu depois que eu já tinha ralado muito, mas procurava um equilíbrio entre vida pessoal e profissional. Depois de sair do primeiro casamento, eu me enfiei de cabeça no trabalho e na vida do meu filho, e vivi assim durante muitos anos, achando que essa era a vida perfeita, namorando, mas cada um na sua casa. O que sempre me preocupava muito na hora em que pensava em me casar era encontrar um homem de quem o meu filho gostasse, com quem ele se sentisse bem e vice-versa. Essa harmonia era prioridade para mim. Quando isso não acontecia, eu não conseguia levar o relacionamento adiante.

Tudo parecia bem: eu era independente, capaz de cuidar do meu filho, de pagar as nossas contas, de trabalhar 12 horas por dia. Por muito tempo essa vida serviu para mim. Mas comecei a pensar na possibilidade de me casar de novo, de dividir a minha vida com um homem com quem eu pudesse ter uma relação aberta, sincera, com muito amor e, de preferência, com muita diversão. A vantagem de já ter sido casada era que eu sabia exatamente o que eu não queria. Quando estava nessa fase de muitos questionamentos comigo mesma, o Alvaro, que eu havia encontrado dez anos antes, reapareceu. Com certeza veio na hora certa, entrou na minha vida para agregar.

Resultado: há três anos casei de novo porque realmente queria estar com essa pessoa o tempo todo – tirando aqueles momentos em que "precisamos" estar sozinhas. E isso não tira o valor do outro. É coisa de mulher mesmo. Mas senti que era o momento de dividir uma casa novamente porque havia encontrado um homem que me despertou essa vontade de estar junto, dividir os sonhos, os objetivos, as fragilidades, ter um parceiro para a vida.

E quando resolvi que iria casar novamente, dessa vez com mais de 40 anos, aprontamos tudo em três meses. A estilista que fez meu vestido não acreditou quando dei a data. Eu, como noiva de segunda viagem, tinha a tranquilidade de quem sabe o que quer. Eu disse:

– Olha, não se preocupe, porque não vou ficar mudando o modelo do vestido em todas as provas. Fica tranquila que vai dar tempo.

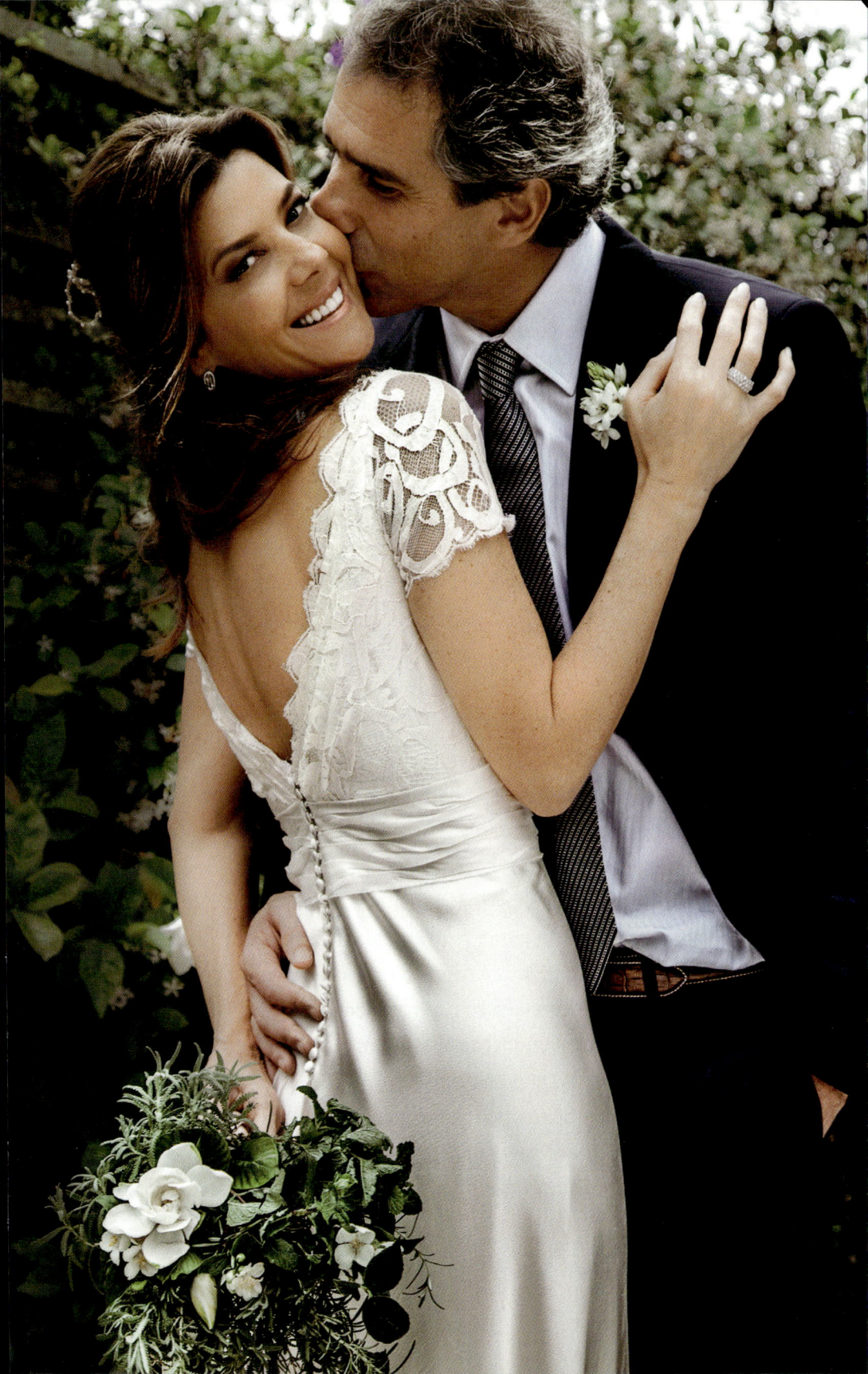

E assim foi. A estilista trabalhava com *moulage*, aquele método que vai moldando o tecido no corpo. Juntas, fomos descobrindo o que seria o vestido. A cada prova, aquilo ia ficando mais com a minha cara, o meu jeito. Até a última prova parecia que eu e o vestido já éramos velhos amigos. É importante a gente se sentir confortável com a roupa que vai casar. Não dá para casar com um vestido que escolheram para você ou no qual você não está se sentindo confortável e bonita.

O casamento para poucas pessoas foi em casa na hora do almoço. Nosso querido Dalcides, ex-padre que abandonou a batina porque se apaixonou pela minha amiga Mariana Godoy, preparou uma linda cerimônia.

Eu havia me programado para casar ao ar livre. Tudo estava planejado para isso. A decoração, as mesas, o altar. Tudo seria feito embaixo de um pergolado, com muito verde em volta. A semana começou com clima bom, temperatura alta. Mas como nem tudo acontece como o previsto, no dia anterior, à noite, começou a chover para valer. No dia do casamento, idem. Chovia muito pela manhã. Todos, nervosos, diziam:

– Vai ter que ser dentro da casa. Vamos montar o altar aqui dentro.

E eu dizia:

– Calma, ainda faltam duas horas.

Não queria me preocupar tanto com algo que poderia não acontecer. Por mais que parecesse impossível, a chuva poderia parar. Mas parasse ou não, aquilo estava fora do meu controle, não dependia de mim. Ia ter de lidar com a situação daquele momento, mesmo que fosse diferente do que eu havia planejado. Não pensem que é fácil para uma pessoa que gosta de ter o controle de tudo pensar assim. Mas estou tentando praticar cada vez mais.

As pessoas não acreditavam na minha calma. Mas acho que a capacidade de lidar com as incertezas vem com a maturidade. Eu queria casar ao ar livre, mas aquilo era um detalhe, um capricho. O importante era a nossa união junto com todos os que estavam presentes.

Quando terminei de colocar meu vestido, fui até a sacada. Olhei para o céu e vi que as nuvens haviam diminuído. Tudo voltava ao normal. Na hora que tinha de ser, do jeito que tinha de ser, independentemente da minha vontade. Então, eu disse:

– Vamos fazer a cerimônia lá fora. Vai dar tudo certo.

E assim foi. Entrei de mãos dadas com meu filho, que me conduziu até o pergolado onde estava o altar. Queríamos muito que ele participasse, porque a partir daquele momento seríamos nós três. Isso era realmente importante para mim. E como as coisas acontecem como têm de acontecer, o tempo melhorou e a chuva parou. E, durante a cerimônia, os pingos d'água que ainda caíam das folhas das árvores se misturavam com as minhas lágrimas numa perfeita comunhão.

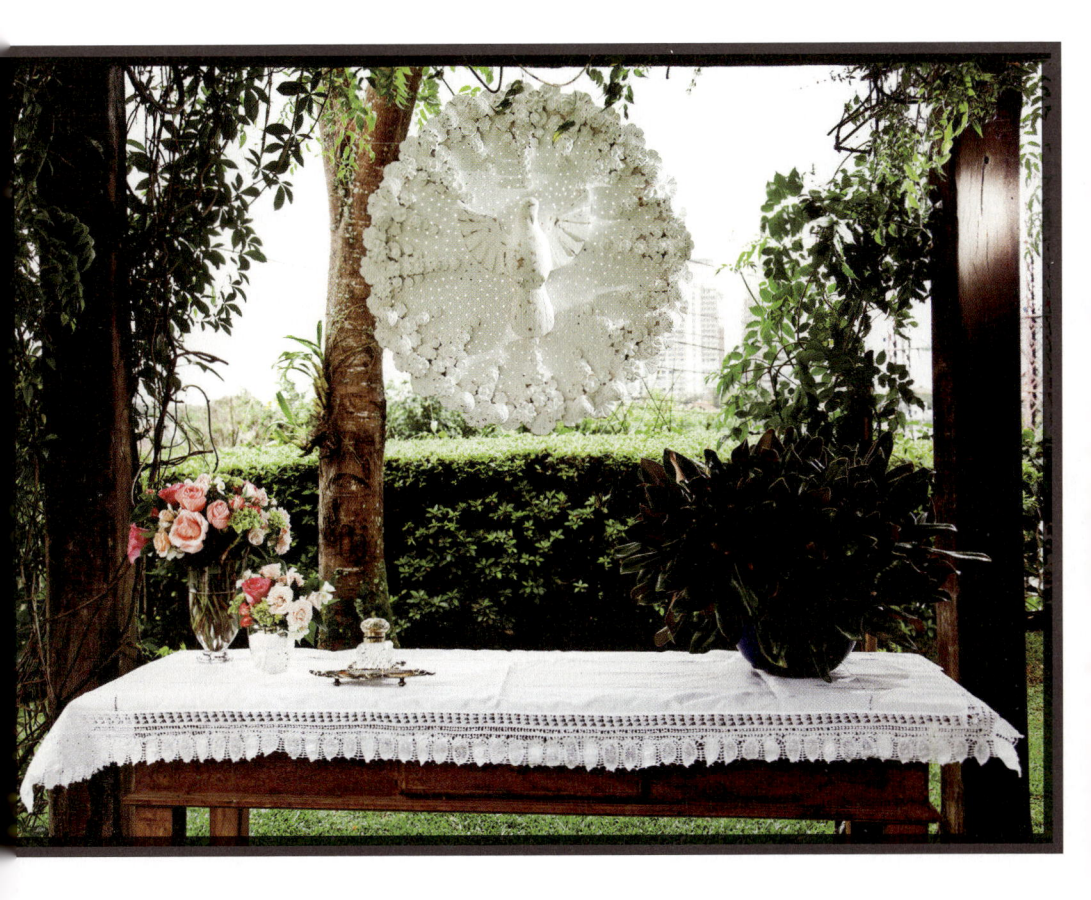

# Elas falam

> Conheci o Jamerson porque ele me pediu que o adicionasse no Orkut. Ele escreveu que queria falar comigo e 'que não era assunto de fã, mas de homem e mulher'. Fiquei curiosa.
>
> Foi ao Rio sem me avisar, me pediu em namoro pela internet. Ele foi me encantando. Em menos de um mês nossas famílias já se conheceram e agora estamos casados e muito felizes."
>
> *Solange Couto, 56 anos, atriz.*

> Muitos estranharam a nossa decisão de casar. Perguntavam: mas por que agora?"
>
> *Dorys Daher, 54 anos, arquiteta.*

> Era uma coisa que eu tinha certa para mim 'não me caso mais'. Poderia ter um namorado, um relacionamento, mas ele na casa dele e eu na minha casa."
>
> *Iracema, 43 anos.*

## BATE-PAPO COM O ESPECIALISTA

**Carmita Abdo** é médica psiquiatra, doutora e livre-docente pela Faculdade de Medicina da USP, onde fez residência em Psiquiatria. Fundou e é Coordenadora do Programa de Estudos em Sexualidade (ProSex) do Instituto de Psiquiatria do Hospital das Clínicas de São Paulo, um grupo multidisciplinar de ensino, pesquisa, assistência, prevenção e serviços à comunidade.

### QUAIS AS PRINCIPAIS PREOCUPAÇÕES DA MULHER NESSA IDADE?

Consolidar as conquistas profissionais, lidar com filhos adolescentes de forma eficiente, manter-se fisicamente bem (mais na aparência até do que na saúde), repaginar o guarda-roupa (para compatibilizar com a idade, mas também com a condição social conquistada) e, especialmente, recuperar o desgaste afetivo de um casamento de mais de uma década. Ou decidir-se sobre um relacionamento novo: compensa ou não? Cada caso é um caso.

### POR QUE MUITAS MULHERES SE FIXAM NUM MESMO TIPO DE HOMEM? DÁ PARA MUDAR?

Porque esse é o tipo que as atrai, seja por aspectos físicos ou psicológicos. São homens que se apresentam com "o jeito" que as cativa.

Se dá para mudar? Sim, a própria vida se incumbe de fazer isso. Quando a mulher amadurece, o tipo que a agradava na sua juventude pode não fazer mais sentido, porque ficou no passado. Hoje ela amadureceu e procura outras características no seu homem.

### POR QUE ALGUMAS MULHERES RESISTEM TANTO PARA CASAR DE NOVO DEPOIS DE MUITO TEMPO SOZINHAS?

Cautela, descrédito, culpa diante dos filhos, desejo oculto (até de si mesmas) de reconciliação... Ou simplesmente desejo de liberdade, sensação de autossuficiência. E, quem sabe, a espera do parceiro "dos sonhos".

### É INEVITÁVEL A COMPARAÇÃO COM O EX-MARIDO OU NAMORADO?

É, no mínimo, muito frequente. Faz parte do autoconhecimento, até: daí, ela evita a mesma tecla ou insiste na música conhecida, como uma forma de resgate ou de recaída.

## COMO LIDAR COM OS FILHOS DOS NOVOS MARIDOS?

Quanto menos regras, mais sensatez. Estar desarmada é a melhor estratégia, porque harmoniza com os "da paz", tranquiliza os "prevenidos" e neutraliza os "agressivos".

## E COMO ENCAIXAR OS NOVOS MARIDOS COM OS NOSSOS FILHOS?

Vale o recado anterior. Eles devem se entender entre si, no tempo deles e de acordo com suas possibilidades.

### PRÍNCIPES EXISTEM

Uma história franco-brasileira

"Como nem tudo o que brilha é ouro, um dia a Cris Saddi, meu nome de casada, virou Cris Lotaif, depois de uma longa e difícil separação de um casamento de 24 anos. Difícil pelo tempo que havíamos passado juntos, pelos filhos que criamos juntos, pelo trabalho que construímos juntos. Essa longa separação durou um ano de tristezas e mágoas. Cinco meses depois, descubro que estava com câncer de mama. A verdade é que doía ainda a separação e uma dor somou-se à outra, mas dessa vez o silêncio se sobrepôs ao desespero.

Fui operada, fiz quimioterapia, faço hormonioterapia, e continuo andando nessa estrada muitas vezes íngreme, muitas vezes sinuosa, muitas vezes linda.

Quando recebi a notícia da doença, não contei para ninguém, só para minha família e uma única amiga! Mas eu tinha um amigo que me ligava sempre, e ele ligou, naqueles dias. Contei que eu ia ser operada e que queria ficar quietinha no meu canto. Ele não teve medo, nem dúvidas e apareceu em casa, olhou para mim e disse: estou junto nessa jornada.

Seria muito estranho um amigo querer te acompanhar nesse momento, mas ele quis. Me viu carequinha, e disse que me amava mesmo assim. Eu, já castigada pelos momentos difíceis, não podia acreditar que alguém pudesse me amar em tais circunstâncias.

Assim, começou essa nova história de amor entre um francês e uma brasileira, que já dura três anos. Amor que nasceu na dor, e não no ardor. Amor que nasceu da solidariedade, da dificuldade, da amizade."

Cris Lotaif, empresária.

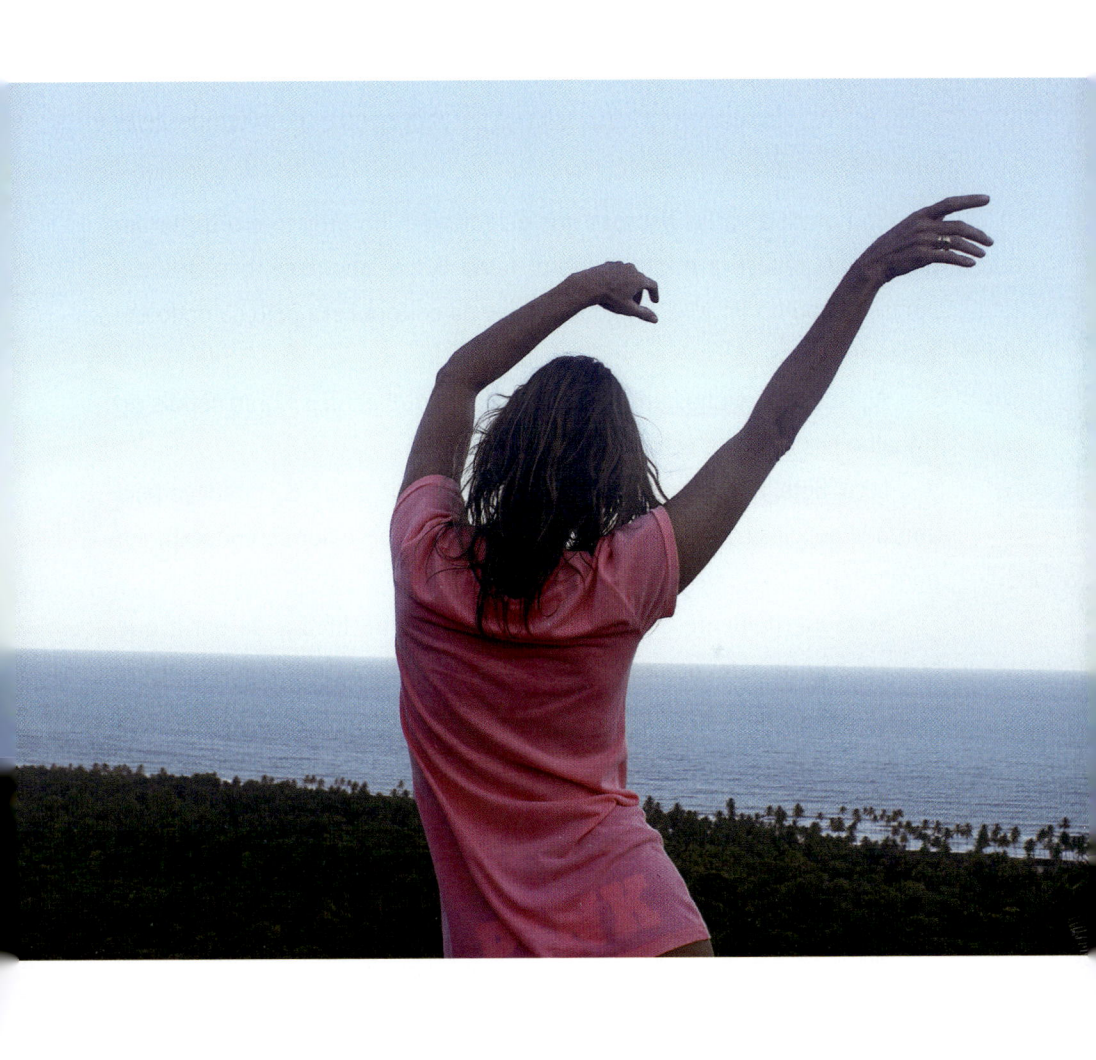

# Agradecimentos

Sou grata a várias pessoas que acreditaram no projeto e o tornaram possível. Agradeço a minha editora, Tainã Bispo, pelo incentivo desde a apresentação do projeto. E a toda equipe da editora LeYa pelo cuidado em todas as etapas.

Agradeço a minhas amigas: Ivone Happ, que perdeu horas depois do trabalho pra ler meus esboços e dar sugestões.

Leca, Beta, Renata e Claire, amigas há mais de 20 anos, agradeço pela amizade deliciosa, pelo apoio em momentos difíceis e por acreditarem em mim sempre.

Serei eternamente grata a várias mulheres de fibra e de garra que conheci e entrevistei nesses 16 anos como jornalista. Seus relatos contribuíram não só para o meu crescimento profissional mas pessoal também. Obrigada pela confiança em dividir comigo sua intimidade, seus medos, suas histórias. Com certeza, me tornaram uma pessoa melhor.

Agradeço imensamente aos especialistas que participaram do livro, especialmente aos da área da saúde que me privilegiaram com seu tempo, que é demasiadamente precioso. A disponibilidade em serem entrevistados exclusivamente para este livro me emocionou. Seu conhecimento enriqueceu este livro e vai contribuir muito para que as mulheres se conheçam mais e se cuidem melhor.

André Andrade
Dra. Marina Odo
Dra. Shirlei Borelli
Roseli Siqueira
Marcos Proença
Cris Dios
Prof. Dr. João Carlos Sampaio Góes
Fernanda Klink
Iesa Rodrigues
Prof. Dr. Remo Susanna Jr.
Prof. Antonio Hebert Lancha Jr.
Dra. Claudia Cozer
Dr. Roberto Hirota
Dra. Julianna Shibao
Prof. Dr. Roberto Kalil Filho
Dra. Leila D. O. Corrêa
Fernanda Prudente
Dr. Sergio Daniel Simon
Dra. Cláudia Vasconcelos
Simone Lotito
Sandra Tófoli
Arthur Guerra de Andrade
Elisabeth Furigo
Rosely Sayão
Carmita Abdo
Prof. Fabio Gallo Garcia

Quero expressar minha gratidão ao meu amigo Alberto Villas, que foi meu editor-chefe na TV Globo. Me incentivou a escrever este livro e com seu jeitinho mineiro e calmo me apoiou em momentos importantes do projeto.

A produtora e amiga Thais Olenk com quem tive uma empatia logo que conheci e que ajudou na produção dos depoimentos.

A marca Clinique pela parceria e confiança.

O meu muito obrigada também para a amiga de muitos anos, Cristiane Maradei, publicitária e designer de joias que me ajudou com o título do livro.

Quero agradecer também aos profissionais que trabalharam e trabalham comigo. Jornalistas, camareiras, pessoal da técnica, do estúdio, da maquiagem e cabelo, da limpeza, seguranças.

Agradeço ao meu filho, minha eterna inspiração de vida, pela paciência e pela maturidade, mesmo na adolescência. Soube entender o quanto é importante pra mim compartilhar minhas informações e minhas experiências com outras mulheres. Sabe o quanto isso alimenta minha alma.

Ao meu marido, pela parceria, pelo amor e ausência pelas minhas muitas noites passadas debruçada no computador.

Aos meus pais, minha eterna gratidão pelos valores que me foram passados e por sempre apoiarem meus projetos pessoais e profissionais. Agradeço ao meu irmão, que mesmo com seus limites, me incentiva com sua enorme força de vontade de viver.

Agradeço a Deus por sempre colocar pessoas generosas e talentosas no meu caminho.

# Referências

Capítulo 1 – Maquiagem e beleza

**Julia Roberts, 46 anos, atriz.**

Revista Instyle. ((Disponível em: <http://beleza.terra.com.br/sua-pele/dica-das-estrelas/julia-roberts-diz-que-bom-humor-e-chave-para-ter-pele-jovem,995d61ae29e8a310VgnVCM4000009bcceb0aRCRD.html>). Acesso em: set. 2013.

**Gwyneth Paltrow, 41 anos, atriz.**

(Disponível em: <http://extra.globo.com/famosos/gwyneth-paltrow-sai-de-casa-sem--maquiagem-com-cabelo-desgrenhado-8349752.html>). Acesso em: set. 2013.

Capítulo 3 – Sol

**Jennifer Aniston, 44 anos, atriz.**

(Disponível em: <http://ego.globo.com/famosos/noticia/2012/02/na-tv-jennifer-aniston--diz-que-laser-e-o-segredo-de-sua-pele-jovem.html>). Acesso em: setembro, 2013.

**Fernanda Lima, 36 anos, modelo e apresentadora.**

Revista *Boa Forma* (Disponível em: <http://www.abril.com.br/fotos/pele-famosas-cuidados/>). Acesso em: setembro, 2013.

Capítulo 4 – Procedimentos estéticos

**Fafá de Belém, 57 anos, cantora.**

Revista IstoÉ. (Disponível em: <http://f5.folha.uol.com.br/celebridades/2013/05/ 1282291-coloquei-botox-e-fiquei-a-cara-do-jader-barbalho-diz-fafa-de-belem.shtml>). Acesso em: set. 2013.

**Demi Moore, 51 anos, atriz.**

Programa Late Show com David Letterman. (Disponível em: <www.fofocandoblog.com/post/314/demi-moore-revela-seus-segredos-de-beleza-sanguessugas). Acesso em: set. 2013.

**Michelle Pfeiffer, 55 anos, atriz.**

*Site* Globo.com. (Disponível em: <http://ela.oglobo.globo.com/beleza/o-segredo-de-beleza-dos-cinquentoes-5739531>). Acesso em: set. 2013.

**Sharon Stone, 55 anos, atriz.**

Revista IstoÉ Gente. (Disponível em: <http://www.terra.com.br/istoegente/ edicoes/559/artigo175028-1.htm>). Acesso em: set. 2013.

## Capítulo 5 – Cabelos

**Demi Moore, 51 anos, atriz.**

(Disponível em: <http://revistaquem.globo.com/Revista/Quem/0,,EMI134973-8197,00.html>). Acesso em: set. 2013.

## Capítulo 6 – Plástica

**Lucilia Diniz, 56 anos, empresária.**

(Disponível em: <www1.folha.uol.com.br/equilibrioesaude/815838-lucilia-diniz-relata-antes-e-depois-de-cirurgia-plastica-que-durou-seis-horas-e-meia.shtml.) Acesso em: set. 2013.

## Capítulo 7 – Moda

**Christine Fernandes, 45 anos, atriz.**

(Disponível em: <http://caras.uol.com.br/revista/974/secao/notas-de-caras/ estilosa-christine #image1>). Acesso em: setembro, 2013.

**Naomi Watts, 45 anos, atriz.**

(Disponível em: <http://extra.globo.com/mulher/moda/naomi-watts-revela-cor-que-nao-usa-no-tapete-vermelho-confira-7905767.html>). Acesso em: setembro, 2013.

## Capítulo 10 – Açúcar

1     *The Astrophysical.* Journal Letters, agosto de 2012.

**Ana Maria Braga, 64 anos, apresentadora.**

*Site* Terra. (Disponível em: <http://entretenimientoar.terra.com.ar/oscar/2009/interna/0,,OI2719933-EI7592,00.html>). Acesso em: set. 2013.

**Guilhermina Guinle, 39 anos, atriz.**

Revista Boa Forma (Disponível em: <http://boaforma.abril.com.br/famosas/ dietas-das-estrelas/licoes-spa-602925.shtml?foto3a>). Acesso em: set. 2013.

## Capítulo 11 – Pesos e medidas

**Demi Moore, 51 anos, atriz.**

(Disponível em: <http://revistaquem.globo.com/Revista/Quem/0,,EMI134973-8197,00.html>). Acesso em: set. 2013.

CAPÍTULO 12 – CORAÇÃO

1   *Cartilha de prevenção cardiovascular* – Programa PrevenAção, Sociedade Brasileira de Cardiologia.

**Cláudia Jimenez, 55 anos, atriz e humorista brasileira.**
Revista *Marie Claire*. (Disponível em: <http://revistamarieclaire.globo.com/Marieclaire/0,6993,EML510844-1744-2,00.html>). Acesso em: set. 2013.

**Isis de Oliveira, 64 anos, atriz.**
Revista *Marie Claire*. (Disponível em:<http://revistamarieclaire.globo.com/Marieclaire/0,6993,EML510844-1744-2,00.html>). Acesso em: set. 2013.

CAPÍTULO 13 – MENOPAUSA

**Luiza Brunet, 51 anos, modelo e empresária.**
Revista *TPM*. (Disponível em: <http://revistatpm.uol.com.br/revista/125/paginas-vermelhas/luiza-e-yasmin-brunet.html>). Acesso em: set. 2013.

**Monica Bellucci, 48 anos, atriz italiana.**
Revista *Vanity Fair*. (Disponível em: <http://www.fofoki.com/noticias/beleza-monica--bellucci>). Acesso em: set. 2013.

CAPÍTULO 14 – CÂNCER DE MAMA

1   O que as mulheres querem saber sobre câncer de mama. As 100 perguntas mais frequentes. Ricardo Antonio Boff e Francisco Wisintainer. Caxias do Sul: Mesa Redonda, 2005.

CAPÍTULO 15 – ATIVIDADE FÍSICA

1   http://www.brasil.gov.br/noticias/arquivos/2012/11/29/expectativa-de-vida-do-brasileiro-aumenta-para-74-anos.

**Elle Macpherson, 49 anos, top model.**
Revista *People* (Disponível em: <http://beleza.terra.com.br/sua-pele/para-sua-pele/diversao-e-esportes-sao-segredo-de-beleza-de-elle-macpherson,88ea 30f5e0e27310VgnCLD100000bbcceb0aRCRD.html>). Acesso em: set. 2013.

**Catherine Zeta-Jones, 43 anos, atriz.**
Revista *InStyle*. (Disponível em: < http://ela.oglobo.globo.com/beleza/bem-estar/bambole-o-segredo-da-boa-forma-de-catherine-zeta-jones-6728046>). Acesso em: set. 2013.

CAPÍTULO 16 – SABER FICAR SÓ

**Mari Alexandre, 39 anos, atriz.**
Revista *Quem* (Disponível em:<http://revistaquem.globo.com/QUEM-News/noticia/2012/08/mari-alexandre-me-sinto-muito-sozinha-quero-casar-novamente.html>). Acesso em: set. 2013.

## Capítulo 17 – Um momento de transformação

1    MAGALHÃES, N.; CAMARGO, J. A. de. Não é coisa da sua cabeça – o que você precisa saber sobre ansiedade, depressão e outros transtornos emocionais que atingem uma em cada três pessoas. São Paulo: Gutenberg, 2012. PP. 62-66.

**J. K. Rowling, 48 anos, escritora.**

(Disponível em: <http://www1.folha.uol.com.br/folha/ilustrada/ult90u315339.shtml>). Acesso em: set. 2013.

**Monique Evans, 57 anos, modelo.**

(Disponível em: <http://ego.globo.com/moda/noticia/2013/05/mae-e-filha-monique-e-barbara-evans-posam-juntas-e-fazem-revelacoes.htm>). Acesso em: set. 2013.

## Capítulo 18 – Um projeto para o futuro

**Cindy Crawford, 47 anos, modelo, atriz e cantora.**

Revista *Tatler*. (Disponível em: <http://virgula.uol.com.br/lifestyle/moda/aos-46-anos-cindy-crawford-posa-para-revista-e-diz-trabalhar-me-mantem-feliz>). Acesso em: setembro, 2013.

## Capítulo 20 – Separação

**Claudia Raia, 46 anos, atriz.**

Revista *Marie Claire*. (Disponível em: <http://revistamarieclaire.globo.com/Celebridades/noticia/2013/05/claudia-raia-eu-me-acho-interessante-linda-sei-que-nao-sou.html>). Acesso em: set. 2013.

**Maria Isabel Orihuelea, 53 anos, engenheira e artista plástica.**

(Disponível em: <www.estadao.com.br/noticias/suplementos,recomeco-maduro,584787,0.htm>). Acesso em: set. 2013.

## Capítulo 21 – Sexo

**Anne Heche, 44 anos, atriz.**

(Disponível em: <http://mulher.terra.com.br/comportamento/confira-os-segredos-sexuais-de-10-famosas,400893e53dd37310VgnCLD100000bbcceb0aRCRD.html>). Acesso em: set. 2013.

**Teri Hatcher, 48 anos, atriz.**

(Disponível em: <http://mulher.terra.com.br/comportamento/confira-os-segredos-sexuais-de-10-famosas,400893e53dd37310VgnCLD100000bbcceb0aRCRD. html>). Acesso em: set. 2013.

## Capítulo 22 – Casamento depois dos 40

**Iracema, 43 anos.**

(Disponível em: <http://g1.globo.com/jornal-hoje/noticia/2010/05/ibge-mostra-que-mulheres-acima-de-40-anos-estao-se-casando-novamente.html>). Acesso em: set. 2013.

**Dorys Daher, 54 anos, arquiteta.**
(Disponível em: <http://delas.ig.com.br/noivas/dicas-para-casar-depois-dos-40-sem-medo-de-errar/n1597028780491.html>). Acesso em: set. 2013.

**Solange Couto, 56 anos, atriz.**
(Disponível em: <http://m.mdemulher.abril.com.br/tv-novelas-famosos/entrevista-solange-couto-530513> e <http://caras.uol.com.br/noticia/137346-romantico-enlace-de-solange-couto-e-seu-jamerson-andrade#image0>). Acesso em: set. 2013.

Este livro foi impresso em Rotis Sans para
a LeYa em novembro de 2013.